爸爸健康手册

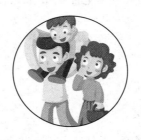

主 编

万 里 夏 巍 王 何

副主编

蔡宝生　于云东　张惠军　谢英彪

编著者

朱晓娇　罗新锋　张耀华　王戈然

谢维波　张梦儿　张立民　张君君

陈泓静　虞丽相　周明飞　宋 健

卢 岗

金 盾 出 版 社

内容提要

　　本书介绍了男人的生理解剖特点，爸爸的保健，准爸爸的健康要求，男人要戒烟限酒，男人的性功能保健，男科病防治，男人的运动健身，男人的性心理健康，老爸的更年期保健，爸爸必知的家庭急救知识等内容。适合老百姓阅读参考，一书在手可为家庭成员的健康保驾护航。

图书在版编目(CIP)数据

爸爸健康手册／万里，夏巍，王何主编 . —北京：金盾出版社，2016.9
ISBN 978-7-5186-0429-6

Ⅰ.①爸… Ⅱ.①万…②夏…③王… Ⅲ.①男性—保健—基本知识 Ⅳ.
①R161

中国版本图书馆 CIP 数据核字(2015)第 161949 号

金盾出版社出版、总发行

北京太平路 5 号(地铁万寿路站往南)
邮政编码：100036 电话：68214039 83219215
传真：68276683 网址：www.jdcbs.cn
封面印刷：北京精美彩色印刷有限公司
正文印刷：北京万友印刷有限公司
装订：北京万友印刷有限公司
各地新华书店经销

开本：705×1000 1/16 印张：22 字数：330 千字
2016 年 9 月第 1 版第 1 次印刷
印数：1～3 000 册 定价：66.00 元

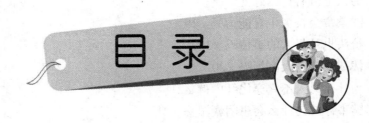

目 录

一、男人的生理解剖特点

男女两性有哪些生理区别 /1

什么是男性生殖器官 /1

什么是男性外生殖器 /2

什么是男性内生殖器 /3

什么是雄性激素 /5

睾酮的生理作用是什么 /6

睾酮水平反映了什么 /7

男子不长胡须是睾酮水平低下吗 /8

男女性功能有什么差异 /8

二、爸爸的保健

健康男人的特征你有吗 /11

男性健康的标准是什么 /12

男人健康何时开始滑坡 /12

男性如何防止性衰老 /13

男性养生的必要性是什么 /13

中年男性养生有何禁忌 /14

男人失眠应该怎么办 /15

男人为什么不能趴着睡 /16

男人如厕时要注意什么 /16

男人为什么不宜久坐 /17

男人坐浴有什么好处 /18

洗桑拿会丧失生育能力吗 /19

梳头也是男人的事情吗 /19

拔胡须会惹大麻烦吗 /20

为什么男人不宜穿化纤内裤 /21

穿牛仔裤为什么会患阴囊湿疹 /21

年轻爸爸为什么要慎穿紧身裤 /22

夏季男袜什么材料最好 /23

为什么蚊子青睐胖男人 /23

"接而不泄"有害吗 /24

为什么说男性健康从良好饮食开始 /25

男人不可缺少哪些营养成分 /26

现代的男性滋补要注意什么 /27

为什么饮食不规律易致男人骨头软 /28

吃韭菜能补肾壮阳吗 /28

为什么说男性不可百日无姜 /29

海产品能吃出"男子气"吗 /30

蜂产品对男人健康有何好处 /30

男人喝牛奶会精力好吗 /31

如何增加"含精量"的食物 /32

为什么说脂肪酸平衡有利男性健康 /32

男人最不健康的生活方式有哪些 /33

男人搓腰眼能益肾壮腰吗 /34

男人怎样才不累 /34

男人如何远离过劳 /35

跷脚能使身体放松吗 /36

男人生病的主要原因有哪些 /36

男性秃顶与心脏病有关吗 /37

年轻爸爸为何更易运动猝死 /38

中年爸爸感冒为什么会引起心脏伤害 /38

中年爸爸血虚如何调养 /39

男人为什么会口臭 /40

男青年为何会乳房发育 /40

中年爸爸如何警惕冠心病发作 /41

男人如何预防高血压病 /42

男人如何预防糖尿病 /43

男人如何预防高脂血症 /43

为什么健康的生活方式可防范脂肪肝 /44

男人如何预防痛风 /45

男人如何预防脑卒中 /46

为什么男性每天多餐易患结肠癌 /47

为什么患膀胱结石男性要多加小心 /47

为什么男性腹胖型危害更甚 /48

三、准爸爸的健康要求

为什么说性生活是美满家庭的必需因素 /49

男子的性兴奋过程是怎样的 /50

性和谐的标志是什么 /51

如何讲究性生活卫生 /52

影响性生活的因素有哪些 /53

什么是性交不适和性交疼痛 /54

男方精液质量与孕育有什么关系 /55

男人如何保护自己的生育能力 /56

男人如何为高质量受孕创造佳境 /57

准爸爸对优生有什么责任 /58

为什么说准爸爸是优生的重要角色 /59

准爸爸会有哪些致畸因素 /60

准爸爸的年龄与先天畸形有什么关系 /61

如果准爸爸有病，宝贝应选择什么性别 /62

准爸爸患有传染病时为什么要暂缓造人计划 /62

准爸爸有哪些胎教责任 /63

准爸爸如何配合妻子进行胎教 /63

准爸爸为何要自觉离开不良环境 /64

准爸爸为何不能吸烟 /65

准爸爸为何不能喝酒 /66

准爸爸为何用药要谨慎 /68

准爸爸为何要避免精神状态长期不佳 /69

准爸爸为何要节制性生活 /70

准爸爸在饮食营养方面要注意什么 /70

准爸爸要为怀孕妻子做些什么 /72

准爸爸会有哪些过失 /73

准爸爸如何参与胎教 /74

临产前准爸爸要做什么准备 /75

准爸爸的心事有哪些 /77

丈夫怎样给孕妇创造温馨的家庭环境 /78

什么是准爸爸的产前抑郁症 /79

四、男人要戒烟限酒

为什么要放弃吸烟 /81

为什么说多吃鱼能减轻吸烟的损害 /81

男人吸烟有损生活质量吗 /82

吸烟会伤害胃吗 /82

香烟过滤嘴病菌有多少 /83

如何彻底戒烟 /84

为什么前列腺增生患者要戒烟 /85

酒对人体健康有影响吗 /85

酒精对食管有影响吗 /86

酒精对胃有影响吗 /87

酒精对小肠有影响吗 /88

酒精中毒会引起肝病吗 /88

饮酒与胰腺健康有什么关系 /89

饮酒与呼吸道疾病有什么关系 /90

饮酒与脑血管病有什么关系 /91

饮酒与心血管疾病有什么关系 /92

饮酒与神经系统疾病有什么关系 /93

酒精与酒精性癫痫有什么关系 /94

喝酒也能喝出精神病吗 /94

"酒精依赖"也是病吗 /95

少量喝酒会降低人的纠错能力吗 /95

饮酒与低血糖有什么关系 /96

为什么嗜酒者容易发胖 /98

饮酒与瘙痒性皮肤病有什么关系 /98

饮酒与皮脂腺分泌障碍性疾病有什么关系 /99

嗜酒为什么要当心股骨头坏死 /100

嗜酒者容易骨折吗 /100

酒精与贫血有什么关系 /101

烟酒与男性不育有什么关系 /101

酒易使人眼睛充血伤目吗 /102

空腹饮酒易患结肠癌吗 /103

为什么酒后不宜喝浓茶 /103

为什么说少量饮酒有益健康 /105

为什么服药时不宜饮酒 /105

为什么酒喝多了不能"抠喉咙" /107

饮用啤酒有什么禁忌 /107

为什么说借酒浇愁不可取 /109

为什么会发生酒精中毒 /109

为什么要警惕慢性酒精中毒 /110

饮酒者如何选择适合自己的酒 /111

为什么要重视饮酒前的准备 /112

醉酒后如何应对 /113

五、男人的性功能保健

什么是勃起功能障碍 /114

哪些人容易患勃起功能障碍 /114

哪些药物容易影响性功能 /115

勃起功能障碍如何治疗 /116

哪些药物能治疗勃起功能障碍 /117

治疗勃起功能障碍的中成药有哪些 /118

勃起功能障碍患者如何进行心理治疗 /118

什么是阴茎异常勃起 /119

哪些原因会引起阴茎异常勃起 /120

阴茎异常勃起如何药物治疗 /120

什么是性欲低下 /121

性欲低下如何治疗 /122

如何克服性欲低下的恐惧 /123

什么是性欲亢进 /123

性欲亢进是何因引起 /124

哪些疾病可以引起性欲亢进 /125

性欲亢进如何治疗 /125

生殖器炎症引起的遗精如何治疗 /126

为什么有些人不能射精 /127

什么是原发性不射精 /127

什么是继发性不射精 /128

如何治疗不射精 /128

早泄是怎样形成的 /129

早泄如何药物治疗 /130

治早泄的中成药有哪些 /131

克服早泄如何自我锻炼 /131

什么是精液异常症 /132

产生血精的原因是什么 /133

精液黏稠度高如何治疗 /134

精液量过少怎么办 /135

精液不液化怎么办 /135

精子减少如何治疗 /136

无精子症如何治疗 /137

什么是精子活动力低下及死精症 /138

男子排精量过多也是病吗 /138

何谓不育症 /139

男性不育的治疗有什么难点 /140

男性不育如何饮食调养 /142

六、男科病防治

男性病主要牵涉到哪些器官 /143

男科病如何预防 /144

什么是包皮龟头炎 /144

发生包皮嵌顿怎么办 /145

睾丸炎时睾丸会疼痛吗 /146

如何治疗急性细菌性睾丸炎 /147

如何治疗慢性睾丸炎 /147

常见的阴囊皮肤病有哪些 /148

阴囊瘙痒是什么病 /149

阴囊湿疹是怎么回事 /149

阴囊坠胀如何细查原因 /150

夏日如何保护阴囊 /151

阴囊鞘膜积液是怎么回事 /152

发生了鞘膜积液怎么办 /153

阴囊会出现先天畸形吗 /153

附睾炎有何临床表现 /154

附睾炎的西医治疗有哪些 /154

附睾结核是怎么回事 /155

附睾结核易导致不育的原因是什么 /156

附睾结核如何治疗 /156

什么叫精索静脉曲张 /157

精索静脉曲张的病因何在 /158

久坐软沙发会导致精索静脉曲张吗 /158

精索静脉曲张有哪些危害 /159

精索静脉曲张如何治疗 /160

什么是性传播疾病 /161

性传播疾病一定通过性接触传播吗 /161

安全套可以预防性病吗 /162

什么是淋病 /163

男性急性淋病患者有何症状 /163

男性慢性淋病患者有何症状 /164

淋病如何治疗 /165

什么是梅毒 /166

梅毒如何治疗 /166

什么是软下疳 /167

如何自查软下疳 /168

软下疳如何治疗 /169

什么是性病性淋巴肉芽肿 /169

性病性淋巴肉芽肿有何临床症状 /170

性病性淋巴肉芽肿如何治疗 /171

什么是非淋菌性尿道炎 /172

非淋菌性尿道炎有何临床症状 /172

非淋菌性尿道炎如何治疗 /173

什么是尖锐湿疣 /174

尖锐湿疣如何治疗 /175

什么是生殖器疱疹 /176

生殖器疱疹如何治疗 /176

什么是传染性软疣 /177

传染性软疣如何治疗 /178

什么是艾滋病 /178

艾滋病的症状有哪些 /179

艾滋病如何治疗 /180

如何预防艾滋病 /181

什么是前列腺炎 /181

诱发前列腺炎的不良生活习惯有哪些 /182

急性前列腺炎如何合理使用抗生素 /183

慢性前列腺炎影响性功能吗 /183

慢性前列腺炎如何科学治疗 /184

治疗慢性前列腺炎的有效药物有哪些 /185

舍尼通能治疗前列腺炎吗 /186

局部用药治疗慢性细菌性前列腺炎的方法有哪些 /186

慢性前列腺炎如何选用理疗 /187

什么是前列腺微波治疗 /188

慢性前列腺炎患者怎样温水坐浴 /188

按摩前列腺有何治疗作用 /189

慢性前列腺炎在什么情况下要考虑手术治疗 /190

慢性前列腺炎为什么要强调综合治疗 /190

前列腺癌的主要症状是什么 /191

如何早期发现前列腺癌 /192

哪些化学药物能够治疗前列腺癌 /192

前列腺癌患者如何进行内分泌治疗 /193

如何预防前列腺癌 /194

七、男人的运动健身

为什么说运动是男人的加油站 /195

为什么运动养生要因病而异 /196

为什么经常锻炼对男性至关重要 /197

肾虚男性应该做些什么运动 /197

男性如何慢跑强身壮骨 /198

男性多锻炼会减少溃疡病发生吗 /198

醒来不爽如何旋转脚腕 /199

男人应多练哪些部位 /199

男人如何做腹部体操 /200

不同年龄的人如何采用不同的健身方式 /201

不同性格的人如何选择不同的健身方式 /202

男性健身要注意什么问题 /203

白领男性如何练习魅力形体操 /203

男人三十如何减肥 /204

男人如何跑步 /205

男人如何晨练 /206

男人如何运动 /207

男人如何做简易健身运动 /207

白领男性伏案工作者如何甩手踢腿 /208

男性运动健身有什么禁忌 /209

为什么更年期老爸宜经常运动 /210

更年期老爸如何锻炼腰腹部肌肉 /211

为什么更年期老爸宜做防衰老锻炼 /212

更年期老爸适宜做哪些床上保健运动 /212

八、男人的性心理健康

什么是性心理 /214

什么是性别角色的心理分化 /214

心理性别的发展过程有哪些 /215

男性性心理的发育有何特点 /216

触觉对性心理有什么影响 /217

性生活和谐的心理条件有哪些 /217

性幻想是投资最少的催情剂吗 /218

什么是男人婚外恋心理 /218

手淫是性自我调适的手段吗 /219

影响勃起功能障碍患者的心理因素有哪些 /220

引起早泄心理因素有哪些 /221

引起不射精心理因素有哪些 /222

治疗心因性性功能障碍要注意什么 /222

什么是恋母情结 /223

什么是性幻症 /223

什么是性焦虑 /224

什么是性厌恶 /225

什么是性罪恶感 /225

什么是性恐惧 /226

男人的性恐惧包括哪些 /227

什么是性道德 /228

性道德有哪些调节手段 /228

如何调适乏味性生活的心理 /229

男人如何化解性自卑 /230

男人把性看作是一种表达爱的方式吗 /231

为何男人会见异思迁 /231

男性为什么性冷淡 /232

妻子性冷淡丈夫怎么办 /233

男人的"硬"道理是什么 /234

男人对性生活也有疑虑吗 /234

为什么男人不喜欢女人太主动 /235

男性也会有产后抑郁症吗 /236

男性为什么在外人面前会故示冷淡 /237

男人为何渴望妻子的崇拜 /237

男人的心理压力有哪些 /238

男人生活中的心理恐惧有哪些 /239

男人苦闷的根源有哪些 /240

男人潜藏的性心理有哪些 /241

九、老爸的更年期保健

老爸何时迎接更年期 /243

什么是男性更年期综合征 /243

男性衰老的标志有哪些 /244

男人更年期有哪些预警症状 /245

男性更年期症状因何而产生 /245

男性更年期有哪些症状 /246

男性更年期性功能有何变化 /247

男性更年期前要补锌和铁吗 /247

更年期老爸内分泌会有哪些改变 /248

更年期老爸的皮肤与毛发有什么改变 /249

男性怎样知道已进入了更年期 /249

更年期男性睾丸与附属性器官有哪些变化 /250

确诊男性更年期综合征时为什么要特别谨慎 /251

更年期老爸的性心理常有哪些改变 /251

更年期以后男性的性功能就丧失了吗 /252

男性更年期如何自测 /252

男性更年期综合征常用哪些方法治疗 /253

如何看待激素补充疗法 /254

男性如何轻松度过更年期 /254

更年期老爸如何做好心理调节 /255

怎样饮食调理男性更年期综合征 /256

更年期老眼昏花怎么办 /257

更年期怎样调适夫妻关系 /257

男性防止衰老有何诀窍 /258

更年期男性如何安排性生活 /259

为什么更年期要定期进行健康检查 /260

更年期自我按摩哪些穴位可改善睡眠 /260

更年期老爸的居住环境有哪些注意事项 /261

更年期老爸如何做口腔保健操 /262

更年期老爸不能轻视哪些小毛病 /263

更年期老爸为何易患牙周病 /265

更年期老爸如何防范牙周病 /265

更年期老爸便血为什么要仔细查找原因 /266

更年期老爸为何容易患冠心病 /267

更年期老爸患有冠心病如何保健 /267

更年期老爸为何容易患高血压病 /268

更年期老爸患高血压病时如何预防急性心肌梗死 /269

更年期老爸为何要防低血压 /269

更年期老爸患低血压时如何保健 /270

更年期老爸患糖尿病应怎样控制饮食 /270

更年期老爸患糖尿病时如何口服降糖药物 /272

更年期肥胖对性功能有影响吗 /272

更年期老爸患高脂血症时如何合理安排膳食 /273

更年期老爸患痛风时如何保健 /274

更年期老爸为何要防胆囊炎、胆结石 /275

更年期老爸为何会患脂肪肝 /275

更年期老爸为什么容易便秘 /277

更年期老爸如何预防便秘 /278

更年期老爸患慢性支气管炎时如何保健 /279

更年期老爸如何预防慢性支气管炎 /279

更年期老爸为何要防支气管哮喘 /280

更年期老爸如何预防哮喘发作 /281

更年期老爸为何要防失眠 /281

更年期老爸为何脑卒中发病率高 /283

更年期老爸为何要防骨关节炎 /283

更年期老爸为何要防肩周炎 /285

更年期老爸为何要防颈椎病 /286

更年期老爸也骨质疏松吗 /287

更年期老爸为何要防白内障 /288

十、爸爸必知的家庭急救知识

心绞痛时如何家庭急救 /290

心肌梗死如何家庭急救 /291

发生脑卒中时如何家庭急救 /291

出现休克时该如何急救 /292

心搏骤停时如何家庭急救 /292

低血糖时如何家庭急救 /293

出现咯血如何家庭急救 /294

呕血时如何家庭急救 /294

突然晕厥如何家庭急救 /295

高热时如何护理 /295

糖尿病昏迷如何家庭急救 /295

甲状腺危象如何家庭急救 /296

支气管哮喘如何家庭急救 /296

癫痫发作如何家庭急救 /297

癔症发作如何家庭急救 /297

牙痛如何处理 /298

鼻出血如何处理 /298

呼吸道异物如何家庭急救 /299

一氧化碳中毒如何家庭急救 /299

氰化物中毒如何家庭急救 /300

有机磷农药中毒如何家庭急救 /300

有机氮农药中毒如何家庭急救 /301

有机氯农药中毒如何家庭急救 /301

有机硫农药中毒如何家庭急救 /301

氨基甲酸酯类农药中毒如何家庭急救 /302

拟除虫菊酯类农药中毒如何家庭急救 /302

沙门菌属食物中毒如何家庭急救 /303

副溶血性弧菌食物中毒如何家庭急救 /303

河豚中毒如何家庭急救 /303

鱼胆中毒如何家庭急救 /304

白果中毒如何家庭急救 /304

毒蕈中毒如何家庭急救 /304

亚硝酸盐中毒如何家庭急救 /305

巴比妥类药物中毒如何家庭急救 /305

安定类药物中毒如何家庭急救 /306

洋地黄中毒如何家庭急救 /306

乙醇中毒如何家庭急救 /306

汽油、煤油中毒如何家庭急救 /307

马铃薯中毒如何家庭急救 /307

霉变甘蔗中毒如何家庭急救 /308

强酸中毒如何家庭急救 /308

强碱中毒如何家庭急救 /309

灭鼠药中毒如何家庭急救 /309

沼气中毒如何家庭急救 /310

误服清洁剂如何家庭急救 /310

骨折如何家庭急救 /311

外伤出血如何家庭急救 /311

眼球穿破伤如何家庭急救 /312

眼球挫伤如何家庭急救 /313

外耳道异物如何家庭急救 /314

异物入眼如何家庭急救 /314

割伤如何家庭急救 /315

切割伤如何家庭急救 /316

高空坠落如何家庭急救 /316

头部外伤如何家庭急救 /317

脊柱、脊髓损伤如何家庭急救 /317

化学性眼外伤如何家庭急救 /318

耳外伤如何家庭急救 /318

鼻外伤如何家庭急救 /319

胸外伤如何家庭急救 319

腹部外伤如何家庭急救 /320

关节扭伤如何家庭急救 /321

手部外伤如何家庭急救 /321

阴茎外伤如何家庭急救 /322

脚外伤如何家庭急救 /323

性爱意外伤害如何家庭急救 /323

狗咬伤如何家庭急救 /324

毒蛇咬伤如何家庭急救 /325

毒虫叮咬如何家庭急救 /326

烧伤如何家庭急救 /326

化学药品烧伤如何家庭急救 /327

冻伤如何家庭急救 /327

地震时如何家庭避险 /328

火灾时如何自救 /329

中暑如何急救 /330

溺水如何急救 /330

触电如何急救 /331

旅途突发疾病如何家庭急救 /332

晕车晕船如何处理 /333

一、男人的生理解剖特点

男女两性有哪些生理区别

　　成年男女的区别是显而易见的。从青春期开始，女性的骨盆变得宽大，乳房隆起，皮下脂肪增多，声音尖细等；男性则长出喉结、胡须，骨骼粗壮，肌肉发达，音调变得低沉。然而，这些仅仅是人们直观上的感觉，实际上男女两性的生理区别远不止于此。严格地说，男女性别的生理差异大概有以下几点：

　　(1) 染色体的区别：当一个含有 X 型染色体的精子与卵子结合时，胚胎就发育为女性；当一个含 Y 型染色体的精子与卵子结合时，胚胎则发育为男性。

　　(2) 性腺的区别：女性的性腺为卵巢，发育成熟后能排出卵子；男性的性腺则为睾丸，能产生精子。

　　(3) 内部器官的区别：女性有子宫和阴道；男性有前列腺和精囊等。

　　(4) 激素的区别：女性具有的激素主要是雌激素和孕激素，而男性则为睾酮。前者维持了女性的特征，而后者则维持了男性的特征。

　　(5) 外生殖器的区别：女性为阴蒂、阴道口；男性为阴茎和阴囊等。可见，男女之间是存在着较大生理差异的。

什么是男性生殖器官

　　生殖器官是区别男女的主要标志之一。男性生殖器官是男性生殖繁衍后代的器官，由内、外生殖器两个部分组成。外生殖器包括阴囊和阴茎；内生殖器包括生殖腺体（睾丸）、排精管道（附睾、输精管、射精管和尿道），以及附属腺体、精囊腺、前列腺和尿道球腺。男性生殖器到青春期时开始发育，发育成熟后即具有生殖的功能。

什么是男性外生殖器

性器官按其解剖部位可分为内生殖器和外生殖器。男性外生殖器包括阴阜、阴茎和阴囊。

阴阜是位于耻骨联合部的一个三角形区域。其上以耻骨沟与腹部为界，两侧与股部及腹股沟分开。小儿和肥胖性男性因耻骨沟加深而阴阜隆起显著。阴阜内的皮下脂肪比较发达，一般男性到中年以后，阴阜内的皮下脂肪逐渐减少。在阴阜的下方悬挂有阴茎和阴囊。青春期发育后男性阴阜布满阴毛。男性的阴毛粗、硬且弯曲，呈菱形分布，向上延及脐部，向下可延及阴囊。

阴茎是男性的交配器官，具有射精的功能，兼有排尿作用，其皮肤呈棕褐色，常态下处于疲软状态，悬挂于耻骨联合下方。松弛时 7 ～ 11 厘米，勃起时 14 ～ 18 厘米，一般松弛状态较小的阴茎勃起比率较大，而较大的阴茎勃起比率较小。阴茎主要由三条平行的具有勃起能力的长柱状海绵体组成。主体是一列并列于背侧的阴茎海绵体，位于腹侧的尿道海绵为单根，较为细小，尿道穿行其间。每个柱状海绵体外包有坚韧的白膜，并在两条阴茎海绵体之间形成阴茎中隔，隔上有沟通两海绵体腔的缝隙状孔。阴茎皮肤与阴茎海绵体间靠阴茎筋膜疏松，使阴茎皮肤富于滑动性和伸展性。

阴茎由前向后又可分为阴茎头、阴茎体、阴茎根三部分。阴茎头亦称为龟头，为阴茎的末端，由尿道海绵体前端膨大而成。尿道开口于此。阴茎皮肤薄而柔软，可移动，在此摺为双层，形成阴茎包皮。在阴茎头下面，包皮与尿道外口相连的皱襞称为阴茎系带。男子成年后包皮退缩至阴茎颈，使阴茎头暴露于包皮外。阴茎头具有丰富的感觉神经末梢，是性冲动的重要来源。在性交中，由于阴茎在阴道内的抽送而造成的机械摩擦，刺激阴茎性感觉神经末梢，并经阴茎背神经传入脊髓初级神经中枢。阴茎体是可动的部分，呈圆柱状，勃起时变粗、变长、变坚硬，并略向上方弯曲。阴茎根为相对固定的部分，在会阴部尿生殖三角内，阴茎海绵体在此分开形成阴茎海绵体左、右脚，固定于耻骨弓及尿生殖膈。

在性欲冲动时，阴茎由于充血而勃起，充分勃起时体积几乎膨胀一倍，外观形态也开始发生变化，皱缩的阴茎皮肤变得平滑，阴茎头颜色加深，阴茎可以达到非常坚硬的程度。有人认为，人类阴茎特别大是由于人类性行为的特殊性造成的，人类传统的面对面性交，变化无常的性交习惯，每次性交持续时间较长，这些原因都可能是人类进化成较长阴茎的原因。各人的阴茎在未勃起时的长度虽有较大的差异，但勃起时的长度却是相差无几。未勃起时较短的阴茎在勃起时往往增加一倍长度，而未勃起时较长的阴茎在勃起时一般仅增加长度的3/4。其实，阴茎的大小对女性的满足并不十分重要，阴道深部对阴茎的刺激不太敏感。在性交时，阴茎和阴道摩擦，刺激了阴蒂、小阴唇、阴道口，才使女性获得快感。由于阴道富有弹性，它正常只扩大到适合男性阴茎的大小。因此，阴茎小的男性用不着担心，只要阴茎能进入阴道，性交便成为可能，也就是合格的大丈夫了。

阴囊是悬挂于耻骨联合下部的包裹睾丸的皮肤囊袋，因色素沉着而呈暗褐色或颜色更深，常附着有稀疏而弯曲的阴毛。阴囊含有大量弹力纤维，柔软而富有伸缩性。阴囊在常态下处于收缩状态，表面有许多皱襞。阴囊的形态受神经系统的调节，对温度特别敏感。当外界温度或体温过高及身体羸弱时，阴囊常呈松弛状态，以扩大散热面积。当外界温度降低或身体强壮时，阴囊缩小与睾丸紧贴以保温。阴囊的收缩与松弛使睾丸的温度尽量保持在适合于精子生成的范围内，温度太高或太低均不利于精子生成。阴囊在外部被阴囊缝分成两半，在内部被阴囊隔分成两半。左、右两半并不对称，左半部比右半部位置略低。

什么是男性内生殖器

男性内生殖器是由睾丸、输精管道和附属腺组成的。输精管道包括附睾、输精管和射精管，精子由此再经尿道排出体外。附属腺包括精囊腺、前列腺和尿道球腺。其分泌物是精液的组成部分，有营养精子、增强其活力的作用。

　　睾丸呈卵圆形，有一对，位于阴囊内。阴囊能使睾丸所处的温度低于腹腔内温度 1.5℃ ~ 2℃，适合精子的生成。男婴出生后睾丸尚未降至阴囊内而仍留于腹腔内，即为隐睾症。由于体内温度较高不适宜产生精子，故会丧失生殖能力。睾丸表面有一层坚硬的白膜，沿睾丸后缘突向睾丸内形成睾丸纵隔，从纵隔发出许多结缔组织小隔，呈放射状将睾丸实质分成许多睾丸小叶，睾丸小叶由精曲小管盘曲而成。精曲小管的上皮具有生精作用。小管之间的间质细胞形成网状称为睾丸网，再由睾丸网发出 15 条左右的睾丸输出小管与附睾相连。在间质中有一种细胞可分泌雄性激素，通过血液循环可分布全身，并受脑下垂体前叶促性腺激素的调控。

　　附睾呈新月形，紧贴在睾丸的上端和后缘，可分为附睾头、附睾体和附睾尾三部分。附睾头由睾丸输出小管弯曲盘绕而成。输出小管的末端汇入一条弯曲的附睾管，构成附睾体和附睾尾，其末端上行与输精管相连。附睾是精子的第一收藏室，可储存精子，并分泌液体供给精子营养以维持其活力，没有经过附睾的精子没有受精能力。附睾中的吞噬细胞具有细胞解体及降解和吸收未排出机体的精子的作用。睾网液也在附睾的近段被吸收。

　　输精管长约 50 厘米，是附睾的延续，输精管沿睾丸后缘上升进入精索，再经腹股沟进入腹腔，其远端扩大为输精管壶腹，然后下行变小，行至膀胱后在前列腺上缘与精囊腺的排泄管汇合成为射精管。输精管壶腹是贮存精子和积存导管分泌的润滑液的场所，也是精子的第二收藏室。

　　射精管长约 2 厘米，开口于尿道前列腺部。平时射精管处于关闭状态，只有在很强的性兴奋时才开放，让精液进入尿道。

　　精囊腺为一对囊状腺体，长椭圆形，位于膀胱后部，开口于尿道，其分泌液是淡黄色黏稠的蛋白质液体，呈碱性，参与组成精液，有稀释精液的作用。精囊腺的分泌受睾丸的调节，精液中的大部分果糖是由精囊分泌的，能给精子活动提供能量。

　　前列腺形似栗子，位于膀胱后方，是一个肌性器官，由腺体和大量平滑肌纤维组成，结构坚实。尿道贯穿于前列腺，当其肥大时会压迫尿道，导致排尿困难。前列腺开口于尿道，其分泌物参与组成精液，有稀释精液和利于精子活动的作用。前列腺还能分泌前列腺素，前列腺素的最初发现就是从前列腺中提取的，后来才发现在身体的其他部位也能分泌这种激素。前列腺素与男性生殖能力关系密切。在性高潮时，前列腺收缩，使前列腺分泌物排空，液体经腺导管进入尿道，使男性有逼近性高潮的感觉，进而发生射精。

尿道球腺位于尿道后部前列腺附近，为一对腺体，开口于尿道球部，可分泌一种黏性蛋白，在射精时成为精液的一个组成部分。

人体精液由精子和精浆两部分组成。精浆为乳油状溶液，灰白色，偏碱性，包括附睾、精囊腺、尿道球腺、尿道腺体的分泌液，其中50%～80%由精囊所分泌，13%～30%由前列腺产生，极少部分来自尿道球腺和尿道腺体。一次射精量2～3毫升，含有精子3亿～5亿个。精子由睾丸生精细胞制造，每克睾丸24小时能生产精子1 000万个，两侧睾丸各重约15克，一天能产生3亿个精子。人体泄入生殖道之精液中的精子需要超过6 000万个以上，才具有受精生育的能力。刚由睾丸产生的精子还处于幼稚状态，无活动力及受孕能力，需输送至附睾，在附睾内孕育成熟，性交射精时成熟精子自附睾排出，汇同精浆一起射向阴道。精子是人体内最小的一种细胞，外形酷似蝌蚪，长50～60微米，分头、颈、体、尾四个部分。精子头部呈卵圆形，侧面呈梨形，是整个精子中最大的部分，长约4.6微米，宽约2.6微米，厚约1.5微米，主要由细胞核构成，核周围有少量细胞质。精子的头部能分泌透明质酸酶，使精子容易驱开卵细胞表面的一些特殊物质及卵细胞膜而进入卵细胞内。精子的颈、体部合起来大约与头部等长，尾部是头部长度的10倍，达40微米。精子通过尾部有节律地摆动而向前运动，速度每秒钟50～60微米，有时也会在原地摆动而静止不前，精子还具有爬高的本领，生育能力强的精子可爬到5厘米的高度。

什么是雄性激素

雄性激素除少量来自肾上腺皮质外，大部分是睾丸产生的睾酮。一个健康成年男子每天仅分泌睾酮6～7毫克，但它对人体的作用却是巨大的。是它将一个小小的受精卵变成一个大男孩，是它使一个小男孩变成一个英俊威武的男子汉，是它维持了男性的性征，男人一生中所有的生理、心理变化全依赖于它。

睾酮是由睾丸的间质细胞合成和分泌的，一部分存在于睾丸曲细精管内，促进精子生成，另一部分经血流运送到全身各器官，发挥它的生理作用。睾酮主要在肝脏内降解、灭活，睾酮的代谢产物从尿中排出。

人一生中的各个年龄阶段睾酮分泌量是不同的。新生儿、青春发育期、20～30岁成年人睾酮分泌量比较高，50岁以后分泌量逐渐下降。

睾酮的分泌规律不仅体现在年龄上，在时间上也有明显的分泌规律。比如，一天之内清晨最高，夜晚最低；一年四季中秋季最高，春季最低。

睾酮的分泌受大脑的调控，即下丘脑 - 垂体 - 睾丸轴系。下丘脑是性腺轴系的调节中枢，该部位的细胞合成并分泌促性腺激素释放激素，刺激垂体前叶分泌两种促性腺激素，即促黄体生成素(LH)和尿促卵泡刺激素(FSH)。促黄体生成素促使睾丸间质细胞合成睾酮，尿促卵泡刺激素刺激睾丸曲细精管的上皮细胞，促进精子生成。当睾丸分泌睾酮过多时，又可反馈抑制垂体分泌促性腺激素，从而使睾酮水平下降。睾酮的分泌与调节就是这样一种平行调节机制。

睾酮的生理作用是什么

在胚胎发育过程中，睾酮对男性生殖器官的形成起了非常重要的作用。睾酮促使阴茎、阴囊的形成，诱导吴夫管发育成为附睾和输精管道，同时也使大脑形成男性的结构。

在青春发育期，睾丸、阴茎、阴囊、前列腺的发育全依赖于睾酮。此阶段如果睾酮缺乏，就会影响生殖器官的正常发育。

睾酮作用于睾丸生精上皮促使精子产生，睾酮水平低下造成精子生成障碍。精子进入附睾后，在附睾液的作用下逐渐发育成熟。如果睾酮水平低下，附睾液分泌减少，精子缺乏营养，就会影响精子的成熟。

在睾酮的作用下，青春期男性出现第二性征，如骨骼发育，肌肉发达，皮肤粗糙，喉结增大，声音低沉，长出胡须、阴毛、腋毛等。

睾酮刺激前列腺和精囊腺分泌，使精液量增加，为精子的活动提供营养；促进蛋白质合成，抑制蛋白质分解，使肌肉发达，强健有力。增强免疫功能，促进免疫球蛋白合成，增强机体抗病能力。

睾酮能刺激骨髓促进体内红细胞生成素的生成，从而促进红细胞的生成与释放；如果睾酮缺乏会出现贫血。对贫血的病人，临床上常用丙酸睾酮治疗。

睾酮刺激骨骺软骨生长，促进骨骺与长骨愈合。睾酮缺乏会造成骨骼脱钙，骨质疏松。

睾酮促进和维持男性性功能，一般来讲，睾酮含量越高性活动越活跃。如果睾酮水平下降就会出现男性性征发育迟缓、性欲降低和性功能障碍。

睾酮水平反映了什么

研究表明，男子血液中的睾酮含量与智力有关，睾酮含量越高智力水平越高。男性辨别方向能力、空间认知能力、思维逻辑能力、数学计算能力，都要比同龄女孩强。因此，认为睾酮水平影响大脑的发育。

由于睾酮对大脑的影响，导致男女两性最明显的差别是表现出攻击性行为的不同。女性气愤时，多用语言来表现她们的攻击性，如谩骂、哭闹。男子则通过打架、暴力来显示他们的攻击能力。通过睾酮的测试，观察到攻击性强的男性血液中睾酮水平较高。老年男性睾酮水平下降，脾气也就变得温和了。目前，有关睾酮与攻击性的关系还在研究当中。

睾酮会引起头发脱落，但它不是脱发的唯一原因。睾酮引起的脱发只限于头顶部的头发，而对于头顶四周的头发、躯体其他部位的体毛无任何影响。临床上服保列治治疗前列腺增生，抑制睾酮的作用，不仅使增生的前列腺缩小，还可减少脱发。

国内外的大型体育比赛，都会对运动员进行兴奋剂检测。运动员通过服用兴奋剂来增强运动体能，提高比赛成绩，睾酮就是其中的一种兴奋剂。它能提高精神的紧张性和攻击性，增强肌肉的力量和耐力。目前有13种类似的药物禁止运动员服用。

男子不长胡须是睾酮水平低下吗

胡须是男女两性区别的标志，男性特征的外在表现。然而，有些男人却没有胡须或仅有很少的胡须。这种无胡须的现象是不是睾酮水平低下造成的呢？

男子进入青春期，随着睾丸的发育，身体出现迅速变化。例如，身高迅速增长，躯体外形变得健壮；喉结隆起，嗓音低沉，并相继长出阴毛、腋毛；同时，口唇周围也出现了胡须。这些变化称为男性第二性征，是雄性激素睾酮作用的结果。

身体健康的男子体内睾酮水平大体一致，但每个人胡须的多少却相差很大。有的人胡子很密，有的人则稀少。有的人面颊上长满了胡子，称为络腮胡子。有人仅下巴上长出一小撮胡子。为什么会出现这种现象呢？从普遍意义上来说，胡子的多少和形状与种族、遗传因素有密切关系。比如，西方人络腮胡子较多，东方人则较少。那么，男人无胡须是不是说明睾酮水平低下呢？这要根据整个机体发育状况而判断。如果既无胡须，男性生殖器官又没发育，男性第二性征也不明显，就应考虑是否因睾酮分泌异常造成的，应该到专科医院就诊，检查是否有睾酮水平不足或控制睾酮分泌的激素不足引起的疾病。

男女性功能有什么差异

男女双方在性功能上有很明显的差异，只有认识这种差异，力求统一，才能使性爱和谐完美。

从心理学角度分析，男性在性爱过程中常居主导地位，更外向，更主动进取。女性则较为被动，更内向，更直觉。但对较为熟练掌握性爱的男女来说，虽然主要是男方主动提出求欢，女方也可用各种手段"逗引""诱惑"男方，使性爱充满无限乐趣。

男女双方都有性欲，都有做爱的要求，但男女达到性欲要求的时间差别很大，也就是说男性有了性欲，立刻就能有阴茎勃起和性交，但女性则需要经过一个准备时间，即启动或性准备时间要比男性长。为使双方同步达到性高潮，需要进行性交前的爱抚。性交前的爱抚时间应该是性交时间的 4 倍，这样才能得到充分的性愉悦。爱抚时，双方应多接触对方的性敏感区。女性性敏区主要部位是乳头、阴蒂和阴道；次性感区是耳朵、后颈、腰背部、臀部、大腿内侧。刺激和抚摸阴蒂可以加快性交准备过程，亲吻和抚摸乳头可提高性高潮；在性交过程中不断重复吻、摸乳房，使女性有较满意的性快感。男性也有性敏感区域，如阴茎的龟头、冠状沟。尽管男性性交的兴奋性不靠爱抚的刺激，但女方以此来刺激男方，可给男方带来性快感。

男女双方作好充分准备之后，男方阴茎充分勃起，女方阴道充分润滑，标志爱抚阶段可以结束，男女双方可以性交。一般性交时间为 5 ～ 8 分钟。男性用意念控制射精，可以延长性交时间。

实际上，男方无时无刻不企盼在性爱中及早进行性交，在潜意识中认为这才算性生活。对女方来说，性爱是性生活的整个过程，甚至仅靠裸体拥抱也能得到满足。

男方将阴茎插入阴道时应小心谨慎，不要过于粗鲁；女方应积极配合，使男方顺利插入。这对男女双方达到性高潮均有好处。

真正性交的开始是男性阴茎在阴道内摩擦抽动。开始时可受意识控制，摩擦刺激最强的是阴茎冠状沟部位，摩擦的速度越快，刺激越大，射精就越快。为延长性交时间，可控制摩擦的速度与节奏，降低性冲动的水平。

性高潮时男性会有射精，而当男性射精时会停止阴茎抽动；但女方则希望抽动摩擦仍在继续。因此，男女双方可以协调性冲动，使之最大程度达到同步性，但不可能完全同步。实际上，男女都有性快感就足够了，不必计较谁先谁后的问题。

男性在一次性交中只能有一次性高潮；而女性在一次性交期内可以有一次至数次性高潮。多次性高潮称为"多重性"或"复合性"性高潮，有人统计，只有 17% 的女性具有这种能力。不管有几次性高潮，只要能在性交中体会到性快感的强烈就是正常的性生活。

性交后男性性欲很快消失，需要休息。女性则在性高潮后余兴未尽，仍希望再有性交刺激。解决女性要求的办法是处理好性交的"尾声"。男方尽可能保持性交体位，再继续抽动阴茎，抚摸女方身体，轻声交谈，可使女方得到满足，给性交留下美好的记忆。

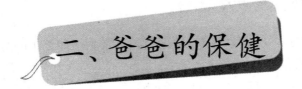

健康男人的特征你有吗

男性应符合健康条件的"四快"原则:吃得快、便得快、睡得快、说得快。就是说,一个人食欲好,消化能力好,思维敏捷,反应能力强,神经系统功能好,即可基本反映出他的身体是健康的。对于以上观点,虽有概括上的简单、片面之嫌,却有认识上的明快形象之感。

(1)**吃饭香、便得快**:胃肠畅通无内疾。食欲好,胃肠激素、消化液分泌充分,则所进食的食物消化可能更完全。但是,绝对不是说"吃得快"这一进食习惯会给进食者带来健康。相反,吃得快并不是一个好习惯,还是细嚼慢咽这一老俗话更具有健康意义。

"便得快"的反义词应当是"便秘"。"便得快"说明肠神经系统,特别是直肠反射正常,没有胃肠器质性疾病。另外,"便得快"则肠内容物在肠腔内存留时间短,粪团中的有害物质吸收减少,因此,"便得快"的人相对会比较健康。

(2)**睡得香、反应快**:精力充沛病不袭。我们常说"身心疾病",也就是说,机体的疾病往往不是单发的,它经常与精神因素密切相关,二者会相伴而来。而睡眠好、反应快,恰恰是衡量中枢神经系统功能的一个重要指标,它说明人的精神状况基本良好。

现在为数不少的中年男人存在不同程度的失眠,很可能是情感因素所致,由心病造成失眠,而严重失眠又会导致机体抵抗力下降、头晕、乏力等一系列不适反应。

男性健康的标准是什么

(1) 有充沛的精力，能从容不迫地负担日常生活和繁重的劳动，而且不感到过分的疲倦和紧张。

(2) 处事乐观，态度积极，勇于承担责任，事情无论大小不挑剔。

(3) 善于休息，睡眠好。

(4) 应变能力强，能适应外界环境的各种变化。

(5) 能够抵抗一般性感冒和传染病。

(6) 体重适当，身体匀称，站立时头、肩、臀位置协调。

(7) 眼睛明亮，反应敏捷，眼睑不发炎。

(8) 牙齿清洁，无龋齿，不疼痛，牙龈颜色正常，无出血现象。

(9) 头发有光泽，无头屑。

(10) 肌肉丰满，皮肤有弹性。

男人健康何时开始滑坡

从 30 岁开始，男性的肺功能开始下降，如果能每天做几次深呼吸，坚持下去，到了 70 岁,肺活量下降就不是通常的 60%～70%,仅仅是 20% 左右。

如今，脱发正呈现出年轻化的趋势。一项对万余名男性的调查显示，有 60% 的男性脱发者早在 25 岁之前就出现脱发现象，而在 30 岁以前出现脱发的比例也很高。

30 岁的男人如果不按时、定量进餐，可能使肠胃受损而影响情绪与睡眠。所以，在饮食中应有意识地多吃些富含蛋白质的食物，如牛奶、鸡蛋等，并注意均衡摄取多种营养素，这样才能精力充沛。

男性从 30 岁开始身体功能及健康状况便开始滑坡。因此，建议每年至少做 1 次全身体检，包括测血压，化验胆固醇、甲状腺激素、血糖、肝功能，每半年到 1 年做 1 次牙科检查。这一年龄段的男性还应预防肾脏疾病，每天喝 8～10 杯水。另外，要多补钙，多吃乳制品、豆制品等。

男性如何防止性衰老

(1) 要相信自己性功能是正常的、强壮的，是富有生殖能力的。在精神上立于不败之地，这对中年人往往是至关重要的。

(2) 要注意外表的年轻化。老年人追求年轻的情绪，会使机体也随之年轻。相反，害怕衰老，常自叹"老矣"，在精神上做了衰老的俘虏，则很快会跌入老人的境地。

(3) 经常运动，特别是慢跑或步行，着重锻炼下半身。性功能兴衰的"关键"在腰、足。

(4) 饮食方面注意营养，可适当多进食些海味，因海味含"锌"多，对于增强性欲是有益的。

(5) 要富有事业心，对工作充满热情。有些人向往退休后的安逸生活，满足于抱孙子，其性的早期老化是必然的。即使退休，也应该寻找一些能引起自己兴趣的公共事务。

(6) 在专一不二地爱妻子的前提下，要持有爱慕女性的心气，这样便能刺激性腺激素的分泌，保持不懈的性功能。

(7) 生活要幽默。幽默和诙谐是保持青春不老的最大秘诀。

(8) 性格开朗，不为身边区区琐事而烦恼，胸怀宽广是不老的诀窍，精神抑郁会导致勃起功能障碍。

(9) 力戒烟、酒、赌，保持充足睡眠。

男性养生的必要性是什么

从生理角度来看，男性从生命的开始就比女性面临更多的磨难。男性的先天条件并不比女性优越，男性的素质并不是天生强健的。

男性的耐受力和抗病力也比女性差。男性不及女性耐寒、耐饥、耐疲劳、耐受精神压力。男人在工作中遇到阻力时，往往心跳加快，血压升高，肾上腺分泌增加，而女性却少有这类反应，因而男性心血管疾病的发病率高于女性。女性有双重的免疫基因，有双倍于男性的免疫物质，因而许多疾病女性少发，而男性多发，病死率也高。有人做过统计，大约有30多种疾病，诸如心脏病、糖尿病、血友病、胃溃疡、色盲、秃顶、疝疮等，都是男性多发。

男性没有女性情绪稳定，男性对精神压力的耐受力远远低于女性。从长寿角度来看，男性的平均寿命远不如女性长。在我国，男子的平均寿命比女性短5岁。

直到今天，还有不少男性以"健壮的男子汉"自居，以父母给其一个先天较女性为优的身体条件而盲目乐观，因而不珍惜保养自己的身体。更令人担忧的是，不少非健康男性拖着病态的身子，却依然酗酒、嗜烟、暴饮暴食、通宵玩牌，自残其身。一些男子对其自身很不了解，男性科学养生之道知之甚少，以致患病失治，丧失生育能力，不知不觉地给妻子带来疾病者有之，明明自己不育却责怪妻子不孕者有之，如此等等。可见，懂点男性养生保健知识不仅有益于自己，也有益于家庭和社会。

中年男性养生有何禁忌

疲劳是身体需要恢复体力和精力的正常反应，也是人所具有的一种自动控制信号和警告。当中年爸爸感觉有乏力、肌肉酸痛、头昏眼花、思维迟钝、精神不振、心悸、呼吸加快等症状时，就不要再硬熬下去。应注意劳逸结合，保持心情舒畅，尽快消除身心疲劳。

中年爸爸的大脑、心脏、肝、肾等重要器官和生理功能都在不知不觉中衰退，细胞的免疫力、再生能力和机体的内分泌功能也在下降。即使浑身上下没有大病，一旦出现头疼脑热等小毛病，如果不治疗，仅靠多喝水和睡觉已很难扛过去。因此，中年爸爸面对头痛发热、咳嗽、乏力、腰酸、腿痛、便血等不适症状，不可听之任之。

一些人工作时过于投入，不是憋尿就是废寝忘食。憋尿容易引起前列腺炎，硬憋大便可造成习惯性便秘，进而引起痔疮、肛裂、脱肛等肛肠疾病。要养成定时大便的习惯，平时有了尿意就应立即小便。不要为了工作或夜间娱乐而熬夜，如果晚上感到头昏思睡不要硬撑，也不要用咖啡、浓茶去刺激神经，以免发生神经衰弱、高血压、冠心病等。身体也有自身的调节系统，逆自然规律而动，最后伤害的还是自己。

饮食是提供人体所需营养和能量的途径，健康饮食讲究有节有度，切忌饥饱不均。如果感到饥饿或口渴，就是人体内环境在给自己敲警钟。水是人体最需要的物质，渴是人体缺水的信号，人应当在口渴之前就喝水。中年人每天宜饮水 6～8 杯。肚子饿时应立即进食，不要随便推迟进食时间，否则可能引起胃肠功能紊乱，经常饥不进食，易引起溃疡、胃炎、消化不良等病症。

男人失眠应该怎么办

出现失眠不必过分担心，越是紧张，越是强行入睡，结果适得其反。造成失眠的因素颇多，只要稍加注意并不难发现。原因消除，失眠自愈，对因疾病引起的失眠症状要及时求医。

睡前到户外散步一会儿，放松一下精神，上床前或洗个澡，或热水泡脚，然后就寝，对顺利入眠有百利而无一害。诱导人体进入睡眠状态，有许多具体方法，如放松功，已在民间流传，可以借助。

聆听平淡而有节律的音响，如火车运行声、蟋蟀叫、滴水声，以及春雨淅沥淅沥声音的磁带，或轻音乐催眠音带，有助睡眠，还可以此建立诱导睡眠的条件反射。

睡前饮一杯加糖的热牛奶，能增加人体胰岛素的分泌，增加氨基酸进入脑细胞，促使人脑分泌睡眠血清素。同时，牛奶中含有微量吗啡样物质，具有镇定安神作用，可促使人体安稳入睡。

睡眠姿势当然以舒适为宜，且可因人而异。但睡眠以侧卧为佳，这种睡眠姿势有利于全身放松，睡得安稳。若疲劳而难以入睡者，不妨食用苹果、香蕉、橘、橙、梨等一类水果。因为，这类水果的芳香味对神经系统有镇静作用，水果中的糖分能使大脑皮质抑制而易进入睡眠状态。

若因出差或打工在外，不适应环境而致失眠时，应事先有思想准备，主动调适，有备无患，不致因紧张担心睡不好。同时还可采用以上助眠之法，则可避免失眠。

男人为什么不能趴着睡

有不少男性朋友喜欢趴着睡觉。这种俯卧位的睡眠方式不但容易压迫内脏使呼吸不畅，对生殖系统也有一定影响。尤其对年轻人来说，危害更大。

首先，长期趴着睡觉会压迫阴囊，刺激阴茎，容易造成频繁遗精。频繁遗精会导致头晕、背痛、疲乏无力、注意力不集中，严重的还会影响正常工作和生活。年轻人本来就对阴茎刺激反应敏感，更不要采取这种睡姿。还有，频繁遗精的人也要当心这种睡姿加重病情。

另外，阴囊是男人的"小冰箱"，它需要保持一个恒定的温度，才有利于精子的生成。趴着睡觉会使阴囊温度升高，又不容易及时散热，所以对精子生长也有一定影响。尚未生育的年轻人尤其要当心。

采取什么样的睡姿比较好呢？一般来说，原则是不压迫内脏器官，有利于休息。建议男人采取仰卧位或右侧位睡姿，这样既不压迫精囊，也不压迫心脏（左侧位会压迫心脏），对身体最好。

男人如厕时要注意什么

对于男人来说，若能像女性那样改为下蹲式排尿，将使你少受癌症之害。原来，蹲位排尿可引起一系列肌肉运动及其相关反射，加速肠内废物清除，缩短粪便在肠道内的停留时间，硫化氢、吲哚、粪臭素等致癌物的重吸收减少，从而保护肠黏膜少受致癌物的毒害。调查表明，下蹲排尿男性的患癌率较站立排尿者降低 40%。

人何时排尿、多久排一次尿没有一定之规。习惯的做法是：尿胀了就如厕。不过现在有了说法，如果不想成为膀胱癌患者的话，得记住医学专家的忠告：每小时排尿 1 次，不管有无尿意。

膀胱患癌的可能性与尿液在膀胱中存留的时间成正比。尿液中有一种可以致癌的化学物质，此种物质可侵害膀胱的肌肉纤维，破坏其细胞，促发其癌变。研究人员将每小时排出的尿液与相隔 2～3 小时排出的尿液相比较，后者所含的致癌物相当多，所以建议每小时排尿1次，可有效减少发生膀胱癌的危险。

尿液若排不尽易诱发尿路感染，成为患病的一大祸根。如何才能将残余尿排尽呢？专家介绍几点技巧：①解完小便后，用手指在阴囊与肛门之间的会阴部位挤压一下。这样不仅能排出残余尿，而且对患有前列腺炎的人颇有好处。②勤做提肛动作，以增强会阴部肌肉和尿道肌肉的收缩力，可以促使残余尿尽快排出。

男人为什么不宜久坐

对于男性来说，要特别注意工作的劳逸结合，否则慢性前列腺炎可能悄悄来到身边。慢性非细菌性前列腺炎的发病年龄有逐渐提前的趋势，这种病本来是20～40岁男性的常见病，但是现在高中生也时有出现，这可能和现在男性工作学习的紧张状态有很大的关系。

前列腺是男性身体中的重要腺体，它分泌的前列腺液和前列腺素都是男性所必需的。一般来说，在门诊中前列腺炎主要包括急性和慢性两种，急性前列腺炎主要是由细菌引起的，患这种病的人相对较少，只占到前列腺炎病人的10%；而慢性前列腺炎的患者相对说来人数就要多很多了。

引起慢性前列腺炎的主要原因是前列腺在长期的充血状态下引起的炎症。尿急、尿痛、下腰部疼痛等症状都有可能是由慢性前列腺炎造成的。

虽然慢性前列腺炎有自愈的可能，但仍然会影响病人的生活质量，要想保持前列腺的健康，减少前列腺的局部充血状态是非常重要的，如不要进行太过剧烈的运动，不让身体处于非常疲劳的状态。对于从事脑力劳动的男性来说，长时间保持坐姿和憋尿都会对前列腺造成很大伤害，最好在工作一段时间后起来活动一下。仍在学习的学生也要利用好课间休息的时间，多做放松的活动。另外，远离烟酒等不良刺激，固定性伴和注意卫生习惯也是保护前列腺的要素。

男人坐浴有什么好处

坐浴是将臀部坐在盆水内浴臀、浴阴、浴肛门，所以称之为坐浴。通过坐浴可洗去外阴周围皮肤脱落细胞、灰尘、汗渍和各种有害微生物（即化脓性细胞、真菌和病毒）。

学龄前后的男孩由于顽皮，身上多汗渍、污垢，部分还患有包茎或包皮过长，不注意清洗可引起小鸡鸡红肿疼痛，甚至流肿。如果注意外阴坐浴，可减少或避免包皮炎及尿道炎的发生。民间所指的"绣球风"往往造成阴囊瘙痒难忍，平时注意便后或睡前用冷水或温水（忌热水）坐浴，清洗阴囊，可减轻瘙痒，中药坐浴结合外用药可缩短疗程。

近年来，男性司机增多，特别在炎热的夏天，因久坐工作，臀部摩擦引起"坐板疮"（疮疖或皮脂腺瘤感染）反复来就诊的不少，这些患者如果平时经常坐浴或沐浴臀部，可以减少发病或复发次数，减轻病痛缩短病程。男性股臀多出汗，温湿环境下加上衣着过紧，易引起真菌感染，发生股臀癣。

男性易患痔瘘、肛周感染，轻者迁延难愈，重者剧痛难忍、血流如注引起贫血。肛门是排粪器官，粪内细菌相当多，排便后肛周常易残留粪迹，便后洗浴可冲洗干净。温水洗浴对肛门瘙痒也有止痒防病作用。慢性前列腺炎是男性的常见病，迁延难愈，十分痛苦，坚持用温热水坐浴来配合药疗有时有意想不到的疗效。

坐浴方法可根据个人具体情况而定。一般老少体弱者宜用温热水。用作清洗防病坐浴时间可短些，用作治疗前列腺疾病或痔疮，每次应坐浴15～20分钟，每天1～2次。热水坐浴时当水冷后应加热水，但对感觉迟钝的老年人要避免烫伤。洗浴同时做提肛动作（即有意识收缩肛门），可增强肛门括约肌的功能，加速静脉血回流，对痔和前列腺疾病大有益处。夏天可用冷水坐浴，增强肛部血液循环，同时有提肛、缩肛功效。患有股癣湿疹者忌用热水烫洗。坐浴后应用干而柔软的毛巾擦干，先擦前阴（外生殖器、股上部），后擦臀部，最后擦肛门。坐浴的毛巾要专人专用，并定期用肥皂洗净，在烈日下暴晒或煮沸消毒。毛巾、盆宜放在阴凉通风处。

洗桑拿会丧失生育能力吗

蒸桑拿是一种以"蒸烤"为主的洗澡方法，在一个几平方米的密闭小木屋里，温度最低也有60℃～70℃。这种时髦的洋洗澡法，其魅力在于全身肌肤经受了高温的"煎熬"之后，能获得一种煎熬后的松懈快感。

当男人从那窄得只能侧着身子低着头才能通过的桑拿门进去时，一股灼热的气浪扑面而来，用不了一会儿，全身的毛孔都张开了，高温透过皮肤渗入全身筋骨，这时在阴囊里的睾丸则热得受不了。但是，人体并没有顾及睾丸的痛苦感受，还是一味地"蒸烤"下去，使阴囊调节失灵，阴囊内的温度持续升高，睾丸慢慢地被高温所麻木了。

精子在这样的高温"蒸烤"下更是无处躲藏，那些身体较弱者的精子在高温下很快就病倒了。休息了几天后，一些生病的精子刚有所恢复，如果抵抗不住桑拿的诱惑，再一次钻进了桑拿屋，使更多的精子病倒，甚至死亡。就这样，睾丸内的精子一批又一批在高温的煎熬下死亡，有些精子虽然侥幸生存下来了，但也会因高温的损害而出现严重的残疾，男人就会丧失了繁衍生育的能力。

如果是少年时期，高温带来的后果就更严重了。因为少年时期的睾丸发育尚不完善，长时间的高温环境将阻碍睾丸的正常发育，从而失去生产精子的能力，留下终身不育的遗憾。另外，长时间的高温刺激还会诱发睾丸细胞的突变引发癌症，那后果就不堪设想了。

梳头也是男人的事情吗

梳头，一般人认为是女人的事，殊不知梳头还有健身作用。所以，男人也应常梳头。

人的头部素有"诸阳之首"的美誉。在头部发际附近，循行有督脉和膀胱经、胆经、胃经、三焦经的穴位，如百会、四神聪、头维、上星、风池、翳风、哑门等穴位。中医学认为，如果能以梳子代替银针，对头部穴位和经脉进行具有"针灸"作用的按摩与刺激，将会起到疏通经络，促进周身血液循环，调节神经功能，消除劳累和疲倦，以及清心明目、醒脑提神等多种作用，甚至还会收到意想不到的其他保健效果。

据《针灸甲乙经》《灵枢·热病》《素问·气穴论》等医学文献介绍：如果长期按摩和刺激百合、风池、哑门诸穴，能医治脑卒中、耳鸣、头痛、头晕、项背扭伤、鼻渊、神经衰弱、癫狂、失声聋哑、性功能减退，以及其他疑难杂症，并有延年益寿之效。

由此看来，梳头确实可以起到一种特殊的按摩保健作用。女人梳头是天经地义的事，男人的头也应常梳。有位研究人体健康与长寿的专家说："男子之所以比女人寿命短，就是因为极少梳头之故。"此话细细琢磨自有一番道理。看来，男子也应养成梳头的良好习惯。

拔胡须会惹大麻烦吗

胡须生长是男性特征的表现，是身体发育的正常现象。有的年轻人觉得稀稀落落长出的胡须不好看，总爱用手或镊子将胡须一根一根地拔掉，其实这样做没必要。因为胡须拔掉，毛囊还在，胡须还会再长出来。

胡须是毛发的一种，其下有毛囊、皮脂腺等皮肤附属结构，在皮内毛根末端的毛乳头里含有丰富的神经末梢和血管。因此，拔胡子时人会有疼痛的感觉。由于拔胡子一般只能拔掉毛干、毛根，而拔不掉毛球、毛乳头和毛囊，胡子日后仍然可以再长出来。如果在拔胡子时损伤了皮肤、毛囊或皮脂腺，则附在手上或脸上皮肤表面的细菌就会乘虚而入，引起毛囊炎、皮脂腺炎，形成疖肿或导致嘴唇甚至面部肿胀。

人的鼻唇周围有丰富的血管网，且与颅内血管相互交通，所以这个部位在医学上称为"危险三角区"，如果随意拔胡子，唇周皮肤及其毛囊和皮脂腺发生的细菌感染极容易蔓延到颅腔内的海绵状静脉窦，有可能引起脑膜炎或脓毒败血症，这是十分危险的。此外，即使引起的皮肤感染能够治愈，也有可能因为损伤过重而会在表面遗留瘢痕、硬结或色素沉着，结果是爱美不成反而变得更难看。

为什么男人不宜穿化纤内裤

从不孕不育门诊就诊的病人来看，近半数属男方生殖疾患。精液不液化、少精症、性功能障碍等疾病有逐年上升趋势。

埃及开罗大学医学院沙菲克博士 20 年来一直从事男性不育的研究。他从《纺织品类型对精子生成、妊娠及性活动的影响》的研究中发现，与纯棉内裤相比，化纤内裤、半棉半化纤混纺内裤都会让睾丸温度急剧上升，血液中激素水平也显著不正常。穿着此类内裤 14 个月后，男性精子数量明显减少，性欲也会降低。而在脱去化纤内裤 4 ~ 8 个月后，这些男性的睾丸和精子状况又恢复了正常。可见，内裤成了男性不育的一大凶手。

那么，哪种内裤更适合男性呢？从内裤形状来看，无论年纪大小，宽松的平角裤都是最利于生殖健康的选择。不过，有些男性大腿较粗，为避免平角裤把他们的大腿紧紧束缚住，增加阴部皮肤温度，阻碍血液循环，可以选择较为宽松的三角形内裤。从内裤质地来看，对于出汗多的男性来说，纯棉未必是最好的选择，因为纯棉内裤虽然吸汗，但不容易干，尤其是夏天，阴部黏腻的感觉不仅不舒服，还可能引发阴囊炎，带来瘙痒刺痛的生殖系统疾病。

穿内裤是为了健康，如果有些男人不穿内裤对身体是没有好处的。如果经常不穿内裤，那么睾丸一直悬吊着，容易发生静索静脉曲张。所以，内裤还是要穿的，穿三角形的比较合适，因为三角形内裤比较贴身，但三角形的内裤不容易散热，平角的就好一些，利于散热。

穿牛仔裤为什么会患阴囊湿疹

男人的阴囊外表有很多很厚的皮肤皱褶。阴囊的皮肤很松、很薄，相当敏感，如果常处在高温潮湿、密不透风的环境下，加上走路时双腿摩擦，很容易产生对磨性湿疹，即阴囊湿疹。

阴囊湿疹属过敏反应，也可能与遗传因素、热水烫洗、性情急躁等因素有关，在急性期以丘疹、糜烂、渗出为主，若不及时治疗，常可转成慢性使病程延长。在慢性期以表皮肥厚和苔藓样变为主。各个年龄段都可发病，以青壮年最多。四季均可发病，以夏季发病率最高。本病主要症状是阴囊皮肤瘙痒不止，病程持久，反复发作，久治不愈。患者常因奇痒难忍而搔抓局部皮肤，这样不但不能缓解瘙痒，而且会加重病情，严重者会影响睡眠。由于部位敏感，很多患者讳疾忌医，延误了治疗。

由于阴囊湿疹和其他部位的湿疹一样与过敏有关，所以用于治疗过敏的药物都可以用来治疗阴囊湿疹，如一些抗组胺药，常用的有赛庚啶、氯苯那敏、去氯羟嗪、阿司咪唑等。外用药主要是糖皮质激素类软膏，如曲安西龙软膏、哈西奈德软膏、尤卓尔软膏等。急性期患者主要采取温和、无刺激性的局部治疗，具体用药视病期及皮损情况而定。慢性期的患者在实施局部治疗的同时，应该适当口服药物进行全身治疗，病情特别严重时还需要打针或输液。

养成良好的生活习惯对疾病的预防和治疗也起着至关重要的作用。应该消除过敏源，不要穿化纤的内裤和紧身牛仔裤。忌热水肥皂烫洗及刺激性药物涂擦，忌搔抓皮肤。少食辛辣的食物，多食新鲜的蔬菜和水果。

年轻爸爸为什么要慎穿紧身裤

紧身裤虽好看，但从生殖健康的角度来说是不科学的。因此，在买牛仔裤时应选择稍大、透气性好、棉质的裤子为宜。

阴囊皮肤对外界温度的高低很敏感，无皮下脂肪而有丰富的汗腺，有助于散热。当外界温度低时，刺激平滑肌和提睾肌收缩，使睾丸位置升高，阴囊皮肤就紧缩成密密的皱褶，并回缩至会阴部，防止散热，有助于保温。相反，在外界温度升高时，平滑肌和提睾肌松弛，睾丸下降，阴囊皮肤松弛，增大散热面积，有利于局部散热。此外，精索中的动脉缠绕在成束并行的静脉丛上，血液在两套血管系统中只隔着薄薄的血管壁而反向流动，形成一个逆流交换系统，静脉血不断把来自腹腔内的动脉血热量带走，结果睾丸动脉的血温可比腹主动脉低 $5.2℃$。阴囊就是通过这几种机制来调节阴囊和睾丸内温度的。

可千万别小瞧阴囊的这种本领，它对于人类繁衍子孙后代太重要了。因为温度对睾丸生精过程有很大影响，阴囊内温度比机体内低2℃左右是生精作用的最适宜温度。温度过高，生精过程就会出现障碍，甚至完全停止，同时睾酮的分泌也将减少。上述任何一个环节出了问题都会因影响阴囊温度的调节而造成不育。

有些男青年喜欢穿紧身裤，特别是透气性差、散热不好的化纤类"兜裆裤"包裹着阴囊，让阴囊处于密闭状态，空气不流通，使细菌滋生，引起生殖道的炎症。同时也阻碍阴囊皮肤散热降温，限制血液循环，妨碍精索静脉回流，对精子的产生和营养很不利，长此以往容易造成不育。

夏季男袜什么材料最好

夏季，很多男性上班或见朋友时都不得不把脚捂在密不透风的皮鞋里。选择几双舒适透气的袜子，成了男人们容易忽视却必不可少的需要。

选择男袜，最重要的是袜子的纱线成分。要避免袜子产生异味，其天然纤维含量应在55%以上，天然纤维包括棉、麻和桑蚕丝。其中，以麻的性能最为优异。麻具有天然的抗菌和抑菌功能，吸湿排汗的性能比棉和化纤都要优越，因此给人一种"干爽"和"凉快"的感觉。但含麻55%以上的袜子比较少见。

相比而言，含棉量在55%以上的男袜是一种经济实惠的选择，棉花是柔软而舒适的天然纤维，其吸湿性、透气性和舒适性适中，价格也较便宜。真丝男袜在市场上比较少见，但其优雅的光泽和优异的舒适性构成了高档男袜的特征，唯一美中不足的是真丝不结实、不耐磨。

男人在选择袜子时应避免误区。比如，一般人不选择化纤男袜，其实男袜中如果没有氨纶成分，袜子的弹性和塑形性就不理想。更何况目前出现了一些新化纤品种，吸湿和散湿效果甚至可以优于棉袜。

为什么蚊子青睐胖男人

湿度高的阴雨天气，温度在28℃～30℃是蚊子的活动频繁时间。当天气高温干燥，蚊子就减少，因为高温下蚊子寿命缩短了。白天活动的是白蚊伊蚊，晚上较多的是库蚊和按蚊。这三种蚊子一般飞不高，6楼以上蚊子就会明显减少。

一般来说，黄昏后一小时、天亮前一小时，是蚊子活动最频繁的时候，这时须做好充分的防蚊工作。伊蚊叮咬时，人通常没有感觉，待到有痒感时，它已经"吃饱喝足"飞走了。按蚊狡猾程度不及伊蚊，等人有感觉时，它还未吸到血但已经下口咬了，这时即使打死它，皮肤还是会起疱。最笨的是库蚊，它喜欢在熄灯后出没，咬人前先在皮肤上挑挑拣拣，所以它停上来时，敏感些的人都有感觉，一巴掌拍死，它就毫无行凶的机会。

蚊子咬人受三大因素影响：第一，呼吸道呼出的二氧化碳是蚊子定向的气味源，蚊子凭此找到人，再下口叮咬。第二是热量，胖人更易被蚊子叮咬，深色衣服吸热，也易招引蚊子。第三是排泄物，蚊子爱叮咬毛孔粗糙、出汗多的人，一般男人比女人、青年比老人、健康人比病人更招蚊子，因为这些人皮肤表面的分泌物多。儿童新陈代谢旺盛也是蚊子青睐的对象。

夏天洗澡最好少用香皂。要多吃蔬菜，有一些蔬菜中含有蚊子不喜欢的气味，如含胡萝卜素的蔬菜及大蒜等有辛辣味的蔬菜等，人吃下后，蚊子也会离你远点儿。防蚊虫叮咬宜穿浅色衣服，伊蚊最喜停在黑色衣服上。尽量穿袜子。被叮咬后不能抓，一般10～15分钟后，痒感就能明显消退。

"接而不泄"有害吗

所谓"接而不泄"是指男性性生活时，在将要射精时强行停止不射精，这种情况在中老年男性中颇为多见。养生中有固精强身长寿的观点，许多人为了强身长寿，中年时就惜精如命，认为精不泄即长寿。事实上，这不但毫无科学依据，而且对健康有害。

射精是一种正常的生理过程，可获得性快感和性满足，使男女双方性生活满足和谐，使生活充满乐趣。性反应过程是一种自然过程，"接而不泄"会使性功能发生紊乱。忍精是通过大脑克制的，久而久之可产生性功能障碍。有些人患有"不射精症"，就是因为长期"强忍"所致。

性高潮时射精是必然发生的。如果强行用手捏住使精液不排出，精液往往冲破膀胱内口射入膀胱，形成"逆行射精"。久而久之形成条件反射，使逆行射精经常发生，造成不育。

现代医学研究认为，精液的构成中80%以上是水分，其余为少量蛋白质和前列腺分泌液，一般成人每次射精量在2～5毫升，那种所谓"千滴血一滴精"的说法不符合科学，容易造成人们心理上的恐惧感，加重人们的精神压力，也是造成多种性功能障碍或神经衰弱的根源。

为什么说男性健康从良好饮食开始

男性不像女性那样的注重自己的饮食，很少有男性会注意到自己的饮食是否均衡，吃的东西是不是健康。饮食和健康是息息相关的，特别是与心血管疾病及癌症有关。据统计，2/3成年男性的血胆固醇都过高，胆固醇过高不但会引发心血管疾病、勃起功能障碍，严重的还会导致脑卒中。

男性改善饮食习惯要从年轻时开始。

(1) 减少脂肪摄取，特别是肥肉和油炸物更要禁止，要吃肉的话，多吃瘦肉及白肉类。

(2) 多吃高纤维食物，特别是水果及蔬菜。

(3) 少吃高糖分的食物，如巧克力、甜点、饼干、汽水饮料等。

(4) 减少盐分的摄取。

此外，尽量将自己的体重控制在标准范围内，并且定期检查自己的血压。在买食物的时候，别忘了先看看商标上所标示的脂肪和糖分含量。

食物与人的性功能之间存在着重要的依存关系。中医学和现代医学都认为，通过一定的膳食选择可以达到强精、壮阳和补肾等功效，会对性欲、性反应、性行为产生有利的影响。优质蛋白主要指禽、蛋、鱼、肉类等动物类蛋白及豆类蛋白。蛋白质含有人体活动所需要的多种氨基酸，它们参与包括性器官、生殖细胞在内的人体组织细胞的构成，如精氨酸是精子生成的重要原料，且有提高性功能和消除疲劳的作用。大豆制品、鱼类均含有较多的精氨酸。

从性功能的维护角度看，应适当摄入一定量的脂肪。因为人体内的性激素主要是脂肪中的胆固醇转化而来，长期素食者性激素分泌减少对性功能是不利的。另外脂肪中含有一些精子生成所需的必需脂肪酸，必需脂肪酸缺乏时不仅精子生成受到影响而且引起性欲下降。适量脂肪的食用，还有助于维生素 A、维生素 E 等脂溶性维生素的吸收。肉类、鱼类、蛋类中含有较多的胆固醇，适量的摄入有利于性激素的合成，尤其是动物内脏本身就含有性激素，应有所摄入。

维生素是人体代谢中必不可少的生物活性物质，并与性功能有着密切的关系，应注意从食物中摄取。

有些矿物质对增强性功能、增加性感等有更重要的作用，如锌、锰、钙等。被认为是不利于性功能的食品，如棉籽油、猪脑、羊脑、兔肉、黑木耳、冬瓜、菱角、火麻仁、杏仁等。其影响的环节尚不十分清楚，但中医认为其有伤精气、伤阳道和衰精冷肾等不良作用。

男人不可缺少哪些营养成分

（1）铬：这种维持生命所必需的矿物质可以降低胆固醇含量，增加耐力，还可增长肌肉、减少脂肪。普通男人每天至少需要 50 毫克铬，好动的男人则需要 100 ～ 200 毫克。

（2）锌：人体内有足够的锌才能保证性欲旺盛，性功能和生殖能力健康正常。一块 110 克重的牛瘦肉可提供日需要量的一半，其他含锌丰富的食物有火鸡、海产品、麦片和豆类。

（3）镁：镁摄入量正常可以减少心脏病，降低血压。镁还可以增强生殖能力，它提高了精液中精子的活力。烤白薯、豆类、坚果、燕麦饼、花生酱、全麦粉、绿叶蔬菜和海产品都含有丰富的镁。

（4）纤维素：高纤维素含量的饮食可以减少结肠癌发病率（结肠癌在男人易患的癌症中位居第三），还可以控制糖尿病患者的糖指数，甚至能帮助减肥。每日理想的摄入量是 18 ～ 35 克。含纤维素较多的食物有全麦面包、麦片粥、黑米、草莓、梨，以及各种茎部可食用的蔬菜，如花椰菜和胡萝卜等。

（5）**维生素 A**：维生素 A 具有提高免疫力和抗癌作用，而且对保护视力大有益处。一个男人每天维生素 A 的正常摄入量为 1 000 毫克，而半碗蒸胡萝卜的维生素 A 含量是其 4 倍。其他富含维生素 A 的食物有肝、奶制品、鱼、番茄、杏和甜瓜。

（6）**维生素 B_6**：对增强免疫力有良好的作用，可预防皮肤癌和膀胱癌。维生素 B_6 保护肾脏不患结石症（男性肾结石发病率是女性的 2 倍）。每日只需 2 毫克维生素 B_6——约等于 2 个大香蕉的含量。其他富含维生素 B_6 的食物有鸡肉、鱼、肝、马铃薯、鳄梨和葵花子。

（7）**维生素 C**：维生素 C 增强免疫力，防止癌症发生，减少心脏病和脑卒中，有利于牙龈和牙齿，防止白内障发生，加速伤口愈合，缓解气喘，对治疗不育症也有功效。花椰菜、甜瓜、青椒、柚子都是维生素 C 的好来源。

（8）**维生素 E**：可以降低胆固醇，防止血小板在动脉内集结，提高免疫力，清除体内杂质，防止白内障。富含维生素 E 的食物有杏仁、花生和山核桃。

现代的男性滋补要注意什么

日常生活中，绝大多数男性在营养方面往往只注意降低脂肪、胆固醇和增加蛋白质，却忽视其他营养素的合理摄取。

微量元素锌是全身酶的活性成分，它有助于调整免疫系统，是促进生长的极重要因素。但男性往往忽略锌。据调查，锌达标的男子不到 1/3。锌，可从海产品、瘦肉、粗粮和豆科植物中获得。

缺铁的男性为数不足 1%。大多数男性不必对食物中铁的含量担心。男性比较不能承受铁的超负荷。男性补铁可能会掩盖内出血而出现的缺铁信号。

许多男性想使肌肉发达而多吃蛋白食品。实际上，大多数男性不需额外补充蛋白质。摄入中等量的肉、禽、鱼或豆类食品及低脂乳制品就足够了。

抗氧化剂，特别是维生素 E 能阻止自由基损伤血管壁，从而预防胆固醇堵塞，故有助于对抗心脏病和脑卒中。粗粮、坚果和植物油差不多都含有维生素 E，为了得到比每日定量多的数量就必须补充。

加入维生素 B_6 和叶酸，这两种难以得到的 B 族维生素有助于分解高半胱氨酸，这种氨基酸过多是心脏病的危险因素。维生素 B$_6$ 见于鸡、鱼、粗粮和豆科植物。叶酸则大量存在于绿叶蔬菜、橘汁、豆科植物和强化谷类食物中。

为什么饮食不规律易致男人骨头软

美国爱荷华大学的阿诺德·安徒生博士和他的同事对 380 名饮食不规律的人进行了研究，其中 46% 为男性。研究发现，饮食不规律的男人骨骼密度远低于规律饮食男人的骨骼密度。

研究表明，与女人相比，特别是那些患有易饿症的男人，如果饮食不规律的话，更易出现骨质损伤的情况。研究人员指出，已发生骨质疏松的男人，一般都是饮食不规律惹得祸。这种骨质损伤的情况并不仅仅是普通的饮食不规律的并发症，实际上问题还相当严重。

据估计，有大约 1/6 的男人有饮食不规律的不良习惯。很遗憾，很多男人，甚至包括许多医生对饮食不规律的严重后果都缺乏足够的认识。

治疗由饮食不规律引起的骨质疏松症并没有固定的最佳疗法，但是却可以采取一些手段来帮助恢复骨骼密度。多摄取钙和维生素 D 能促进骨骼增长并且能够增加骨骼的抗击强度。患骨质疏松症的男人应尽量避免在体育活动及其他高强度运动中发生激烈的身体对抗和接触，因为这样极易发生骨折。

研究还发现，饮食不规律男人的雄性激素含量通常较低，这也可能影响骨骼密度。

吃韭菜能补肾壮阳吗

韭菜营养丰富，含有蛋白质、糖类、脂肪、维生素、矿物质及硫化物等，不仅味美，还是治病的一味良药。《本草纲目》中记载：韭菜有补肝、肾，暖腰膝，壮阳固精之效。《图经本草》中记载："菜中此物最温而益人，宜常食之。"韭菜全身可入药。韭菜子能"补肾肝，暖腰膝，治阳痿、淋浊"等，韭黄可疗"胸痹、食积腹痛、吐血、跌打损伤、顽癣"等。韭叶（多捣汁用）

治"噎膈、反胃、痢疾、尿血、痔漏、消渴"等。民间用韭菜治病验方颇多，这里介绍几例以供参考。

(1) 遗精：韭菜子 5 克，粳米 50 克，食盐适量。先将韭菜子用小火炒熟，与淘洗干净的粳米及食盐一同下锅，加水 500 毫升，先用旺火烧开，再转用小火熬煮成稀粥。每日 1 ~ 2 次，温热食用。

(2) 早泄：韭菜 60 克，粳米 100 克，食盐适量。韭菜洗净，切成细末备用。另将淘洗干净的粳米入砂锅，加水 1 000 毫升，用旺火烧开后加入韭菜细末，再转用小火熬煮成稀粥，加入食盐即成。每日 1 次，宜现煮现食。凡阴虚内热、身有疮疡及患有眼疾者不宜服用。

(3) 勃起功能障碍：韭菜 150 克洗净、切段，鲜虾 250 克去壳，加作料炒熟佐膳，与白酒同服。可常服，青年男子体壮阳盛者勿常吃，以免助火燥热。

(4) 腰扭伤：韭菜 60 克，黄酒 60 毫升。韭菜切段，加水适量，水煎后加入黄酒内服。

为什么说男性不可百日无姜

按中医理论，生姜是助阳之品，自古以来中医素有"男子不可百日无姜"之语。姜含有挥发性姜油酮和姜油酚，具有活血、祛寒、除湿、发汗等功能，此外还有健胃止呕、驱腥臭、消水肿之功效。故医家和民谚称"家备小姜，小病不慌"，还有"冬吃萝卜夏吃姜，不劳医生开药方"的说法。

曾有一位手术中发现全身淋巴系统已有癌细胞转移、接受化疗的患者，由于发生条件反射性呕吐，每个化疗周期体重都要减轻 2 ~ 3 千克，健康受到严重损害。

经过采用临床营养支持、调理患者饮食，每天上午接受化疗前不强制病人进食，而让他口含一片薄姜，利用鲜姜止呕和温中散寒的作用。下午四时，趁化疗药物的毒性高潮期已过，分多次、少量进餐，以保证患者获得足够的热能和营养补充。在历时一年的治疗中，患者体重不仅没有下降，反而增加了 10 千克。免疫功能的增强，使得患者的生命又延续了五年之久。在这里生姜的作用功不可没。

应当注意的是腐烂的生姜中含有毒物质黄樟素,对肝脏有损害,所以一旦发现生姜腐烂就千万不能食用。

海产品能吃出"男子气"吗

男性感觉体力不支、精力不济时,常借助补药养生。其实,自然的食物相对于人工合成的药品,其安全性和可靠性都要好。海产品就有很好的滋补功效。

海参有壮阳益气、通肠润燥、止血消炎等功效。经常食用,对肾虚引起的遗尿、性功能减退等颇有益处。海参的食疗有海参粥、海参鸡汤等。鳗鱼能补虚壮阳、除风湿、强筋骨、调节血糖。对性功能减退、糖尿病、虚劳勃起功能障碍、风湿、筋骨软等均有调治之效。海蛇能补肾壮阳,治肾虚勃起功能障碍,并有祛风通络、活血养肤之功效。

海藻类食品的含碘量为食品之冠。碘缺乏不仅会造成神经系统、听觉器官、甲状腺发育的缺陷或畸形,还可导致性功能衰退。因此,要经常食用一些海藻类食物,如海带、裙带菜等。

金枪鱼含有大量肌红蛋白和细胞色素等色素蛋白,其脂肪酸大多为不饱和脂肪酸,具有降低血压、胆固醇及防治心血管病等功能。此外,金枪鱼还能补虚壮阳、除风湿、强筋骨、调节血糖。虾有补肾壮阳的功能,尤以淡水活虾的壮阳益精作用最强。带鱼有壮阳益精、补益五脏之功效,对气血不足、食少乏力、皮肤干燥、勃起功能障碍均有调治作用。

蜂产品对男人健康有何好处

蜂蜜是最传统的、无污染的绿色食品。据说它含有 12 种矿物质、10 种维生素、16 种酸类。有造血、杀菌等多种功能。蜂蜜因花种不同而功能各不相同,如洋槐蜜重在养心补肾;党参蜜偏向补血健肾;枣花蜜养胃补虚、平衡阴阳;金银花蜜则突出在清热方面;桂花蜜俗称蜜中之王,其具有多种调节人体内部环境的功效,且口感纯香;柑橘蜜醒酒利尿。

　　鲜蜂王浆是年轻工蜂咽头腺分泌出来的一种乳白色状物质，酸、甜、涩、辣味一体构成了其独特的质味，是近年最时兴的滋补品。冷冻保鲜的蜂王浆便称为鲜蜂王浆。蜂王浆因来自于大自然植物精华，含有 70 余种营养素，其营养等级要高于人的初乳和常乳，相当于动物的胚胎组织液。它含有大量的抗衰老物质，对各类肝病、糖尿病等多种疾病有一定疗效。

　　蜂花粉具有低脂肪、高蛋白、全营养、纯天然等多种功效，还含人体需要的各种氨基酸、维生素及 80 余种活性酶等。目前纯蜂花粉有数种产品，如茶花花粉、党参花粉、油菜花粉、荞麦花粉等。茶花花粉属美容花粉；党参花粉有很好的滋补性能；油菜花粉因黄酮醇和元花青素含量较高，故对动脉粥样硬化、静脉曲张溃疡有显著疗效，同时能增强毛细血管弹性预防脑卒中等；荞麦花粉含有云香苷类物质，对心血管疾病、促进创伤组织愈合及抗癌都有辅助性的效果。

　　蜂胶又称皮肤健康之宝。蜂胶对皮肤瘙痒症、神经性皮炎、日光性皮炎等有效，能抗菌消炎、改善皮下组织血液循环，还可以治疗牛皮癣等。

男人喝牛奶会精力好吗

　　牛奶营养丰富，每天喝牛奶的人越来越多。据国外医学专家对 3 000 多名男子进行长达 22 年的研究表明，常饮牛奶者不但精力充沛，少患肥胖症、高血压病、骨质疏松症，且患栓塞、脑卒中的可能性远低于不喝牛奶者。

　　研究发现，常喝牛奶的男性易患前列腺癌。美国费城的研究人员通过近 10 年的流行病学调查证实，多食奶制品会增加男性前列腺癌的危险。国内也有研究发现，牛奶摄入量与前列腺癌发病率显著相关，其原因可能是某些品牌的牛奶中雌激素含量较高。令人庆幸的是，水果和蔬菜中一些植物化合物有一定的抗癌作用。番茄红素是一种重要的类胡萝卜素，广泛存在于水果及蔬菜中。番茄、杏、番石榴、西瓜、番木瓜和红葡萄均含有较多的番茄红素，其中尤以番茄中的含量为最高。研究发现，与不吃生番茄的人相比，每周吃 2 ～ 4 次生番茄的人发生前列腺癌的危险性要降低 26%，番茄酱也有这样的作用。直接食用番茄红素也可降低发生前列腺癌的危险。番茄红素的抗氧化性能是天然类胡萝卜素中最强的，它有保护遗传物质脱氧核糖核酸、抑制癌细胞增殖和调节激素状态等作用，其抗前列腺癌作用已被大量研究所证实。

尽管男人喝牛奶精力好，但为了爱护前列腺还得悠着点，别把牛奶当成饮料猛喝。另外，要特别注意营养均衡，不妨每天多吃点番茄。

如何增加"含精量"的食物

精子是繁殖后代的重要媒介，是决定男子生育能力的关键，目前，因精子量太少而造成不育的病人占相当大的比例。男性由于精子量少而引起不育的原因较为复杂，但除已查明属功能障碍的原因外，均可在日常生活中通过饮食来调养。

精子形成的必要成分是精氨酸。精氨酸含量较高的食物有：鳝鱼、泥鳅、鱿鱼、带鱼、鳗鱼、海参、墨鱼、章鱼、蜗牛等，其次是山药、银杏、冻豆腐、豆腐皮。精子量少的男性多食此类富含精氨酸的食物，有利于精子量增加，从而促进生殖功能。

另外，体内缺锌亦可使性欲降低，精子减少。精子量少的男子可先做体内含锌量检查。若因缺锌所致，应多吃含锌量高的食物。据营养学研究报告，每 100 克牡蛎含锌 100 毫克，每 100 克牛肉含锌 4 ~ 8 毫克，同样量的鸡肉则含 3 毫克，鸡蛋含 3 毫克，鸡肝含 2.4 毫克，花生米含 2.9 毫克，猪肉含 2.9 毫克。这些都是补锌的理想食物。

为什么说脂肪酸平衡有利男性健康

很多健康问题都与不均衡的膳食有密切联系。脂肪是人体的三大供能营养素之一，对人体有许多重要的生理作用。脂肪的成分中大于 90% 是脂肪酸，而脂肪酸可分为饱和脂肪酸、单不饱和脂肪酸和多不饱和脂肪酸，其中多不饱和脂肪酸中的亚油酸和亚麻酸为人体必需脂肪酸，也就是人体无法合成而必须从食物中获取的脂肪酸。

食物脂肪酸有几十种，它们有的参与形成人体的组织结构，有的参与代谢过程，有的可以调节人体的生理生化反应，都对人体有一定作用。简单地用"好"和"坏"来评价它们是不科学的。不同食物脂肪酸组成不同，没有一种食物能满足人体全部脂肪酸的需要，因此获得脂肪酸的平衡需要合理的膳食搭配。

对于男性来说，脂肪酸平衡的重要性可以体现在以下几方面。首先，在脂肪酸平衡的基础上保持脂肪摄入，才能精力充沛。脂肪的主要功能是作为能源物质，在体内代谢后可释放大量热能供给人体使用，它能满足成人每日热能需要的20%~50%。另外，脂肪由于能帮助脂溶性维生素的消化吸收，同时脂肪酸参与构成脑组织和身体细胞膜，保证身体各个细胞的功能正常发挥。

膳食脂肪来源很广，有来自烹调油的可见脂肪和包含在动物性食品及坚果中的不可见脂肪，只有在膳食脂肪数量适宜（每人每日25克食用油），脂肪酸平衡、必需脂肪酸齐全及各营养素比例均衡的条件下，才有助于人体处于健康状态。

男人最不健康的生活方式有哪些

据调查，男人最不健康的生活方式有下列这些方面：

(1) **极度缺乏体育锻炼**：越缺少运动，越容易疲劳、患病。

(2) **有病不求医**：由于缺乏专业医生诊治，一些疾病被延误治疗时机，另有一些疾病被自行用药所掩盖。

(3) **缺乏主动体检**：症状不明显并不意味着健康，相当一部分疾病出现症状时已经病入膏肓了。

(4) **不吃早餐**：不吃早餐，习惯于将早餐和午餐合并，会造成营养摄入不均衡。

(5) **与家人缺少交流**：时间和情绪等因素导致男性与家庭成员的沟通减少，使得排遣压力的渠道日渐萎缩。

(6) **长时间处在空调环境中**：过度依赖空调，机体调节能力和抗病能力下降。空调中滋生的病菌也随着空调的老化侵袭健康。

（7）**久坐不动**：不利于血液循环，会引发脊柱、新陈代谢和心血管方面的病症。

（8）**不能保证睡眠时间**：睡眠质量差是神经衰弱的重要诱因。

（9）**面对电脑时间过久**：目前已经出现了被称为"电脑综合征"的不健康症候群体。

（10）**三餐饮食无规律**：这是男性消化系统疾病患病率上升的重要因素。

男人搓腰眼能益肾壮腰吗

腰眼穴位于腰部第三椎棘突左右 3～4 寸的凹陷处。中医学认为，腰眼穴居"带脉"（环绕腰部的经脉）之中，为肾脏所在部位。肾喜温恶寒，常按摩腰眼处，能温煦肾阳、畅达气血。介绍几种按摩方法：

（1）两手对搓发热后，紧按腰眼处稍停片刻，然后用力向下搓到尾闾穴（位于尾骨端与肛门之间）。每次做 50～100 遍，每天早、晚各做 1 次。

（2）两手轻握拳，用拳眼或拳背旋转按摩腰眼处，每次 5 分钟。

（3）两手握拳，轻叩腰眼处，或用手捏抓腰部，每次做 3～5 分钟。

中医学认为，用掌搓腰眼和尾闾穴，不仅可以疏通带脉和强壮腰脊，而且还能起到固精益肾和延年益寿的作用。中年人经常搓腰眼，能防治风寒引起的腰痛症。现代医学研究证明，按摩腰部既可使局部皮肤里丰富的毛细血管网扩张，促进血液循环，加速代谢产物的排出，又可刺激神经末梢，对神经系统的温和刺激有利于病损组织的修复，提高腰肌的耐力。

男人怎样才不累

哭是一种极好的情绪宣泄方式，而且比其他宣泄方式更有益健康。男人没法用哭来宣泄郁积的情感，只好采用喝酒、吸毒等方式麻醉自我，其结果要么是变成一个浑浑噩噩的彻底被麻醉的人，要么借酒浇愁愁更愁，反而陷入更糟的情绪之中。既然郁积的情感是非宣泄不可了，那你不妨把"男儿有泪不轻弹"的规则修正一下，在烦恼的积压下一个人痛痛快快地号哭一场，哭他个痛快淋漓，然后再去做大男人，不也挺好？

随着自我意识的提升，现在的女性已真正支撑半边天，作为男人又何必做那吃力不讨好的事呢？这个规则应该被"大丈夫能屈能伸"替代，适应社会变化，调整自我意识和自我价值观，把爱人真正当成生命中的另一半，共同分担家庭与生活中的压力，男人也许就不那么累了。

多交真正的知音、知己。本来家庭成员、同事朋友都是个人的支持系统，但遗憾的是很多时候这种关系徒有其表，无真正的互动，心烦时不会找他们诉说、求助，这对个人情绪的宣泄，压力的减轻是无益的。只有建立真正的支持系统，才不至于孤立无援。

保持对自己身心状况高度的敏锐与自觉，别忘了身心健康是生活与事业的基础。心理问题有时也像身体疾病一样易积少成多。心理问题积压越多，对个人生活的影响（往往是潜意识的）也越大，处理起来也就更为复杂。

男人如何远离过劳

(1) **赖床**：早晨醒来，应该先花费 5 分钟左右的时间赖床——侧卧并深呼吸、打哈欠、伸懒腰、活动四肢，然后再慢慢坐起、穿衣、下床。如果醒来后立即起身，容易引发心脑血管疾病，甚至造成意外死亡。

(2) **有几种水最好别喝**：装在暖水瓶里几天的开水、反复煮沸的水、水龙头里停用一夜的"死水"、隔夜茶等。

(3) **避免酒后洗澡**：体内储存的葡萄糖在洗澡时会被体力活动消耗掉，因而糖含量大幅度下降，同时酒精抑制肝脏正常活动，阻碍体内葡萄糖储存的恢复，加上洗澡时出汗，容易引起有效循环血容量不足，导致虚脱。

(4) **应常吃的食品**：①蜂蜜。每天早晨空腹吃一勺蜂蜜，能安五脏，止痛消毒，坚持吃一些蜂蜜能防止血管硬化。②大蒜。有很强的杀菌、抗菌作用，有"天然抗生素"的美称。③红枣。营养丰富，含有丰富的糖、维生素、矿物质。④姜。生姜能促进血液循环，帮助消化。⑤花生。含有人体所需多种氨基酸，常吃有助于提高记忆力。

(5) **不要憋大小便**：人在憋尿时全身处于高度紧张状态，胃肠和交感神经会发生暂时性紊乱，血压明显增高。不要憋大便，不及时、规律地排泄大便，大便中的水分就会被吸收。长此下去直肠的膨胀会停止唤起对大便的要求，形成便秘。

跷脚能使身体放松吗

有些人在办公时常常喜欢把两只脚高高地架在办公桌上，目中无人的样子看起来很不顺眼，常受到人们的非议。其实，跷脚虽然行为不美，但是对于身体还是有好处的，这是有一定科学道理的。

当一个人跷起脚之后，脚部和腿部的血液就可回流到心脏肺部，得到充分的氧气交换，使静脉循环活跃起来。这等于直接使他的身体松一口气，使他的精神重新健旺，可提高办事效率。当然，跷脚最好是在工休时或是在家中。

可先平躺在床上休息 5 ～ 10 分钟，不用枕头，将两脚抬高于心脏，这种姿势可以使血液从腿回流，通过肺循环回流到心脏使新鲜血液供应到头脑。这样会使身体和血管松弛一下，对于高血压及解除静脉紧张都是有极大益处的。现在流行的睡椅，多采用了便于跷高脚的设计，如果坐在摇椅上摇摆，又能把脚跷得高过头部，效果会更好。

另外看电视时，把鞋子脱掉，将双脚放在沙发或是椅子上，也不失为一种好的方法。

男人生病的主要原因有哪些

造成男人健康问题的主要原因是紧张、压力和孤独感。因为传统文化对男女自幼有不同的角色期待和训练，使男人只能去表现雄性激素赋予他们的"男子气"。西方一位"男子汉运动"的研究者为男人改变现状提出了以下几条建议。

（1）**男孩要亲近父亲**：因为父亲有着触发和连通"男子气"的情感通道。只有在男孩能够理解父亲、体谅父亲和尊重父亲的情况下，他才算真正长大。

（2）**要懂得性是神圣的**：不要仅仅把性生活视为获得快乐的机会，也要视之为成长与成熟的表现方式。要学会控制自己的性潜力，在性生活中要懂得与对方平等合作，就像跳交谊舞那样，男人的角色是双方达到默契的关键。

(3) **与妻子和睦相处**：夫妻和睦的第一要素是尊重，第二是沟通，这两点都恰恰是男人的弱项，但必须弥补，否则就不可能有成功的婚姻。

(4) **关爱孩子**：不能总把孩子推给妻子照顾，因为女人无法提供孩子全面发展所需的一切要素。必须让孩子吸收"刚、柔"两种养分从而保持人性的平衡，这一点对男孩特别重要。

(5) **学会交男性朋友**：男人与男人之间的相互支持和帮助，对于男子汉生涯是很重要的。

(6) **其他**：在工作中寻找内心感觉。追求精神世界，亲近大自然。

男性秃顶与心脏病有关吗

男子脱发比女子多见，且脑力劳动者多于体力劳动者，脱发有家族倾向。脱发与人体的内分泌功能（主要是雄性激素）、精神神经状态、遗传，以及某些药物有关。男子脱发主要有斑秃和雄激素性脱发两种。有些男性在发育，即开始出现发际发后脱发，进而头发油腻发亮，头皮屑慢慢增多，有时头发干枯无光泽，经常出现奇痒，只要用手抓一抓，头发就会脱落。特别是两侧额角还会发生慢性弥漫性脱发，日久天长，头发越来越稀少，如果不积极治疗，逐渐就会出现头顶光秃，医学上称为雄激素性脱发，亦称"男性型脱发"。

36%的男人谢顶意味着更大的心脏病危险性。男人的发线稍有后退并不表明危险性的增加，但秃了顶的男人就应格外注意自己的血压、胆固醇水平，保持一个健康的生活方式。正像人们不可能改变自己的家族病史一样，人们也不可能改变秃顶的现实。但是，人们却可以修正自己身上的危险因素。研究发现，头顶端脱发脱得越厉害，患心脏病的可能性越大。秃顶而且胆固醇水平高的人比不秃顶的胆固醇高的人，得心脏病的可能性高3倍。

中国男性脱发发病率不断提高，并出现低龄化趋势。60%的男性在25岁前就开始脱发，在30岁前开始脱发的比例近8%。除了遗传因素、社会竞争的压力、精神的持续焦虑和紧张导致脱发患者日益增多外，熬夜、染发、烫发等生活方式也严重损害了头发健康。脱发患者只要及时、科学地综合治疗，脱发是可以控制和恢复的。

年轻爸爸为何更易运动猝死

从运动医学的角度来说，运动猝死是指在运动中或运动后 24 小时内的意外死亡，这其中不包括创伤意外造成的死亡。患者从发病到死亡也就在几十秒、几分钟之内，这是运动猝死最重要的特征。不同的运动项目，不同的运动员或不同的人群，都有可能发生这种运动型的猝死现象。

不仅是专业运动员，普通人也易在运动中发生猝死事件，而且以年轻人居多，男性的死亡率又远远高于女性。只要在运动前做好必要的准备，运动猝死这种现象也是可以有效预防的。

运动猝死的诱发因素往往是运动过程中人的精神高度紧张或过度劳累。一些业余爱好者由于缺乏相关的自我保护知识及完备的体检措施和医生指导，往往发生运动猝死的几率更高。对于运动中猝死的人来说，潜在的心血管疾病可谓头号杀手，而这之中患有冠心病的人则是最危险的，特别在年轻人中，一旦潜藏有这种疾病，那么猝死概率就会很高。

马方综合征是一种常染色体显性遗传性疾病，常引起心血管病变，而这种人外在特征就是显得又高又瘦。一些运动教练在选材时，只注重了这些人外在身高优势，而忽略了这类人内在的运动风险，往往造成意想不到的后果。

在运动过程中，人体新陈代谢加快，血液循环也在加快，呼吸频率也在提高，氧通过呼吸进入人体，并通过血液输送到身体的各个部分。如果供给心脏血液的冠状动脉被阻塞，或者功能失效，血管畸形、细小，都可能造成在剧烈的运动过程中心脏供血不足，心肌缺血而导致死亡。

中年爸爸感冒为什么会引起心脏伤害

扩张型心肌病是一种病因尚未完全明确的原发性心肌病，它可发生于任何年龄，并以中年爸爸居多。专家已证实，它可能与感染、药物、饮酒、遗传等多种因素有关。感染某些病毒特别是肠病毒后，容易破坏人体内的免疫功能，损害心肌组织而发病。因此，如果患过病毒性心肌炎，甚至一次小感冒倘若治疗不及时或不彻底，有可能发展为扩张型心肌病。由于该病早期症状较轻，且病情发展比较缓慢，待到身体出现明显不适去就诊时，大多已出现了心力衰竭、心律失常等并发症，治疗效果比较差。因此，一旦出现不明原因的心慌、胸闷、脉搏加快，尤其在饮酒过多、患了感冒或病毒性心肌炎后上述症状加重时，应该提高警惕，及时到医院就诊。

此外，还要注意休息，不要受凉、劳累和剧烈活动，避免抵抗力下降、心脏负荷增加，而且还需要半个月至1个月复诊1次，根据病情随时调整用药。

中年爸爸血虚如何调养

中医所说的血是人体最宝贵的物质之一，它内养脏腑，外养皮毛筋骨，维持人体各脏腑组织器官的正常功能活动。若血虚不能营养身体，则会面色无华、视力减退、关节活动不灵、四肢麻木、皮肤干燥、发痒、头痛、眩晕、失眠多梦等等，因此应重视补血。

因血虚的人时常精神不振、失眠健忘、注意力不集中，故应振奋精神。当烦闷不安、情绪不佳时，可以听听音乐，欣赏一场幽默的相声或哑剧，这样可使精神振奋。可常食荔枝、松子、黑木耳、菠菜、胡萝卜、猪肉、羊肉、牛肝、羊肝、甲鱼、海参、平鱼等食物，因为这些食物均有补血和养血的作用。

长时间视物会损伤血。中医学认为"肝开窍于目"，眼睛的好坏，依赖于肝之藏血。因此，不可长时间看书、看电脑，以防"久视伤血"。血虚之人，本来血液已不足，若再伤血，就更不足了。"血虚则痛"，痛即疼痛，这是得病时最常见的症状之一。

体育运动能加强气血运行，但由于血虚，这就要求运动量要小，以不感劳累为度。

男人为什么会口臭

一般来说，口臭程度随进食品种而异，与进食数量成正比，与进食时间成反比。首先是蒜葱类，如蒜头、蒜叶、蒜苗、韭菜、大葱、洋葱头等。其次是臭字号食品，如臭冬瓜、臭腐乳等。还有咸鱼、咸蟹、虾酱、蟹糊等"咸货"，食后也有咸腥臭。酗酒后的酒味令人作呕，但醉汉还经常健谈失控，使人大倒胃口。

吸烟者口中烟臭冲人，让人生厌。

肺脓肿、尿毒症等许多重病者会产生口臭，急需医疗，不在此赘述。还有未经治疗的蛀牙、牙周炎和牙垢石、慢性副鼻窦炎、慢性萎缩性鼻炎、重度消化不良和月经不调等，都会使人有不同程度的口臭。口腔卫生习惯不良、习惯性便秘、牙齿缝隙食物残留未及时清除等也会口臭。饮水过少也会口臭。

老年性口臭常为多种原因所致。

口臭者经过自我探索分析，查明根源，应及时治疗。有些原因可自己把握，酌情处理后均能取得较满意的效果。口香糖之类只能掩臭，收效短暂，不能解决根本问题。

男青年为何会乳房发育

男孩在青春期出现乳房发育的现象是正常的，并不是"半男半女"的预兆。男性的睾丸主要产生雄激素，但也会分泌一些雌激素，其含量当然是微乎其微的。

进入青春期后，由于下丘脑、垂体前叶的功能逐渐活跃起来，因此与性激素分泌功能直接有关的促性腺激素释放激素（下丘脑分泌）及促性腺激素（垂体前叶分泌）的含量均有明显的上升，使部分男孩体内雌激素水平也一度上升。

在雌激素的作用下，男孩的乳房也会有一段时期的发育，出现乳房肿胀疼痛。这种情况是暂时的，一般持续半年到一年左右即消失。有 1/3 ～ 2/3

的男孩在发育时会有这种乳房肿胀。

如果乳房发育过度，甚至像女孩一样隆起，或是经过一年多仍未消退，反而有增大的趋势，则可能有内分泌或其他方面的病理情况，这时需到医院的内分泌专科门诊去检查。

中年爸爸如何警惕冠心病发作

冠心病已不是老年人的专利，体重超重、吸烟、缺乏运动、事业繁忙的中年爸爸也要警惕冠心病，应定期到医院做健康检查，做到早预防、早诊断、早治疗。

日常生活中出现下列现象时，应高度警惕冠心病，及时就医：①劳累或紧张时突然出现胸骨后或左胸部疼痛，伴有出汗或疼痛放射到肩、手臂或颈部。②体力活动时有心慌、气短、疲劳和呼吸困难。③饱餐、寒冷、看惊险影片时感心悸、胸痛。④在公共场所或会场中，或上楼、爬山时，比自己以前，特别比别人容易感到胸闷、心悸、呼吸不畅。⑤晚间睡眠枕头低时，感到憋气，需要高枕卧位，熟睡或噩梦过程中突然惊醒，感到心悸、胸闷、呼吸不畅，需要坐起后才好转。⑥性生活时感到心跳、气急、胸闷或胸痛不适等。⑦长期发作的左肩痛，经一般治疗反复不愈。⑧反复出现心律不齐，过速或过缓。

冠心病患者要建立良好的饮食及运动习惯。少吃胆固醇高和辛辣刺激性食物，多吃含维生素 C 多的食物如蔬菜、豆类、豆制品等。炒菜用植物油，少放些盐，口味不宜过重，清淡为好。要少喝酒，不吸烟，烟中的一氧化碳会大大降低血红蛋白的携氧能力，容易造成心肌缺氧。饮酒多可使血压升高，增加心脏负担。

建立良好的运动习惯，参加一定的体力劳动和体育活动，对预防肥胖、锻炼循环系统的功能和调整血脂代谢均有裨益，是预防冠心病的一项积极措施。运动项目包括慢跑、步行、伸展运动、乒乓球、郊游、滑雪等。

保持乐观，精神紧张、情绪波动可诱发心绞痛。应忌暴怒、惊恐、过度思虑及过喜。养成养花、养鱼等良好习惯以怡情养性，调节自己的情绪。

起居有常应早睡早起，避免熬夜工作，临睡前不宜看紧张、恐怖的小说和电视。已患有高血压、糖尿病、高脂血症的要坚持服药加以控制。劳逸结合应避免过重体力劳动，不要劳累过度。

男人如何预防高血压病

高血压病是冠心病最主要的危险因素之一。防治高血压，对预防冠心病，减少冠心病死亡率具有重要意义。

定期测量血压是早期发现症状性高血压的有效方法。对有高血压家族史的男性，从儿童起就应定期检查血压。

许多研究证明，摄盐量与高血压发生率成正相关，终生低钠的人群几乎不发生高血压。世界卫生组织规定，每人每天的食盐摄入量为 3～5 克，这对预防高血压有良好的作用。有高血压家族史的人，最好每天只吃 2～3 克盐。

吸烟可以使血压升高，心跳加快，吸一支烟有时可使血压上升 25 毫米汞柱。尼古丁作用于血管运动中枢，同时还使肾上腺素分泌增加，引起小动脉收缩。长期大量吸烟，可使小动脉持续收缩，久之动脉壁变性、硬化、管腔变窄，形成持久性高血压。

超重给机体带来许多不良反应。胖人高血压的患病率是体重正常者的 2～6 倍，而降低体重则可使血压正常化。有人对中度高血压进行 5～10 年的观察发现，平均体重下降 5%，曾使 2/3 依靠药物降压的病人放弃服药。降低体重还可明显减少降压药剂量。控制高糖、高脂食物，少食多餐，积极参加体育锻炼是减轻体重的方法。

积极参加体育锻炼，放松紧张情绪。缺乏体育锻炼易使脂肪堆积，体重增加，血压升高。体育锻炼还可使紧张的精神放松，慢跑、散步、游泳等均对稳定血压有很大好处。

及时控制临界高血压。当血压在 140～160/90～95 毫米汞柱时，称为临界高血压，临界高血压多无症状，但必须予以重视。对于临界高血压首先应用非药物疗法。除了上面介绍的措施外，还可用理疗、针灸等，多可收到良好效果。

男人如何预防糖尿病

糖尿病主要是两个方面的因素造成的，一个是遗传造成的，另一个是环境造成的。如果是有糖尿病家族史，有高血压家族史的人，要特别注意别长得太胖。

糖尿病的预防分为三级：一级预防是对高危人群进行选择性干预，最大限度地降低危险因子的危害程度，防止发生糖耐量降低，降低糖尿病的发生率。二级预防是指预防糖耐量减低者发展为糖尿病患者。三级预防是要尽可能对糖尿病早发现，早治疗，预防并发症的发生和发展，提高糖尿病病人的生活质量。根据上述,搞好群众性的糖尿病防治，一、二级预防才是明智之举。具体应做到：

(1) 改变不良的饮食习惯，合理调整饮食结构，控制蛋白质、脂肪、糖分的摄入。有些人担心多吃脂肪会引起高血压、动脉硬化，而相应地增加碳水化合物的摄入，这恰恰为糖尿病的发生提供了条件。

(2) 要增加活动量。运动能提高内分泌系统功能，增强机体的抗病能力，抑制肥胖，减轻体重，改善脂肪代谢，促进葡萄糖的氧化和转运。

(3) 要保持精神愉快，心情舒畅,遇到不舒心的事要冷静对待，妥善处置，切忌情绪急躁、烦恼不安。

(4) 要定期检查身体，进行血糖、尿糖检测，发现糖耐量减低时更应积极加强预防。

(5) 一旦发生糖尿病后，应在医生的指导下纠正不合理的生活方式，并采用有效药物积极进行正规治疗。

男人如何预防高脂血症

男人应当重视高脂血症的诊断和防治。特别是有以下情况者更应当定期接受血脂的检查：已有冠心病、脑血管病或动脉粥样硬化病者，有高血压、糖尿病、肥胖、吸烟者，有冠心病、动脉粥样硬化家族史者，特别是直系亲属中有早发病例或因之早病死者，有黄色瘤或黄疣者，有家族性高血脂者，40岁以上男性。

对于血脂过高者，目前没有特效的办法，一般提倡综合治疗，包括饮食和生活方式的调整。

(1) 合理饮食：高血脂与饮食有密切的关系。高血脂的病人应多吃新鲜蔬菜和水果，因为这些食物富含多种维生素和微量元素，可以降低血脂。炒菜时最好用植物油，如豆油、花生油、菜子油等。饮食中要包括动物蛋白（如鱼、家禽、牛羊肉和猪瘦肉等）和植物蛋白（如豆类和豆制品）。多吃一些含碘食品如海带、紫菜。喝牛奶时最好将奶皮去掉。另外，高血脂的病人还要减少饮酒和戒饮烈性酒，少吃糖、盐，少吃或不吃胆固醇高的食物如动物内脏、肥肉、蛋黄等，多吃一些能降低血脂的食物。总之，高脂血症病人要通过饮食调节保持合适的体重，降低过高的血脂，并戒除不健康的饮食习惯。

(2) 生活方式的调整：包括运动锻炼和戒烟等。高血脂病人多为年老体弱者，锻炼一般以散步、打太极拳、短距离慢跑为宜，应量力而行，并持之以恒。

(3) 服用降血脂药物：目前降低血脂的药物很多，常用的西药有烟酸、非诺贝特、吉非贝齐、辛伐他汀、诺衡胶囊等，中药有多烯康、月见草、绞股蓝等。

为什么健康的生活方式可防范脂肪肝

当储积量超过肝重量5%以上或在组织学上有5%以上肝细胞脂肪化时，便可称为脂肪肝。脂肪肝不是一种独立的疾病，按病因不同可分为六种，最常见者应属营养失衡性脂肪肝。营养过量与不足均可导致脂肪肝，约半数肥胖者可发生脂肪肝。

体内脂肪的储积与体重成正比，随着生活水平的提高，肥胖人数的增多，患此类脂肪肝者也明显增加。

酗酒是发生酒精性脂肪肝的重要原因，这与酒精对肝细胞的毒性作用有关，慢性酒精性脂肪肝患者外表虽很肥胖，但其贫血、舌炎、外周神经炎、神经系统症状都不同程度地存在。

在糖尿病患者中，尤其是肥胖型糖尿病并发脂肪肝者可高达50%～80%，因而积极治疗糖尿病也是预防脂肪肝发生的最重要环节。

虽然轻度脂肪肝可无任何症状，中度或重度可致肝大、疼痛或压痛，但因其引起的肝脏病理变化却不容乐观。肝活检显示脂肪变性，门脉区周围纤维组织增生，胆汁淤积量均有不同程度的存在，同时可有血清碱性磷酸酶增高、转氨酶升高。重症脂肪肝还可出现轻度高胆红素血症，胆红素尿及尿胆原增高、白蛋白与球蛋白的比例倒置，凝血酶原时间延长。

选择健康的生活方式，控制饮食和体重，不酗酒，多参加体育锻炼是预防和治疗脂肪肝的最好方法。

男人如何预防痛风

痛风和糖尿病一样，也是一种慢性代谢紊乱疾病，它的主要特点是由于从饮食中摄取了大量含嘌呤较多的食物，导致体内嘌呤代谢紊乱，或者体内尿酸生成过多却不能排出体外或来不及排出体外，使得血中尿酸增多。当血中尿酸升高至一定程度后，尿酸可在组织内尤其是关节及肾脏中沉积，形成痛风石。痛风也是终生性疾病，目前尚无法根治，所以预防尤其重要。

高嘌呤食物如动物内脏、骨髓、沙丁鱼、凤尾鱼、蚝、蛤、蟹、浓肉汤及蕈藻类等可诱发痛风急性发作。应禁用含中等量嘌呤的食物，如虾、肉类、干豆类、菠菜、蘑菇、芦笋。低嘌呤食物如牛奶、鸡蛋、水果、植物油、蔬菜等应作为首选，但嘌呤摄入量也应控制在 150 克／日之内。

蛋白质可控制在 40～65 克／日，以植物蛋白为主，动物蛋白可选用牛奶、鸡蛋，尽量不吃肉类、禽类、鱼类等。脂肪可减少尿酸的正常排泄，故应控制在 50 克／日。

钠盐有促使尿酸沉淀的作用，加之痛风患者多合并有高血压病、冠心病及肾病变，所以痛风患者每日钠盐摄入量不得超过 6 克。

乙醇代谢使血乳酸浓度增高，乳酸可抑制肾脏对尿酸的排泄作用，如果血液中乳酸水平较长期持续高于 200 毫克／升，则肾对尿酸的排泄量明显减少。啤酒中嘌呤含量很高，因此必须严格戒酒，以防痛风发作。

忌服利尿药、阿司匹林、免疫抑制药等降低尿酸排泄的药物，以免加重高尿酸血症，引起痛风发作，加快痛风结节的形成。

肥胖不仅加重高脂血症、高血压病、冠心病及糖尿病等，而且可使血尿酸升高。因此，体胖者要多动、少吃，每日热量摄入较正常人减少10%～15%，以降低体重。

男人如何预防脑卒中

(1)有效的控制血压，高血压是发生脑卒中最为明显的因素。

(2)预防和治疗其他相关疾病，如冠心病、风心病、糖尿病、高脂血症。

(3)控制并减少短暂性脑缺血发作。

(4)消除脑卒中的诱发因素，适应自然环境变化，注意夏季饮水和冬季保暖。

(5)杜绝不良习惯，尤其要戒除烟、酒。

(6)控制体重，保持良好的饮食习惯。提倡高蛋白、低脂、低盐、低糖及富含纤维素、钙质和维生素的饮食。

(7)坚持适当运动锻炼，像高血压、冠心病、糖尿病、高脂血症这些脑卒中的相关疾患，都可以在药物治疗的同时通过适宜的运动得到更好的改善。

(8)保持大便通畅。排便用力过猛是中老年男性发生脑卒中的重要诱因。

(9)善于充实和调剂精神生活，保持心境平稳，避免紧张、激动及各种不良情绪。

(10)出现脑卒中的先兆征象时，就应采取治疗措施，避免脑卒中发生。

(11)老年男性洗澡时水温要适宜，洗浴时间不要过长，最好身边放一只小凳，以防跌倒。如果患有严重高血压病，洗澡时最好有人陪伴。

(12)避免过度劳累及用力，保证睡眠时间。

(13)不要长时间地看电视。

(14)家庭或朋友聚会的时候，要注意避免劳累，防止乐极生悲。

为什么男性每天多餐易患结肠癌

研究认为，男性每天多餐会增加患结肠癌的危险，但在女性中不存在这种现象，而且出现这种情况的原因也不清楚。美国北卡罗来纳州立大学的研究人员对 643 名结肠癌患者和 1 048 名健康对照者进行了调查，受试者被要求填写调查问卷，了解其前一年平均每天吃几顿饭。受试者的平均年龄为 65 岁。研究人员在对年龄、性别、结肠癌家族史、咖啡因摄入情况、体重和每天总的热能摄入水平等影响因素进行对比之后发现，那些每天进食次数超过四次的男性患结肠癌的危险是进食次数少于三次者的 2.3 倍。但在女性中并未发现这种现象。

研究人员推测，男性与女性之间之所以存在上述差异可能是因为胆汁酸代谢过程的性别差异造成的。一般认为，胆汁酸的分泌和代谢在结肠癌的发生过程中起着十分重要的作用，而性别对胆汁酸的活性存在某种影响。

尽管该研究的结果很有意义，但研究人员也承认，大多数男性进食习惯的建立是终生形成的，很难改变。如果将每天热量的摄入限制在两餐中，就意味着每餐中进食量增加，进食后胰岛素水平上升，会导致血胆固醇水平的增加。所以，减少进餐次数对降低患癌症危险的作用可以被心血管疾病发病危险的增加所抵消。

为什么患膀胱结石男性要多加小心

据统计，男女罹患膀胱结石的比例是 9:1，因为男性尿道比女性的长，又有前列腺的问题，容易造成膀胱出口狭窄而致尿流不畅。因此，适度运动和多喝水，是预防膀胱结石的保健之道。膀胱结石患者的临床表现包括血尿、尿频、夜尿、排尿痛、尿路感染、急性尿潴留等。

一般来说，膀胱结石的高危险人群，在临床上较常见的是发生在前列腺肥大的病人，但很多前列腺肥大患者有膀胱结石而不知道。另外，长期卧床如脑卒中或脊髓损伤的病人也极易患有膀胱结石。

在临床治疗上有两种方法，即内窥镜碎石和传统的膀胱开刀取石法。一般视石头的大小决定治疗的方式。如果有膀胱结石的问题迟迟不做处理，长期下来，可能会影响膀胱及肾脏的功能。在治疗上，医师均会探寻发病的原因，给予适当的治疗，而不是只治标的处理掉结石的问题。除非是长期卧床的患者，否则只要多喝开水（每日 3 000 毫升、尿量维持在 2 000 ~ 2 500 毫升）、搭配适当的运动，即可减少结晶的沉淀，避免复发。

为什么男性腹胖型危害更甚

肥胖症会继发心血管和不少代谢障碍性疾病，对老年人尤为不利。在西方，腰围与身高的比值大，即腰腹部突出的人，受到的健康危害比其他类型可能大一些，但在我国的情况又是怎样的呢？

北京某医院对 1 200 多名 50 岁以上的离休干部中的 354 例男性肥胖症作了分型。腰身比（即腰围与身高的比值）超过 0.60 者定为"腹胖型"，小于此值者为"非腹胖型"。在心血管和脂肪代谢等几种主要的内科多发病的检出率上，"腹胖型"都高于"非腹胖型"，更普遍高于正常体重者。例如："非腹胖型"肥胖者中的高血压危险者为正常体重者的 2.2 倍，而"腹胖型"则为 3.9 倍。冠心病分别为 1.3 和 24.5 倍。由此可见一斑。

不仅如此，通过对"腹胖型"的深入分析还发现，此型与肥胖度的密切关系。并且这一组干部都是从 50 岁以后猛然增加"腹胖型"的比例，直到 60 岁以后还有所增长。由此推之，干部在离休后可能有一个继续增胖的危险趋势。

三、准爸爸的健康要求

为什么说性生活是美满家庭的必需因素

男女双方组成家庭，开始了生活中新的一页。性生活在家庭生活中是相当重要的内容，也是家庭生活中不可缺少的部分。健康和谐的性生活会使家庭生活幸福美满，而不正常的性生活会给家庭生活带来困惑，蒙上阴影，给男女双方带来不幸。

在人们印象中，性生活一直是神秘的内容，加上一些非正常途径的传闻，更给性生活增添了复杂的色彩。其实，只要正确认识性及性生活，就能使男女双方性生活过得充实幸福。性生活既不复杂也不神秘，随着科学文化知识的普及和提高，性生活的神秘面纱也会被逐渐揭开。

性生活是建立家庭的男女必然发生的家庭生活的内容。男女双方在共同生活中都有权提出对性生活的要求，无论男女谁主动、谁强烈，都无可厚非，男女双方都要有充分的理解和体谅，要尽可能满足对方的要求。性爱是情爱的最高峰，或者说是情爱的延续，夫妇之间不论谁提出性生活的要求，只能认为是一方对另一方更深的爱，这里丝毫看不到有什么不对的地方，更不能认为性欲强的一方就是低级趣味或下流。男女之情很难用什么尺度来衡量，但男女双方会在性生活中体会对方无限的爱意。

性生活要求男女双方彼此尊重，不可有任何鲁莽粗暴，也不要敷衍屈从，更不要以过不过性生活作为要挟对方的手段或谈判的条件，这些都会在感情和信任上伤及对方。不少性功能障碍、家庭不和睦，都是由于性生活不协调而引起的。

性生活的和谐不是一次两次或一朝一夕就能解决的。性生活的完善依靠男女双方互相培养感情，了解对方的需求，有诚心有耐心的培养。男女双方可以"无话不说"，认真坦诚地说明自己的体会，而且提出对对方的要求，这样才能真正过好性生活。

性生活中出现不和谐、不协调，要正确处理。首先不可急躁，不能互相埋怨，应当加强合作，认真分析原因。有必要时请教书本或医师，解决性生活的障碍。

一个高尚有道德的人自然也有高尚的性道德，这是个人修养中重要的内容，也是家庭稳固的重要因素。性生活是人生活中的一部分，而绝非全部。不要把性生活当作人生中最高价值的部分，如果是这样必定沉溺酒色，毁了自己的前程。有理想、有抱负的人应当正确对待性生活。

男子的性兴奋过程是怎样的

男性在性交过程中有 4 个阶段。

（1）**兴奋期**：在性刺激作用下，男性开始了性冲动。进入兴奋期的第一个表现是阴茎勃起。男性阴茎在正常状态下长 6 ～ 11 厘米，勃起时达到 15 ～ 18 厘米。男性阴茎勃起有两种情况，一种产生于大脑的性欲中心，另一种是对阴茎本身的刺激。勃起信息从勃起神经处沿神经传递，传达到进入阴茎体的动脉，输送大量血液进入阴茎动脉及阴茎海绵体组织，使阴茎膨胀。此时期睾丸收缩靠近身体。有些男性的乳头会自行勃起，心跳和呼吸加快。

（2）**持续期**：也叫静止期。此时男性的性兴奋增加，全身各系统都在高度紧张之中。呼吸加深加快，心跳每分钟 100 ～ 175 次，换气过度，血压升高。脸和胸部皮肤充血，全身肌肉收缩。生殖器充血更明显，阴茎变得更坚挺，阴茎头直径增粗，龟头颜色变深。睾丸位置不断提升。尿道口可能有少量分泌物溢出，性快感和舒适感异常强烈。此时睾丸的大小将增加 50%，这样会有力地协助射精。这个时期是男性准备向女性射精的时期。

（3）**高潮期**：男性勃起的阴茎发生剧烈收缩，一般是 5 ～ 10 次，也有少至 3 次者。对于阴茎的收缩，最初几次男性有明显感觉，稍后的收缩，男性的感觉就不十分清晰了。伴随肌肉收缩发生射精。如果阴茎在阴道内，精液就会被射到阴道深处。射精的速度快慢、射程的远近，都与年龄和性交次数有关。男性射精及射精前的瞬间是性高潮时期，有明显的性欲满足的快感，达到无以复加、难以形容的地步。

(4) 消散期：阴茎膨胀消退，勃起消失，全身肌肉紧张消退，睾丸体积缩小并降入阴囊通常的位置。

男性在消退期后必须有一定时期的松弛阶段才能进行第二次勃起，才能有第二次性高潮。这个松弛阶段叫"不应期"，可能有几小时。

一般情况下，男性的性高潮来得快，随着性欲的产生，阴茎在短时间内就能勃起。而且在性交过程中男性也较快进入性高潮。射精之后，男性性欲的消退也比女性快。

性和谐的标志是什么

夫妻性和谐是彼此加深感情的纽带，有良好性生活的夫妻很少出现家庭危机。因此，越来越多的人开始重视性和谐。夫妻性和谐最主要的标志是双方对性生活有同样的兴趣，都以性生活作为彼此相爱的表现和表达方式。

夫妻性和谐要求双方感情真挚融洽，互相都有强烈的爱慕之心。在情爱的高峰上产生性爱。双方在心理状态平和的气氛下进行性生活，才能使性生活和谐。

男女在性生活中要互相体谅、互相尊重，绝不能强迫与勉强。如果有一方勉强对方或对对方粗暴无礼，伤害了对方自尊心，恐怕难以达到和谐的性生活。

同时也要强调性生活中的互相照顾。男女之间性生活的全部内容，包括性生活准备阶段使用的方法、达到高潮时男女的表现、性交的姿势等皆属于个人隐私，外人无权过问与干预。所以，当事的男女双方也不必紧张和害羞。在性交过程中，不存在低级下流或流氓动作的问题，爱得越深，可能越随心所欲，以什么方式达到爱的目的也是无可非议的事。两个人的事不外传，不必顾及"影响"。不要有紧张的心理，是性生活和谐的重要因素。

在性生活中，要重视消退阶段。男性性欲的启动要比女性快，男方不管女方，只顾自己射精得到满足，会使女方性欲压抑，难以抒发；同样，性交结束后，男方疲倦而入睡，女方性欲尚未消退，还在等待男方的爱抚，这也会令女方感到失望。长此下去，女方会对性生活失去兴趣，即使与男方有性交，也是敷衍了事，无法和谐。

男女双方对性生活的见解、要求要尽可能取得一致，最好经常相互交流，彼此能达到协调，互相照顾，取得较满意的和谐程度。最重要的一步是男方应适当延长持续期，男女同步进入高潮期。如果双方不同时进入高潮，则可以使女方先进入高潮，女性有在短期内出现数次高潮的可能，男方在其后刺激女方有新高潮出现时，同时进入高潮。

应当说明，并非每次性生活男女双方都有高潮，一般认为，70%～80%能达到高潮就是比较好的。夫妻性生活使双方感到幸福、愉快、温馨，可算是性生活和谐的标志。

如何讲究性生活卫生

已婚夫妇在性生活中要十分注意性生活的卫生，这样才能保证夫妻双方的身心健康。

讲究个人卫生，每次性生活之前都要先洗漱，包括刷牙、漱口、洗脸、洗身、洗脚等，最好洗澡，去除全身的汗味，使男女双方都感到清爽愉快，刺激性欲，增加感情。应当注意保持性器官清洁，不论男女都要养成每天晚间睡前清洗会阴的习惯。每次性交之前，女方的阴蒂、大小阴唇之间、乳头乳晕；男性的龟头、冠状沟、包皮下方的分泌物、积垢，都要及时清洗。性交后也应清洗干净。不及时清洗会引起局部感染。清洗时不要用刺激性强的肥皂。阴道有自洁能力，不必清洗阴道里面。

新婚夫妇对性生活兴趣极浓，要注意控制性交次数。性生活时呼吸急促，心跳加快，血压上升，肌肉紧张，消耗一定体力。如果性生活过频会影响身体健康。健康青年男女，婚后初期每周3～4次较为适宜；以后每周1～2次为宜。每个人的身体情况不同，性交次数也不一样，一般以性交后心身愉快、精力充沛，无不适感及疲倦无力、腰背酸痛、嗜睡、头晕等感觉，不影响第二天正常工作为标准。有些人对性生活有顾虑，害怕性生活影响身体健康，因而抑制射精或减少性生活次数，时间久了会引起性功能减退、性神经衰弱或勃起功能障碍。

月经期内不应性交。如果在经期性交，很可能引起细菌感染，引起子宫内膜炎或盆腔炎，甚至终生不育。经期性交还会刺激子宫充血，增加经期出血量，加重月经周期不适感。

患病期间要节制性生活，以减少体力的消耗。患生殖器官炎症、尿路感染或传染病时，夫妇应暂时分居。患心脏病、高血压时，要注意节制性生活，避免发生意外。患肺结核时常会性欲增强，如有所节制可早日康复。

孕妇在妊娠头 3 个月和最后 2 个月、产褥期内（生育后 6 ~ 8 周）禁止性生活，防止早产和产后感染。放节育环后 2 周内禁止性生活。

影响性生活的因素有哪些

夫妻性生活不和谐，主要原因有以下几方面。

(1) **夫妻对性生活的认识不统一**：过去的传统观念占统治地位，把性生活看成是低级趣味，因此根本不交谈、不学习性知识。许多有一定文化知识的夫妇，在性知识方面却停留在"性盲"或"扫盲班"的水平，这种封建道德的"假道学"意识破坏了性生活的乐趣。

(2) **对性生活、性知识的了解贫乏**：对性生活陷于愚昧状态，根本不懂得如何在性生活中享受和得到满足。

(3) **夫妻在性生活中不能协调与合作**：男方常有大丈夫思想，在性生活中占主动地位，完全不尊重妻子的意愿；而女方又处于被动屈从的地位，性生活只为满足男方的要求。这样男女双方都毫无激情，性生活当然不会有什么幸福。有时女方不能满足男方的性要求，男方就会施以暴行，这种做法对女方伤害严重，造成女方情感的离异甚至背叛。

(4) **未能运用性生活的规律及知识**：一般认为性生活的动情阶段需要双方拥抱、接吻、抚摸、谈话等方式激起性欲；持续阶段再开始性交；第三阶段是性高潮及性快感，然后是消退阶段，男女双方再度亲吻、拥抱、抚摸，结束性生活。这样做的目的是使双方能同时发展性欲的水平直到达到高潮，否则会使女方心理上感到很大的不满。

　　（5）夫妻双方中有一方患有疾病：如男方有早泄或勃起功能障碍，女方有性冷淡或性厌恶，无法提高性生活水平，或根本无法有性生活。

　　（6）心理障碍：据统计，性功能障碍中80%是心理性原因，只有20%真有器质性疾病。因此，解决心理障碍可能是提高性生活的关键，人类的性行为本质上是一种心理现象，也就是说，人类性行为与社会环境有密切关系。在目前普及性知识、开展性教育中，人们都可以自觉接受性教育，汲取必要的性知识，达到满意的性生活。

什么是性交不适和性交疼痛

　　女性在性交过程出现会阴部剧烈疼痛或小腹疼痛，或在性交后发生会阴部疼痛。性交不适和性交疼痛可以是短时间的，也可以持续几小时，甚至持续几天。如果经常出现性交疼痛，肯定会使夫妻双方十分痛苦，干扰夫妻性生活。

　　性交不适和性交疼痛可以发生在新婚第一次性交时，称为原发性性交痛；婚后一段时间出现的性交疼痛为继发性性交疼痛；还有部分女性更年期才有性交疼痛。发生在阴道入口、阴唇部位的性交疼痛为浅表性性交疼痛；发生在阴道壁的为阴道性性交疼痛；发生在盆腔的疼痛为深部性交疼痛。此外，还可能因为精神作用引起性交疼痛和因局部器官疾病引起的器质性性交疼痛。

　　性交疼痛以精神因素者多见，主要是夫妻感情不和，性生活勉强，以致性交时阴道缺乏分泌物润滑。第一次性交时感到疼痛，从心理上产生畏惧，致以后性交时精神反射性疼痛。

　　器质性疾病引起性交疼痛主要是阴道炎症、盆腔炎症及外阴部先天发育畸形，这些疾病都影响正常性交。

　　老年性阴道萎缩，缺乏分泌物；使用避孕药械引起过敏；性交体位不当，过度刺激阴道壁，都会引起性交不适或性交疼痛。

有一种错误的认识，以为性交不适和性交疼痛的主要原因是夫妻双方的性器官比例悬殊。例如，男性阴茎过大而女性阴道过短。实际上女性阴道有许多皱褶，而且阴道壁有一定弹性，在阴茎进入后会有较充分的伸展余地，因此不会因此而有性交不适和性交疼痛。

防治性交不适和性交疼痛，最主要的是要夫妻双方进行必要的性知识教育。夫妻双方应到医院进行必要的检查，治疗器质性疾病或先天性疾病。

夫妻在性生活中要掌握性生活的要领，男性在性生活开始前多给女方以爱抚，使女方精神放松，激起女方性欲，使阴道有足够的分泌物。性生活中，男方应注意不要过于用力，随时询问女方感觉，解除女方精神上的压力，才会缓解性交不适及性交疼痛。

男方精液质量与孕育有什么关系

除了母体疾病对胎儿的发育有着重要的影响之外，父亲精子的质量也影响到受精卵的发育，甚至胎儿的成长。

一般人常常只注意了女性在孕育后代中的作用，因为卵子的受精及发育成长都是在母体中进行，故认为母亲的责任重大。殊不知，男子的作用，特别是精子的质与量，对于孕育后代的影响也同样重要。

受精的完成，除了卵细胞之外，精子的数量、质量、活动度都起着重要的作用，其中精子的质量尤为重要。男方的身体素质、生殖器官的健康和功能状况及某些外界环境因素，都影响着精子的质与量。

男方每次排的精液量少于 1 毫升，精子数少于 2 000 万个，精子畸形率超过 20%，精子死亡率超过 50%，精子活动力低于 60%，精液半小时内不液化等等，都可引起不孕。

在临床上常常碰到一些不孕症的患者，女方经治疗后问题已基本解决，但还是难以成孕，结果往往是男方的精液有问题。

一些体内与体外的因素，可以造成精子生成方面的缺陷，以致男方发生不育，或者引起后代的缺陷。

临床上至少有 85% 的男性不育患者是属于精子本身的缺陷问题。其主要原因有：①先天性因素，如睾丸发育障碍或成熟不完全，以及染色体异常等。②内分泌疾病，如脑垂体、肾上腺、甲状腺的疾病引起睾丸生精功能障碍。③感染因素，常见的是患腮腺炎引起的睾丸炎。④放射线的照射。⑤温热的影响，如高温职业及穿紧身裤，使睾丸压向腹股沟管而增加睾丸温度，致睾丸生精功能减退。⑥化学物质中毒及抑制生精药物的应用，如白消安、呋喃类药物及长期大量服用睾丸素、雌激素、孕激素。⑦长期慢性疾病和营养缺乏。⑧睾丸损伤等引起的免疫性突发性少精症。⑨精索静脉曲张引起的少精症。

有实验证明，服用镇静药有致雄性动物精子畸形作用，影响后代健康。因此，怀孕前，在想要宝宝的性生活前，要想到男方服药有使后代发生先天性缺陷的可能。有学者认为，某些化学制剂可损害精细胞的产生与成熟，影响男性精液的质量，且药物及其分解产物对精子的输送也不利。此外，男子处于慢性疾病状况，营养不良，缺乏维生素 A 及钙、磷等，严重的烟酒嗜好，苯、铅、砷中毒，也都会影响精子的质量。

因此，为了下一代的健康，男方应该避免在上述不利条件下受孕。要提高身体素质，戒除烟酒嗜好，谨慎服用药物，从而创造出一个适宜的受孕条件，以保证孕育出一个健壮的宝宝。

男人如何保护自己的生育能力

有些男子的精子数量和质量不合格，如精子数量少，畸形率增高，活动率低下，影响生育或造成畸形，这和环境条件有一定的关系。精子的发生、发育、成熟到输送等诸多环节都需要有一个适宜的内部和外部环境。环境中的各种污染物、环境温度都与精子成长息息相关。因此，在生活和工作中避免接触有害的环境因素对男性生育关系重大。男性应如何防护自己的生育能力呢？

（1）**避免接触有害物质**：环境中的有害物质包括工业三废及超过卫生标准的镉、铅、铜等金属元素，以及农药、烷化物、油漆等均对男性的生殖功能造成损害。

（2）**避免暴露在高温环境中**：阴囊温度比体温要低 1℃ ~ 2℃。温度过高就会产生不正常的精子，并且使精子活动力下降，长此下去会影响睾丸正常的生殖功能，已婚青年可因此而引起不育症。

（3）**尽量少接触电磁辐射**：X 射线和 γ 射线是最早被确认能使睾丸生精功能受损的射线，少量的照射可使精子数量降低。近年来发现，无线电波、微波、红外线、紫外线、超声波、激光均能影响男性的生精功能，原因是这些射线有致热效应。

（4）**注意某些食物和药物**：如棉籽油中的棉酚有杀死精子的作用，雷公藤等药物会影响生精细胞产生精子，导致无精子症。

（5）**避免不良的气候环境**：人在气候寒冷、高原缺氧或有毒物的环境中，由于机体不适应，内分泌的功能必然受到影响，这些就使男性的精子发育受到不良影响，使精液内精子数量减少、质量下降。

男人如何为高质量受孕创造佳境

女子进入性成熟期后，每个月经周期一般只有一个卵泡发育成熟排出卵子，排卵通常发生在 2 次月经中间，确切地说是在下次月经来潮前的 14 天左右。精子进入卵子，两性原核融合形成一个新细胞的过程称为受精，新的细胞称为受精卵，又称孕卵，是一个新生命的开始。一次射精有数亿精子，但能到达输卵管壶腹部的一般不超过 200 个。在众多精子中，只有一个精子最幸运能与等待在输卵管内的卵子结合完成受精，形成受精卵，将来成长为胎儿。

受孕是一个复杂的生理过程，必须具备下列条件：卵巢排出正常的卵子，精液中含有正常活动的精子，卵子和精子能够在输卵管内相遇并结合成为受精卵，受精卵能被输送到子宫腔中，子宫内膜发育必须适合孕卵着床，这些条件只要有一个不正常，便会阻碍怀孕。卵子从卵巢排出后 15 ～ 18 个小时受精最好，如果 24 小时之内未受精则开始变性，失去受精能力。精子一般在女性生殖道中可存活 3 ～ 5 天，这段时间内具有受精能力。所以在排卵前 2 ～ 3 天或排卵后 24 小时之内，也就是下次月经前的 12 ～ 19 天性交，受孕的机会最高。

负有孕育使命的性生活，其性欲高潮与后代的智商息息相关。所以，恩爱夫妻生下来的宝宝健康、漂亮、聪明的说法是相当有道理的。女性在达到性高潮时，血液中氨基酸和糖分能够渗入阴道，使阴道中精子的运动能力增强；同时，小阴唇充血膨胀，阴道口变紧，阴道深部皱褶伸展变宽，便于储存精液；平时坚硬闭锁的子宫颈口也松弛张开，使精子容易进入。数千万个精子经过激烈竞争，强壮而优秀的精子与卵子结合，孕育出高素质的后代。

最能刺激性欲高潮的是视觉。视觉尤其对于男性性欲的刺激特别重要。因为女性裸露的性器官能够很快地激发男性的性欲，使阴茎快速勃起，以促进性生活中的快感及性欲高潮；而性快感与性高潮又促进子宫收缩及输卵管蠕动，有助于精子上行，从而达到受精的目的。

以受孕为目的的性生活特别需要视觉刺激，可以借助粉红色微弱的灯光，把恩爱的神情、温柔的触摸、亲昵的拥抱、甜蜜的接吻等在直视下传给对方，使爱之情感水乳交融。

准爸爸对优生有什么责任

宝宝虽然在母体中孕育，但后代的优劣在很大程度上取决于受精卵的质量。作为准爸爸的你，为了有一个健康聪明的宝宝，要时刻准备着！

睾丸是制造精子的"工厂"，附睾是储存精子的"仓库"，输精管是"交通枢纽"，精索动、静脉是后勤供应的"运输线"，前列腺液则是运送精子必需的"溶剂"，它们在优生中有很大影响。例如，患双侧隐睾、睾丸先天发育不全，就无法产生正常的精子；睾丸、附睾、精囊发生炎症、结核、肿瘤，造成睾丸萎缩、组织破坏，大多数精子就是废品；精索静脉曲张、前列腺炎症、输精管部分缺损、尿道下裂、勃起功能障碍、早泄等疾患，都会使妻子不孕。还有梅毒、淋病等性病都会直接或间接地影响精子质量，对优生不利。

人的大脑皮质处于正常工作状态的时候，全身的神经、内分泌功能稳定，睾丸的生精功能及性功能都正常。相反，如果长期处于压抑、沮丧、悲观、忧愁等状态下，大脑皮质的工作便会失调，全身神经、内分泌功能会出现异常，睾丸的生精功能和性功能都会发生障碍，有可能会产生质量不高的精子或出现不育。

有些青年男性喜欢穿紧身裤，如紧身的三角裤或牛仔裤，这些衣物会使阴囊和睾丸紧贴身体，增加睾丸的局部温度，有碍健康精子的产生。

人类睾丸产生精子的适宜温度是 35.5℃ ~ 36℃，比体温低 1℃ ~ 1.5℃。现代医学发现，阴囊局部受热会引起睾丸生精功能的障碍。如果用很热的水沐浴，尤其是向桑拿浴那样坐在很热的小屋里，等于给阴囊频繁加热，精子的数量会骤然减少。

为什么说准爸爸是优生的重要角色

"生育是女人的事"，人们习惯上将优生的责任完全归于妻子，这并不正确。因为，优良的婴儿必然来自优良的受精卵，而优良的受精卵又必来自优良的精子和优良卵子的结合。因此，欲得优良的后代，首先夫妻双方身体和心理都应是健康的，没有患遗传病，而在受孕前都要避开一切会损害生殖细胞的不良因素。

男性生殖器官如果有炎症、肿瘤、结核等疾病，或有梅毒、淋病、尖锐湿疣等性病，势必影响精子质量。所以，作为丈夫首先要治疗生殖器官疾病，杜绝婚外性行为，以防止性病的发生。

烟酒危害优生已为多数人所理解，即使孕妇不嗜烟酒而丈夫嗜烟酗酒，同样可以损害精子，不利优生。丈夫吸烟还会使妻子成为被动的吸烟者，其不良的后果不言而喻。

孕期中应节制性生活，特别是孕早期和后期，这一点丈夫负有更大的责任。丈夫应成为怀孕妻子的精神支柱，不但要包揽家务生活，还要让妻子吃上可口的饭菜，增加营养，保证妻子心情愉快、精力充沛地度过孕期。协助妻子做好孕期自我监护和胎教，定期测量宫底和腹围、听胎心，业余时间一起散步，一起欣赏优美的音乐，浏览优秀的文学作品，看电视、电影、陶冶性情，把父爱带给胎儿。

婴儿出生后，协助妻子做好新生儿的喂养和护理，保证妻子有较多的时间休息并适当增加营养，促进乳汁分泌。

准爸爸会有哪些致畸因素

现代遗传学的研究表明，相当一部分致畸因素来自父方。男性睾丸所产生的精子是繁衍后代所必需的，健康的精子与卵子结合乃是创造新生命的良好基础。精子的质与量不仅关系到女方能否受孕，而且也影响着受精卵的发育，以及胎儿的成长。

香烟烟雾中的一些化学成分能引起细胞的遗传物质发生改变，即为诱变剂。若诱变剂进入生殖系统，引起生殖细胞的遗传物质发生变化就会殃及后代。有学者检查1万名吸烟时间在一年以上的男子的精液，发现其中畸形等劣质精子的比例与每天吸烟量有直接关系。每天吸烟30支以上者，劣质精子的比例超过20%。吸烟的时间越长，劣质精子也越多，随着健康精子的减少，其活动性也降低。更能说明问题的是，曾有人对5 200名孕妇进行了调查分析发现，如果孕妇的丈夫每天吸烟10支以上，则先天性畸形儿出生的比例大大增加，胎儿产前死亡率也增高。

美国学者曾对116名长期饮酒所致慢性酒精中毒的年轻父亲及他们所生的宝宝进行了调查，发现这些年轻父亲有不同程度的性欲低下，精液质量亦降低；他们的宝宝从小发育迟缓，精神运动障碍，并有多发畸形。其实，父亲酗酒贻害后代的实例古已有之，"斗酒诗百篇"的李白长期过量饮酒，其子女智能低下；晋代诗人陶渊明生了5个儿子，皆愚钝不灵，到了晚年陶渊明才领悟到后代之愚钝"盖缘杯中物"。酗酒贻误后代的原因是由于乙醇毒害了人体的各种细胞，包括生殖细胞。酗酒后性交怀孕，受到损害的精子与卵子结合，就可能发育畸形或引起出生儿低能。

男性的睾丸对很多化学物质亦相当敏感，从精子的产生，到通过女性生殖道与卵子结合的过程中，精子都容易受到伤害，最常见的有害化学物质包括铅、汞、镉、锡、砷、镍、钴、苯等等。这些有害化学物质进入体内后，往往亦会富集于男性生殖系统内，影响精子的质量。尤其值得指出的是，在化学农药日益增多的今天，农药所致精子异常而引起的出生缺陷已经比较常见。男性的睾丸很多时候是在病理状态下维持生理功能的，其产生精子的质量极易受到化学因素的影响。

很多药物使用不当或过量使用亦会影响男性生殖功能和精液质量。常见的有抗组胺药、抗癌药、咖啡因、秋水仙碱，吗啡、糖皮质激素、利尿药等。这些药物影响男性生殖功能，除可导致子女的先天性缺陷外，还会造成种种远期后作用——出生后婴儿发育迟缓、行为异常、颅脑肿瘤等。

现代健康男性大约只有 50% 的精子是正常的，其余 50% 是异常的。虽然女性的生殖道具有筛选掉异常精子和使有缺陷的受精卵或胚胎流产掉的能力，如果男性遭受有害物质影响而使本来就不多的正常精子也变成异常精子的话，那么未来的母亲即使有再大的本领也只好"望残缺精子而兴叹"了。

准爸爸的年龄与先天畸形有什么关系

近年来细胞遗传学的深入研究发现，先天愚型儿的异染色体并非一定来自母亲，也可能来自父亲。同样，精子在第一次减数分裂时发生故障，精子的某号染色体未分离，精卵结合后同样会出现这样的结果。研究发现，60% ～ 70% 先天愚型儿是由于卵子有染色体不分离错误所造成的，有 30% 是由于精子有染色体不分离而产生的。

究竟父亲年龄对下一代发生先天异常有何作用呢？科学家们通过三种统计学方法分析，排除了母龄和种族因素的影响，对美国 6 000 余例先天异常的婴儿，以及 30 余万名正常活产儿的资料进行分析发现，现婴儿出生时，父龄超过 40 岁者，宝宝有先天性异常的机会比父龄小于 40 岁者多 20%。尤其应当指出，有几种重要的先天异常发生机会与父龄超过 35 岁有明显关系。

（1）**内脏逆位**：又称内脏翻转，也就是说正常偏左侧的心脏偏到了右侧，应该在右侧的肝、胆与应该在左侧的脾脏发生位置调换。

（2）**软骨发育不良**：宝宝的软骨和骨骼发育障碍，身材特别矮小，体态异常，呈严重畸形。超过 35 岁生育的父亲，使宝宝发生这两种先天异常的机会比年轻的父亲多几倍至十几倍。

还有两种先天性心脏病，即心房间隔缺损和心室间隔缺损，超过 35 岁生育的父亲使宝宝患这两种先天异常的机会比年轻的父亲多20%和95%。从上述对比分析结果可以看出，父亲年龄与小儿先天异常虽有一定关系，只是与母亲生育年龄相比，父亲的影响比较微弱，不过在罕见的内脏逆位和软骨发育不良的病儿中，父龄的作用较大。

至于为什么父龄会影响到宝宝先天异常的发生，目前还研究得不够。一般认为，父亲年龄越大，精子较易发生基因突变，进而导致某些先天异常的发生。

如果准爸爸有病，宝贝应选择什么性别

当今社会男女平等，正常情况生男、生女都是一样的，但由于有的男性患有伴性遗传疾病，所以妻子怀孕后需对胎儿的性别加以选择，以利于优生。

伴性遗传病就是随着父母患病不同伴随性别遗传的疾病。目前，人类共有190多种伴性遗传隐性疾病，如白化病、色盲、肾源性尿崩症等；有10多种伴性遗传显性疾病，如佝偻病、遗传性慢性肾炎等。隐性遗传多数是母传子，显性遗传全为父传女。因此，要根据男性所患遗传病的种类来决定胎儿的性别。

例如，血友病是伴性遗传隐性疾病，如果患病男性与正常女性结婚，则所生男孩正常，所生女孩为致病基因携带者，这样的夫妇应生男孩。与隐性遗传相反，患有遗传显性疾病的男性与正常的女性结婚，所生女孩有病，男孩正常，夫妇要生男孩，不要生女孩。

所以，伴性遗传病的遗传是有科学规律的。为了避免病儿出生，给家庭带来不幸，患有伴性遗传病的男性婚后想要生育，应进行遗传咨询，在医师指导下慎重选择胎儿的性别，以避免新的遗传病儿出生。

准爸爸患有传染病时为什么要暂缓造人计划

病原微生物是一种重要的致畸因素。支原体、衣原体、巨细胞、疱疹病毒、梅毒感染会直接把自己的遗传信息整合到人类的染色体上，造成宝宝的

DNA 出现异常。另外，如果妻子感染了病毒，出现宫内感染，那胎儿畸形的可能性就更高了。很多药物也比较危险，所以医师一般建议有传染病的病人最好不要在没有完全治愈时要宝宝，因为有很多治疗传染病的药物会对精子有影响。除了治疗传染病的药物外，还有一些精神科的药物也对精子有明显的致畸作用。

准爸爸有哪些胎教责任

胎教与做父亲的关系也很大，丈夫应积极参加胎教，父亲是接触母亲最多的人和最亲密的家人。父亲的一言一行，乃至情感态度，不仅影响妻子，也影响妻子腹中的胎儿。所以，丈夫必须积极参加胎教。

丈夫要关心体贴妻子，主动承担家务，每天保证她有充足的休息和睡眠。要保证妻子有充分的营养，让妻子增加食欲，心情愉快，使胎儿得到生长发育的良好环境。

胎儿生长发育需要适宜的环境，丈夫要让妻子经常欣赏艺术、看看表演、听听音乐、阅读一些画报和著作，让妻子有丰富的感情和情绪。丈夫在参与胎教中要培养、激发妻子和自己的爱子女之情。设想美满的小家庭中即将有一位小生命降临，给家庭带来温馨与幸福。

丈夫要为妻子选好胎教音乐，购买有关书籍，为妻子创造良好的情绪，为妻子解除烦恼。此外，丈夫要注意自身的健康，为了宝宝应该主动戒除烟酒，在孕早期和末期要节制房事，要保护妻子不受惊吓、悲伤和忧虑困扰。丈夫要提高文化素质，言行举止要文明。协助妻子记好胎教日记，让妻子始终保持愉快心情，把胎教做得更加自觉、生动、愉快、多样、有感情。

准爸爸如何配合妻子进行胎教

胎教不单纯是孕妇的事，需要丈夫做的工作也有很多，除去在有关条目中谈到的以外，还有以下几件事情需要丈夫去做。

(1) 经常和胎儿说说话：丈夫通过动作和声音，与妻子腹中的胎儿说说话，是一项十分必要的胎教措施。父亲式的胎教是在每天晚上睡觉前，把手放在妻子的腹部，跟胎儿说上几句话。常说的话是："你今天又长了这么多，我是你爸爸哟。"通过丈夫抚摸妻子的腹部，对孕妇产生的是良性刺激，这既是孕妇的一种精神与机体享受，胎儿也从中受益不少，尤其是对于情绪和精神紧张的孕妇来说，这是一剂良好的安慰剂。丈夫与妻子腹中胎儿的谈话不一定拘于某种形式，其内容要丰富一些，诸如问候胎儿、安慰或批评胎儿等都可以。在与胎儿搭话时要善于揣测妻子的心理活动，仔细琢磨一下爱人需要听什么话。要通过妻子良好的心理感受而产生积极的胎教效应。

(2) **和胎儿做游戏**：如何和胎儿做游戏，在后面有关条目中还有详细叙述，这里简单谈一下一些简单、轻松的游戏，如妻子平卧时诱导胎儿在"宫中"活动，妻子进餐时模拟给胎儿喂饭等，这些都可以通过孕妇的感官刺激对胎儿起到积极的潜移默化作用。

(3) **给胎儿讲故事**：丈夫给妻子腹中的胎儿讲故事时，要把未降世的胎儿当成懂事的大宝宝一样看待，关键是要争取妻子的积极参与，通过妻子心理感受来转化为教育因子而作用于胎儿。故事内容宜轻松怡悦，娓娓动听，切勿讲授使妻儿产生恐惧心理的故事。

(4) **给胎儿放音乐**：音乐在胎教中所占据的重要地位，后面还有专门介绍。这里讲的放给胎儿听的音乐，在选择上最好先取得妻子的同意，至少讲宝宝的妈妈比较喜欢听的，否则就不会起到胎教的作用。另外，需要根据胎儿胎动频度进行选择，如果胎动频繁应放一些柔和轻松的曲子；如果胎动较弱，则需放一些雄壮有力而节奏感又比较强的音乐。

在配合妻子进行胎教的过程中，还有许许多多的事情需要丈夫去做，诸如给胎儿听胎心、数胎动、唱儿歌、诵诗词等，都是很好的胎教措施。

准爸爸为何要自觉离开不良环境

在妻子妊娠的前 3 个月，准爸爸就应该开始准备，创造一个好的环境，心情保持愉快，然后做一个全面的身体检查，同时调整作息时间，安排好工作，不要加班熬夜太多，休息时尽量少去很嘈杂的地方。为了宝宝的健康，准爸爸要自觉避开一些不利于优生的不良环境。准爸爸要避开不良的物理和化学环境，高温、辐射、噪声、汽油等等都是容易使精子畸形的环境因素。挥发性气体像硫酸、二甲苯等等也很危险，最好避免接触。

优生，固然与女方关系密切，然而新的科学研究发现，在女方怀孕之前，男方与优生的关系同样密切。美国得克萨斯州大学医学院的专家们发现，男性在接触某些农药后，可使精子细胞内的脱氧核糖核酸（DNA）发生微妙变化，其妻子怀孕后的流产现象比一般人多，并有可能造成后代的精神行为异常。科学实验证明，受损害的精子需要 70 天左右才能排除干净。因此，从事喷洒农药除草剂等工作的已婚男子，至少在 70 天时间内应避免妻子怀孕。重金属铅、镉等可以破坏男子的血生精小管屏障，进而影响精子的生成过程；氨甲蝶呤、氯丙烷、氯乙烯等化学品，可以影响精原细胞。因此，在妻子受孕前，丈夫应尽可能少接触这类化学品。冶金、化工等企业要加强科学管理，防止有害有毒物质"跑、冒、滴、漏"。

不少化学药品，如雌激素、利舍平、氯丙嗪等均会影响精子的生存能力，并使畸形精子的数目大量增加。因此，想让妻子怀孕，丈夫更不能滥用药物，不要使用含雌激素的护肤用品。

注意居室环境污染。一般新居装修完 3 个月或半年后才可入住。如果想在新居怀宝宝，还要注意房中有无化学毒物的污染、石材的放射线是否超标。

环境污染除了有形污染物质，如各类有毒化合物和某些金属元素的毒害作用外，还有一种无形的污染——电磁辐射污染，它正在成为危害人类健康的公害之一。

准爸爸为何不能吸烟

准爸爸吸烟不仅使自己身体受害，而且严重地影响精子的活力，使畸形精子增多。研究表明，烟对胎儿是毒品，烟草中有 20 多种有害成分可以使染色体和基因发生变化，可致胎儿发育迟缓，引起宝宝畸形和先天性心脏病。烟碱毒害胎儿的大脑和心脏，使宝宝智力和体格发育迟缓。烟草中的有害诱变物质通过吸烟者的血液可进入生殖系统。有人检验了 120 名吸烟时间达 1

年以上的男子精液，发现每天吸烟 30 支以上的男性，其精子的存活率只有 49%，这是因为人的生精细胞对烟中的有害物质特别敏感，畸形精子的比例超过 20%，吸烟时间越长，畸形率越高。同时发现，停止吸烟半年后精子可恢复正常。

怀孕后，妻子处于被动吸烟状态，烟雾中的有害物质一氧化碳和二氧化碳等长期刺激呼吸系统，可导致妻子睡觉打鼾。打鼾使人缺氧，是呼吸系统疾病的诱因及先兆。时间一长，会引起孕妇患妊娠高血压综合征。烟草中的有毒物质尼古丁等可使子宫与胎盘的小血管收缩，使胎儿处于缺血、缺氧的状态。也可使受精卵着床受阻，导致不孕。若是怀孕后，则容易引起流产。烟草中的氰化物影响胎儿的生长发育，导致先天性心脏病、腭裂、唇裂、智力低下等。尼古丁、氰化物、一氧化碳会导致胎儿缺氧和营养不良、发育迟缓。

胎儿经母血吸收尼古丁并蓄积于肝脏中，埋下了肝癌的隐患。加上烟雾中一氧化碳与母体红细胞中的血红蛋白结合，影响了血红蛋白与氧结合及氧的输送，使母体缺氧，进而进入胎盘的血液含氧量降低，引起胎儿缺氧，严重者可导致流产、早产及死胎等。幸存者发育也不好，有的个子矮或者肺脏小。

如果希望怀孕，不论是丈夫还是妻子都应该早早戒烟，妻子更应尽量远离吸烟的人和环境。

准爸爸为何不能喝酒

酗酒可让男人的性能力降低，还可以使精子受到损害。酒精是男人性能力和生育能力的最常见的杀手。酗酒会使雄激素水平降低。饮酒过量，可以通过毒害睾丸等生殖器官，降低雄激素水平；还可引起肝功能异常，对雌激素的灭活作用降低，并因此导致雌激素蓄积，从而相对削弱雄激素的作用。生育需要男人的精子与女人的卵子相遇并结合，在这个过程中精子需要释放顶体酶来溶解卵子的外膜。男人体内过高水平的雌激素可以让精子在还没有遇到卵子的时候就提前释放出顶体酶，等到真正需要的时候却不能释放这种酶来破坏卵子外膜。

酒精对生殖细胞和胚胎、胎儿的危害都是很大的。受到酒精损害的生殖细胞形成的胎儿往往发育不正常，出生后肢体短小、体重轻，面孔丑、发育差，精神呆滞，反应迟钝，甚至成为白痴。在西方有关于"星期天婴儿"的说法，是指那些在周末受孕而生的宝宝智力不佳、身体孱弱，其原因是时逢假日，夫妇举杯痛饮，酒后受孕，酒精对生殖细胞的毒害便会显现出来。中国也有"酒后不入室"之说，这是颇有道理的。

此外，酒精类饮料可以加速锌的排泄，经常酗酒的男人往往更加缺乏锌元素，而微量元素锌是保障男人前列腺健康和精子活动能力的重要成员之一。啤酒同样影响生育。

妻子怀孕前1个月，如丈夫每日饮酒量折合酒精30毫升；或1个月内饮酒10次，每次50毫升以上；或1个月内曾饮酒1次，而酒量大于或等于125毫升，其妻子生下的新生儿出生体重较对照组下降236克，这种情况下出生的低体重儿会给喂养带来困难，抵抗力低、易生病、生长发育迟缓、智力低下等，甚至影响精子的遗传基因。

随着科学知识的不断普及，越来越多的男人开始考虑酒精对生育能力及后代发育的不良影响，自觉或被迫放弃饮用烈性白酒，转而倍加青睐低度白酒，尤其是啤酒，似乎啤酒可以达到满足自身欲望和不伤害健康的双重功效。

啤酒是人们心仪的佐餐饮料，很多人甚至把它当作日常软饮料。那么，大量饮用啤酒安全吗？在诊治男性不育症时，也常有患者问道："不喝白酒，喝啤酒可以吗？"实际上，啤酒的主要成分仍然是酒精，与白酒的主要成分没有任何区别，只是量不同而已。大量饮用啤酒一样可以醉人，一样可以影响到男人的"大事"。啤酒中的酒精一样可以直接对精子"痛下杀手"，降低精子的活力。英国科学家近日发现，啤酒中的异戊二烯基三羟黄烷酮可以模仿雌激素的功能，影响精子的行动能力，从而直接影响男性的生育能力。

少量饮酒无可厚非，不会对生育能力和健康产生任何不良影响。但男人要把握合适的尺度，避免"病"从口入，贻害后代。酒精不仅可以让男人败"性"，还可以让男人绝"后"。因此，"新好男人"应该从此不再过度饮酒，当然也包括对啤酒的节制。

准爸爸为何用药要谨慎

孕妇乱服药可致胎儿畸形，其实，丈夫在妻子怀孕前服用某些药物也同样致胎儿畸形。精子的成熟周期大约为 3 个月。精子的发育要经历初级精母细胞－次级精母细胞－精细胞－精子的过程，这个过程大约要 70 天。之后的 20 天，精子会在附睾里面发育成熟。准爸爸这期间服药会使得精子发生诱变，因为准爸爸所服用的药物很可能是一种染色体致畸剂。

正常情况下，睾丸组织与流经睾丸的血液之间有一个保护层，医学称之为——血生精小管屏障。这一屏障能选择性地阻止血液中某些物质进入睾丸，从而起到保护睾丸的作用。但是也有些物质能穿过血生精小管屏障进入睾丸后随精液排出。而精液中的药物可以被阴道黏膜吸收，进入母体的血循环，使受精卵或胎儿的发育受到影响。因此，孕期性生活为丈夫体内的药物进入受精卵，给胎儿和胚胎畸形提供了机会。

有些药物能通过血生精小管屏障，用两种方式影响精子与卵子的健康结合。第一种方式是干扰精子的形成。常见的一些免疫调节剂如环磷酰胺、氮芥、长春新碱、顺铂等，其毒性作用强，可直接扰乱精子 DNA 的合成，包括使遗传物质成分改变，染色体异常和精子畸形。还有吗啡、氯丙嗪、红霉素、利福平、解热镇痛药、环丙沙星、酮康唑，这些药物通过干扰雄激素的合成而影响精子受精能力，像男性不育症，妇女习惯性流产（早期胚胎丢失），其中部分原因就是男性精子受损的结果。第二种方式是通过血生精小管屏障进入睾丸，它们可随睾丸产生的精液通过性生活排入阴道，经阴道黏膜吸收后而进入血液循环，使低体重儿和畸形胎的发生率增高，而且也会增加围产期胎儿的死亡率。在较常应用的药物中，麻醉剂吗啡和免疫调节剂环磷酰胺就能通过上述途径，使低体重儿和畸形胎的发生率增高，而且会增加围产期新生儿死亡的机会。此外，甲硝唑、红霉素、氨苄西林、戊酰氧基甲酯、甲砜霉素、苯丙胺和二苯基海因都能进入精液，影响胎儿发育。

还有一些药物会降低精子的质量，包括遗传物质成分的改变、染色体异常和精子畸形，进而可能导致受孕质量下降，影响后代的发育，如盐酸丙卡巴肼、丝裂霉素、三胺三嗪等药物都有这方面的作用。

很多药物对男性的生殖功能和精子质量会产生不良影响，准爸爸使用下列药物时要小心。

(1) 激素类药物：雌激素、孕激素及丙酸睾酮等药物的应用，可抑制脑下垂体促性腺激素分泌，进而抑制睾丸的生精功能。

(2) 直接抑制生精的药物：如二氯二酰二胺类，是一种杀虫药物，但它同时有抑制生精的作用；其他药物，如二硝基吡咯类、硝基呋喃类、抗癌用的烷化剂等，都有强力抑制睾丸生精功能的作用。

(3) 影响精子成熟的药物：如抗雄激素化合物及氯代甘油类药物的应用，虽然对睾丸精子功能影响不大，但这些药物对睾丸生成的精子直接作用，使精子不能成熟而失去受精能力。

(4) 影响射精的药物：如治疗高血压的呱乙啶、硫利达嗪等药物均可使服药者射精量减少，甚至不射精。有些药物可以抑制射精反射，使之延迟射精，如安宁、氯丙咪嗪等。

(5) 外用药物：如表面活性剂、有机金属化合物（醋酸苯汞等）及弱酸等，有直接杀灭精子的作用。若经常使用这类外用药物治疗女性生殖道疾病，如阴道内塞药等，也必然会影响生育。

在怀孕前的 2～3 个月和怀孕期，丈夫用药一定要小心，可能的话最好停用一切药物。

准爸爸为何要避免精神状态长期不佳

人的大脑皮质处于正常工作状态的时候，全身的神经、内分泌功能稳定，睾丸的生精功能及性功能都正常。相反，如果长期处于压抑、沮丧、悲观、忧愁等状态下，大脑皮质的工作便会失调，全身神经、内分泌功能会出现异常，睾丸的生精功能和性功能都会发生障碍，有可能会产生质量不高的精子或出现不育。

孕妇的情绪对胎儿的发育影响很大。如果孕妇妊娠期间情绪低落，高度不安，宝宝出生后即使没有畸形，也会发生喂养困难、个性怪癖、容易激动和活动过度等。所以，丈夫在妻子妊娠期间应倍加爱护体贴妻子，避免她有愤怒、惊吓、恐惧、忧伤、焦虑等不良情绪的刺激，保证妻子心情愉快、精力充沛地度过孕期。当然你还要学习很多营养学方面的知识，保证妻子合理的营养，生一个健康、聪明的宝宝。

准爸爸为何要节制性生活

尽管睾丸每天可以产生几亿个精子，但精子还必须在睾丸里发育成熟，一次射精之后，一般需要 5 ～ 7 天才能使有生育能力的精子数量恢复正常。所以，过于频繁的性生活使每次射精的实际精子数量都会减少，并且会有不正常的精子产生，如果此时受孕，宝宝的健康不保。另外，性欲过盛、性交中断、手淫或性生活不规则（如长期分居）等不当现象，会导致慢性前列腺充血，发生无菌性前列腺炎，造成前列腺分泌异常，直接影响精液的营养成分、数量、黏稠度、酸碱度等，有可能诱发不育或精子异常。

据统计，有 10% ～ 18% 的孕妇发生流产是由于性生活不当所造成。丈夫在妻子孕期应节制性生活，特别是孕早期和后期。孕早期很容易流产，尤其是过去曾有过自然流产和习惯性流产的孕妇应禁止同房。孕中期过性生活时，应选择不压迫胎儿的姿势，还应戴上避孕套，避免精液与子宫黏膜接触，防止子宫强烈收缩。孕晚期最后 3 个月，特别是临产前 1 个月已临近分娩，性生活会加大腹压，导致早产、宫内感染、产褥期感染等。一时的快乐可能会使一年的努力白费，小不忍则乱大谋。

准爸爸在饮食营养方面要注意什么

都市里男性精液质量越来越低，如果想要个健康的宝宝，专家提醒在饮食上可不能随便。在这竞争的社会机制中，为了自己的下一代能生存下去，准爸爸在考虑自己后代的时候比谁都清楚，只有身体强健，心理健康和智力发达的宝宝才能在未来的竞争中不被淘汰而占有一席之地。但现代社会的高科技创造人类社会前所未有的发展同时，也给自然环境带来负面影响，尤其是对食物链的破坏，直接损害人体健康，最可怕的是对人类生育力的冲击，殃及子孙后代。考虑要宝宝时应在饮食上多留心，避免有害物质对自己身体的伤害，从而保护精子健康。这是我们力所能及的，请倍加关注。除了人人皆知的不要吸烟和酗酒外，准爸爸还要注意如下几点：

(1) 吃大量富含维生素 C 和抗氧化剂的食物：因为维生素 C 和抗氧化剂能减少精子受损的危险，提高精子的运动性。一杯橙汁含有 124 毫克维生素 C。每天至少摄取 60 毫克维生素 C，如果你吸烟，那么你应该摄取更多维生素 C，每天至少 100 毫克。

(2) 饮食中增加锌含量：每天至少 12～15 毫克锌。即使是短期锌缺乏症，也会减少精子体积和睾丸激素含量。富含锌的食物包括牛瘦肉 (50 克牛肉含 4.5 毫克锌)、乌鸡肉 (50 克乌鸡肉含有 2.38 毫克)。

(3) 提高钙和维生素 D 的摄取量：每天服用 1 000 毫克钙和 10 微克维生素 D 能提高男性生育能力。富含钙的食物包括低脂牛奶、奶酪。牛奶和鲑鱼中含有维生素 D。

(4) 戒酒或者减少饮酒量：虽然通常认为偶尔饮酒是安全的，但每日喝葡萄酒、啤酒或者烈性酒，会减少睾丸激素含量和精子数量，增加射精中的变异精子的数量。

(5) 停止服用兴奋剂：如大麻和可卡因。大麻会降低精子的运动性，可卡因会影响大脑中决定释放生殖激素的化学物质。吸毒还会导致胎儿畸形。

(6) 注意瓜果蔬菜的农药污染：有人把韭菜当伟哥来助性，但要注意防范农药污染，以免对男性生殖功能造成危害。

现在长得又肥又大的茄子是用催生激素催化而成，对精子生成有害，最好不要多吃。虽然水果皮有丰富的营养，但果皮的农药含量也最高，所以一定要削皮吃。有皮的蔬菜也要先去皮，然后洗干净再下锅。可是很多年轻人图省事，认为经过加热后就没有问题，实际错了，不论怎么烧煮，毒仍在菜里。一般的蔬菜要先洗干净，再放入清水中浸泡一段时间，然后再下锅。若是要生吃蔬菜，除洗泡外，吃之前还要用开水烫一下，这样做维生素可能破坏了一些，但农药的成分更少了，对人体健康更安全。

(7) 其他：①咖啡中的咖啡因对男性生育有一定影响，尤其每天饮用过多时，其危害更大，所以要少喝。②用泡沫塑料饭盒盛的热饭热菜可产生有毒物质二噁英，对人体危害特别大，对男性生育产生直接影响。不要用泡沫塑料饭盒来盛饭菜。③为了方便，年轻人喜欢用微波炉来加热饭菜，微波炉专用的聚乙烯盒子盛饭菜，其中的化学物质在加热的过程中仍会释放出来，融入饭菜中，使食用者受其毒害。有人用瓷器，其实瓷器含铅量高，对人体更是有害。所以最好不要用微波炉加热饭菜。④图省事的准爸爸特别要注意，冰箱里存放的熟食，吃之前一定要再热一次，否则冰箱里的制冷剂对人体也有危害。⑤现在的肉类食品因原料在不同程度上受到污染，河、海里的鱼类也同遭厄运，但又不能不吃它们，不过不要单吃某一类食品，更不能偏食，什么肉类都吃点儿。有条件的尽量吃天然绿色食品，均衡营养。

准爸爸要为怀孕妻子做些什么

在怀孕期间，孕妇的身体要发生很大的变化，精神上和体力上会有很大的消耗，而且会出现许多不适，因而感到格外脆弱，需要照顾和保护。这时，作为丈夫、准爸爸应该承担起照顾妻子的责任，加倍地爱护和体贴妻子，以减轻其生理上和心理上的双重压力。在妻子的孕期保健中，准爸爸可以做的事很多，包括分享妻子的喜悦与担心，给予支持，以及生活上的照顾，这都能增进夫妻俩的感情喔。

(1)准爸爸应该学习一些优生知识，了解怀孕与分娩的基本常识为孕妇当好参谋。要有意识地学习怎样做个好丈夫、好父亲，树立起应有的责任感与自豪感，做好吃苦受累的心理准备。孕妇心情烦躁，容易发火，这时准爸爸不应厌烦，也不应埋怨，而应尽可能地做好解释工作，充分调动准爸爸的幽默细胞，创造缓解孕妇紧张的外环境，为她排忧取乐。

(2)安排好家庭饮食、起居、生活和工作，多分担些家务，不要让妻子提重物或剧烈活动，保证妻子有充足的休息时间。

(3)不少孕妇早孕期由于妊娠反应，会出现恶心呕吐、进食减少、倦怠无力，丈夫可安排妻子少量分次进餐。如果妊娠反应重，应陪妻子到医院就诊。

(4)让妻子保持心情愉快。例如，经常陪着妻子到外面散散步，谈谈宝宝出生后的一些设想，丈夫幽默风趣的话会使妻子的心情舒畅、感情更丰富，有利于腹内宝宝的健康发育；给妻子买喜欢的衣物和爱吃的食物；按照妻子的喜好和实际需要将居室装扮得更怡人温馨；为妻子选择些有关孕育方面的科普报刊；经常播放些轻松的乐曲等。

(5) 经常跟腹中的宝宝对话，把手指或手掌按放在妻子的腹部，协助胎儿做体操，协助妻子把握胎儿性格。

(6) 夫妻性生活要有节制。妻子的早孕期（妊娠的前3个月）、晚孕期（妊娠的后3个月）应避免性生活，以防流产、早产、胎膜早破和宫内感染。

(7) 督促妻子进行产前检查。妊娠期间，多陪妻子到围产保健医院定期复查，特别是有妊娠高血压综合征、贫血、心脏病、双胎、前置胎盘等产科并发症患者，要遵照医嘱增加检查次数。与妻子一起接受产前教育。

(8) 提醒妻子出入、搭车要注意安全。

(9) 孕晚期，孕妇往往双脚肿胀，身体疲劳，准爸爸应在睡觉前协助她活动和为她按摩脚掌，以解除两腿一天来的紧张。

总而言之，准爸爸必须积极地参与宝宝诞生前每一阶段的准备工作，而不是做一个冷眼旁观的局外人。更为重要的是，准爸爸应满足妻子心理上的要求，为她创造良好的家庭氛围，帮助她摆脱不良心境，建立起乐观的情绪，使她顺利幸福地度过妊娠这一关。

准爸爸会有哪些过失

调查表明，有相当一部分孕期异常的肇事者，恰恰是孕妇的丈夫。他们常犯的过失有：

(1) 保护过度：妻子怀孕了，丈夫会特别关心她。他们认为孕妇活动越少越好，吃得越多越好。家务活儿全包下来，什么也不让妻子干，甚至有的还不让妻子上班，担心被挤被碰着。殊不知，孕妇活动过少会使体质变弱，不仅可增加难产的发生率，还不利于胎儿的生长发育。因胎儿生长发育需要新鲜空气和阳光照射，长期关在室内对母子健康十分不利。当前剖宫产比例显著增加，主要是由于孕妇营养过剩，致使胎儿过大，加上孕期体力活动过少，腹肌收缩力减弱，分娩时产力不足，这正是丈夫过度保护的结果。

（2）**保护不够**：有一部分丈夫对妻子在生活、饮食和家务劳动上很少关心，特别是精神上的关心和体贴不够。有的甚至施加精神压力，经常对怀孕的妻子说："这回可一定给我生个大胖小子。"害得孕妇吃不香、睡不实，总是提心吊胆，怕将来生下女孩。精神长期处于紧张和压抑的状态，这对孕妇的伤害最大。孕妇在孕期中，特别需要亲人的关怀、爱护。丈夫的亲切笑脸，暖心的话语，都会在孕妇身上化为精神力量。

（3）**不良嗜好**：丈夫在孕妇面前经常吞云吐雾，烟雾中的有毒物质会通过孕妇的呼吸道进入血液，再经胎盘进入胎儿体内，影响胎儿的正常发育，容易发生流产、畸胎和低体重儿。

（4）**性生活不节**：有些丈夫不懂或缺乏自制力，在妻子孕早期和后期性生活不加节制，结果引起流产、早产和宫内感染。

（5）**蓄胡须**：从保证受精卵的质量来看，留胡须不足取。因为浓密的胡子能吸附及藏纳许多灰尘和空气中的污染物，特别是胡子在口鼻的周围，使污染物特别容易进入呼吸道和消化道，对受精前精子的内环境不利。如果蓄胡须者与妻子接吻，可将各种病原微生物直接经口腔传染给妻子，不仅不利于优生、佳境养胎，而且潜伏致胎畸形之危险。空气中的污染物很多，除各种病原微生物外，还有诱发胎儿先天性畸形的化学物质，如酚、苯、甲苯、氨等。在污染指数少于 1 个单位的清洁空气中，上唇留胡须的人吸入空气中的污染指数可上升为 4.2 单位，下颏留胡须的人为 1.9 单位，上唇和下颏都留胡须的人为 6.1 单位。如果在环境污染较严重的地区，留胡须者吸入空气中的污染指数则更惊人。因此，为了胎儿的正常发育及健康，丈夫应在要宝宝前半年开始勤刮胡须。

准爸爸如何参与胎教

在妻子怀孕时，丈夫应与妻子一道对小宝宝进行胎教。最简单的方法是坚持每天对子宫内的胎儿讲话。声学表明，胎儿在子宫内最适宜听中、低频调的声音，而男性的说话声音正是以中、低频调为主。因此，父亲坚持每天对子宫内的胎儿讲话，让胎儿熟悉父亲的声音，这种方法能够唤起胎儿最积极的反应，有益于胎儿出生后的智力及情绪稳定。因为人的大脑一生（包括胎儿时期），可以储存 1000 万亿个信息单位。

研究发现，没有经过胎教的新生儿对不熟悉的女性逗乐也会表现出微笑，而父亲逗乐则反而会哭。这正是宝宝从胎儿期到出生后的一段时间里，对男性的声音不熟悉所造成的。为了消除宝宝对男性包括对父亲的不信任感，妊娠 5 个月后父亲应对胎儿讲话。应用平静的语调开始，随着对话内容的展开再逐渐提高声音，不能一下子发出高音而惊吓胎儿。

准爸爸完全可以同宝宝谈话，把你的手放在妻子的腹部。特别是妻子不舒服的时候，因为母亲的不舒服常常使宝宝不舒服。在这时候，你就可以把手放在妻子的腹部，说："振作起来！""你坚强一些！"等等。有的准爸爸也想同宝宝谈话，但又觉得难为情，这没有什么不好意思的。我们可以给宝宝起个名字，这样就较为顺利了。你可以在每天一早起床的时候就同他打招呼。其实，同宝宝谈话的内容是很丰富的，只要你有耐心，宝宝是乐于听你说话的。准爸爸也可将每天的话题构思好，最好在当天的"胎教日记"中拟定一篇小小的讲话稿，稿子的内容可以是一首纯真的儿歌、一首内容浅显的古诗、一段优美动人的小故事，也可以谈自己的工作及对周围事物的认识，以刻画人间的真、善、美。用诗一般的语言，童话一般的意境，还可以是生活中的理想等。如此集思广益、博采众长的谈话内容，定能智慧两代人。准爸爸在开始和结束对胎儿讲话的时候，都应该常规地用抚慰及能够促使胎儿形成自我意识的语言对胎儿讲话。

临产前准爸爸要做什么准备

许多准爸爸们不只不愿在宝宝的成长过程中缺席，从宝宝在妈妈的肚子孕育开始，他们就希望有参与的机会，恨不得能分享、分担老婆怀孕的辛苦、临盆的痛苦，对于迎接宝宝的诞生更是不能不参与了。身为准爸爸的你应该了解妈妈这种不安的心理，不要以为只要去医院，就会有医师照顾，因为你的一句话和体贴的心，往往能给予妈妈生小宝宝的力量。请为妈妈和宝宝做好下列几点：

（1）**尽早交接家事**：尽早询问家事的处理方法。如果已经有第一个宝宝，不妨和宝宝一起等待妈妈出院。邻居的面貌、和宝宝一起玩的小朋友的名字，最好能稍微记一下。也不要忘了洗碗盘、清扫、洗衣等工作，不要以充满垃圾的房子迎接新生的宝宝。

（2）**清扫布置房间**：在妻子产前应将房子收拾好，以使妻子愉快地度过产假期，使宝宝生活在一个清洁、安全、舒适的环境里。房间一旦确定，就要进行清扫和布置。如果可能的话，最好能粉刷一遍，如果不能粉刷，也一定要认真地将墙面清扫一遍。还要注意房间的采光和通风情况，使采光和通风条件尽可能完善。检查房间是否有鼠迹、蟑螂、蚂蚁等，要采取措施消灭这些有害物并防止再度出现。布置房间时应当首先将妻子和小宝宝安排在采光、通风条件好，安静、干燥的位置。如果房间少，不能专为妻子和宝宝安排一间的话，可用家具为妻子和宝宝隔一个小间，以便尽量减少外界干扰。

（3）**拆洗被褥、衣服**：妻子坐月子前行动已不方便了，当丈夫的应主动地将家中的被褥、床单、枕巾、枕头拆洗干净，并在阳光下曝晒消毒，以便使妻子能够顺利地度过产假。妻子坐月子时所需穿的衣服，丈夫应在妻子临产前洗干净，曝晒之后放好。

（4）**购买物品、用具**：备足烧饭用的柴火或液化气等，放置在安全、易取的地方。购置3000克挂面或龙须面；购买一些小米、大米、大枣、面粉；购买2000克红糖，这是产妇的补养品；准备5000克鲜鸡蛋，1000克植物油，适量的虾皮、黄花菜、木耳、花生米、芝麻、黑米、海带、核桃等能够储存较长时间的食品。购置洗涤用品，如肥皂、洗衣粉、洗洁精、去污粉等。

（5）**早一点儿回家，随时保持联络**：让待产的妈妈最不安的就是夜晚独自在家，所以请准爸爸尽可能早点回家。晚回家时，一定要告知自己身在何处。不管是在加班，或是与朋友一起去喝酒，让妻子知道你在哪里会比较安心。要回家时最好先打个电话告知："我要回家了。"在自己随身携带的笔记本上记下预定分娩的医院、娘家和邻居的电话号码。

（6）**减少假日的应酬**：预产期接近，假日最好尽可能陪在妻子身旁。可以向周围的人说明原因，请对方理解。而且妻子为了准备分娩，应该有许多事需外出办理，不妨陪妻子去买东西、帮妻子开车或是提东西。

（7）**不要在意妻子的任性**：当产期越来越接近，不安、担心、害怕等往往会使妻子焦虑不安，或许会变得有点任性，这时不妨睁只眼睛闭只眼睛。相信不久后，妻子就会抱着宝宝展露美好笑容。

（8）**调整工作行程**：知道预产期近了，爸爸也该有些准备动作。先将工作安排好，以利于有突发事件时，可借助同事之力使工作顺利进行。

准爸爸的心事有哪些

当一个男人知道自己的妻子怀孕时，别让自己陷入茫然与不知所措之中，要妥善处理这些感受，尽快适应新角色。这里列出准爸爸常见的感受，让准爸爸了解这些反应都是正常的。

（1）**高兴**：若怀孕是你们所预期的，当你的妻子说：老公，我有了！相信你会高兴得跳起来，笑得合不拢嘴。若丈夫有这样的反应，妻子是最高兴的，因为她会觉得自己做了一件很了不起的事，所以丈夫的兴奋之情一定要让妻子知道。

（2）**感到责任加重**：当准爸爸高兴过后，他会考虑到家里即将多个宝宝，将来他要负责的养育及教育费用，如果妻子要上班，便多个保姆费，如果妻子辞去工作，便少了一份薪水，诸如此类的问题，他必须一肩挑起。再加上妻子对自己的依赖加重，他更加感受到自己的责任非常重大。

（3）**矛盾**：如果这个宝宝不是你预期中的，这时你的矛盾之情会盖过兴奋之情，因为你会想：我养得起他吗？他会影响我的生活吗？我自由自在的日子就要结束了吗？我能当个好爸爸吗？种种疑问在准爸爸脑海中盘旋。与其让自己陷入茫然的恐惧中，不如想想，宝宝会为这个家庭带来多么大的乐趣，因而高高兴兴地接受爸爸这个新角色。

（4）**感觉被冷落**：妻子怀孕时，他可能会将注意力投注在自己及宝宝的身上，因而使你感觉到被妻子冷落了！其实，你应该化被动为主动，主动去关心妻子和宝宝，让妻子知道你的关怀和参与意愿，那么妻子的怀孕期将会是你们甜蜜的事业。

(5) 准爸爸也会害喜：有些准爸爸在妻子怀孕时也会出现恶心、呕吐、体重增加、情绪不稳等害喜现象，称为拟娩综合征，这是正常现象，是一种情绪的感染，不必担心。

(6) 因性生活不满足而沮丧：在孕早期因妻子身体不适与害怕流产，会使妻子的性欲降低；而孕晚期则因激素的影响及行动上的不方便，也会造成妻子性趣缺乏。只有孕中期因为身心皆处于较好的状态，才能进行正常的性生活。若你因为性生活得不到满足而感到沮丧，这也是人之常情，此时最好的做法是改变平常习惯的做爱方式，创造一些让妻子感到轻松的性爱技巧，你们还是可能性满意足的。

丈夫怎样给孕妇创造温馨的家庭环境

家庭并不是游离于社会之外的孤岛，而是社会的重要组成部分，一天 24 小时，一般只有 1/3 的时间是在工作岗位，其余的时间多数是在家庭中度过。有一个温馨的家庭环境，对于调节孕妇的精神情绪，激起对未来生活的期盼等都大有裨益。

怎样才能给孕妇创造一个温馨的家庭环境呢？在这个问题上可是大有学问。从有益于调节孕妇的精神情绪来说，置办必要的家庭设施当然重要，但关键是要多搞精神上的"投入"，使夫妻生活更趋和谐。男女之间缔结了婚姻关系后，应由婚前的感情相爱，转化为理智相爱。夫妻之间应互相尊敬，既要尊重对方的人格、工作与劳动，还要尊重对方的志趣和意愿，任何一方都不能盛气凌人，傲慢无礼。丈夫不要"大男子主义"十足，认为自己是一家之主，一切自己说了算，生儿育女是女人们的事，社会大舞台才是男人们的天地，这些传统的世俗观念非常错误，应彻底加以纠正。妻子也不要一心想慑服丈夫，动辄大发威风，使对方俯首帖耳，一切都凌驾于丈夫之上。只要夫妻之间做到相互尊敬，即使有点意见和分歧也能开诚布公地妥善解决。

夫妻间互信互勉是共同创造温馨家庭的心理保障。婚后的小两口有事共同商量，有困难共同克服，有缺点互相纠正。互相信赖，以诚相见，这是夫妻生活和谐的可靠心理保障。倘若听见风就是雨，对另一方疑神疑鬼，胡乱猜疑，就很容易引起夫妻感情的破裂。所以，夫妻间必须相互信任，相互理解，相互激励，相互鞭策，使之感情恩爱，和睦相处。夫妻间互助互让是共同创造温馨家庭的眷顾根本。男女之间由于生理特点不同，在不同的时期夫妻双方在家庭中就有不同的分工和义务。当小俩口制订好受孕计划以后，男方要多帮助和谦让女方一些，使妻子心神怡悦地怀胎受孕。尤其是当妻子怀孕后，丈夫应多干些家务、有好的食物也要让着妻子吃。怀孕初期，妻子由于生理改变，导致心理上也相应发生一些变化，易于烦躁，多善唠叨，这时丈夫要有君子大度，应更多地帮助妻子，这是不容忽视的一点。

夫妻互谅互慰是共同创造温馨家庭的关键。在家庭生活中，夫妻之间相互体谅和抚慰，就可以密切夫妻之间的感情。在家务劳动中，丈夫要主动承担，妻子也应愉快地去干，只要双方都能主动承担应尽的职责，其家庭生活当然是温馨的。妻子怀孕以后，平日经常干的家务不能胜任了，丈夫应体谅妻子，主动去承揽这些家务，并且还要多给妻子一点儿抚慰，这样才能使孕妇安全顺利的度过妊娠期。

以上着重强调了丈夫应该做的，而不是说妻子在创造温馨家庭当中的责任就小，在此顺便向孕妇进一言：妊娠是正常生理不是"病"。作为妻子也应该理解丈夫，因在这一过程中丈夫也会有心理变化，他既为将要当上爸爸而喜悦，同时也为担负起丈夫和父亲的责任而惶恐。加之妻子身体的不适、性情的改变、感情的转移，使丈夫会感到无所适从，焦虑不安。因此妻子也要给丈夫以一定的关怀和理解，与丈夫一道为共同创造温馨家庭而努力。

什么是准爸爸的产前抑郁症

一般来说，妇女产后抑郁症比较常见，但妇女孕后抑郁症很少见，而像方先生这样的"男性产前抑郁症"更不多见。其实这类心理障碍肯定存在，或许在很多类似的人群中发生，由于种种原因，男士们不愿到心理门诊找心理医师咨询治疗，这是我们中国人的一种通病，只关注身体健康，而忽视心理健康。还有过去的老观念认为心理障碍都是精神病，这就意味着，若有人在精神上有毛病，他／她就被另眼看待，甚至在工作和生活中受到歧视。所以有些人即使知道自己心理有问题，也不敢轻易找心理医师。实际上这是多余的忧虑，现在人们基本上可以理解有心理障碍的人，因为只要与心理医师配合默契，很快就能消除各种障碍，与正常的人一样。有些人的心理问题本来很轻，只要心理医师稍微调理就没问题，结果因害怕而拖延了最佳治愈时间，而使病情加剧，有的还真正转为精神病。

（1）**准爸爸出现抑郁症的原因**：①他是大龄青年，渴望做爸爸，但又缺乏做爸爸的经历和充足的心理准备。②平静生活被破坏，使他的身体和心理方面出现不适应性。③怀孕后妻子情绪变化直接影响他的心理情绪。④要求自己生活上照顾好妻子而力不从心。⑤对未来宝宝的健康和智力考虑太多而陷入焦虑的困境。⑥对宝宝出生后的抚养、护理和教育等的担忧。⑦工作与家庭没有协调好致使工作出现失误而引起老板的不满，由于竞争激烈，工作压力越来越大。⑧长期休息不好导致身体和心理出现亚健康状况。⑨夫妻性生活仍比他们期望的要少。而在妻子怀孕期间，性生活则大大减少，这被视为是造成"产前抑郁症"的一个主要因素。在这么多的压力和焦虑的冲击下，再身强力壮的人也会拖垮，心理出现障碍是难免的。

（2）**准爸爸产前抑郁症的对策**：①对要养宝宝，夫妻俩要有充分的思想准备，个人身体健康，家庭环境的变化和工作的协调，未来不再是两个人的甜美世界。②夫妻双方若出现情绪不稳定或心理障碍应及时找心理医师疏导，不要顾面子而怕见心理医师，时间拖的越长，问题就越多，毛病就越重。③如果可能的话，最好同时接受妇产科医师和心理医师的咨询，这样可以避免身体和心理方面出现的问题。尤其对孕妇更重要，因怀孕和产后的妇女易患心理毛病。④大龄青年怀孕后，最好由自己的母亲或婆婆来照应，因老人有生育宝宝的经验，知道如何照顾孕妇和做好家务，男子就不必为工作和家庭忙得不可开交。即使没有老人在家，也要请一位保姆在家里服侍孕妇。⑤为了花一定时间来陪伴妻子，不能有太大的工作压力和外面的应酬，此时不宜为了自己的前途或金钱努力拼搏，而要心境平静些，能够生活就知足。⑥妻子怀孕之后，夫妻双方要协调好性生活，不是女人怀孕之后就不能有性生活，女方应体贴男人的心意，和谐的夫妻性生活可以大大缓解各自的心理压力。

四、男人要戒烟限酒

为什么要放弃吸烟

无论是主动吸烟还是被动吸烟，受害者被损害的部位不只是肺，而是全身各脏器。香烟中的一氧化碳及其他化学物质与组织细胞结合，引起血管收缩和血氧含量降低，出现缺氧和维生素缺乏（尤其是抗氧化的维生素 C），从而导致生殖系统的皮肤老化、组织萎缩、全身各器官功能减退及毒性物质的积蓄。

吸烟会对生育能力产生影响，无论男女都无法回避。研究发现，吸烟男性与精子数量的减少、精子质量的变差有关，可能是减少了血和组织中氧的含量。研究表明，产妇吸烟与婴儿出生缺陷有关。对于男性，最应避免的是在妻子怀孕前 3 个月吸烟，因为 3 个月后受孕的精子开始生成。

当夫妻俩准备做父母时，夫妇双方必须戒烟。要知道即使是每天吸 2 支烟，也可能给夫妻俩带来麻烦。此外，应尽量避免到烟污染的环境中去，以减少被动吸烟的量。

为什么说多吃鱼能减轻吸烟的损害

爱尔兰都柏林一家医院的研究显示，吃鱼可以减少吸烟对身体造成的部分损害。研究发现，鱼肉中含有的氨基酸可遏止动脉硬化，减少吸烟的人死于心脏病及脑卒中的机会。一般来说，心脏病及脑卒中的起因是动脉粥样硬化，动脉粥样硬化的早期症状之一是内皮功能失调（即动脉无法扩张），而内皮功能失调的主要原因就是吸烟。科研人员用压脉器及超声波扫描，分别检验吸烟者及非吸烟者的动脉，结果发现前者的动脉无法扩张，后者则无问题。不过，如果测试者服食1.5克的"牛磺酸"，即一顿鱼肉餐中所含有的氨基酸，他们的动脉扩张能力就会大为好转。研究人员表示，这一发现证明多吃鱼肉有助治疗内皮功能失调。不过，鱼肉并不能作为吸烟的"解药"，避免吸烟祸害的最佳方法仍然是戒烟。吸烟可引致癌症、呼吸道等50多种疾病，而内皮功能失调只是其中一种。

男人吸烟有损生活质量吗

某些不良嗜好会引起男性不育，吸烟就是其中之一。研究人员发现，吸烟的男人不仅精子质量低于不吸烟的男人，而且性欲明显降低。精子的数量、活力及寿命，吸烟者与不吸烟者相比，前者的精子数量减少、活力减弱，而且影响的程度与吸烟的年限呈正比。

烟草中有多种有害物质，其中尼古丁的毒性尤强，在1支香烟中的含量约1毫克。尼古丁有抑制性激素分泌及杀伤精子的作用。在烟雾深缩物或大量吸烟者的尿提取物中，含有诱发细胞畸变及抑制淋巴细胞脱氧核糖核酸合成的物质，使睾丸的生精上皮受到毒害，以致精液质量降低。烟草中的有害物质还通过抑制睾酮的分泌及损伤阴茎动脉管壁等作用，导致阴茎勃起功能障碍，致使性交能力降低，甚至阴茎不能勃起。

吸烟还可形成局部范围高浓度的空气污染，使妻子和家人吸"二手烟"，不仅影响自己的生育能力，而且调查表明，严重的婴儿先天畸形发生率也会随父亲吸烟量的增加而增高。鉴于吸烟有上述诸多危害，因此应尽早戒烟，尤其是不育患者更应如此。

吸烟会伤害胃吗

烟中含有的尼古丁能刺激胃黏膜，引起黏膜下血管收缩和痉挛，导致胃黏膜缺血、缺氧，从而起到破坏胃黏膜的作用。尼古丁还使幽门括约肌松弛，胃运动功能失调，使胆汁及十二指肠液反流入胃。由于胆汁中的胆酸对胃黏膜有很大的损害作用，会引起胃黏膜糜烂和出血。所以，长期吸烟的人容易发生糜烂性胃炎、萎缩性胃炎和溃疡病。

同时，吸烟会增加胃的蠕动，促进胃酸分泌，胃酸含量的增加亦可对胃黏膜发生损害作用，使胃黏膜屏障功能受损，发生胃炎和溃疡等病变。吸烟还影响胃黏膜合成前列腺素。前列腺素能使胃黏膜微循环血管扩张，改善胃的血液循环，对保护胃黏膜的完整性有重要作用。前列腺素合成一旦减少，胃黏膜的保护因素也随着减少，这样就会给胃黏膜的修复增加困难。

烟草中除含有尼古丁等有害物外，还含有相当量的氮氧化物，如假木贼尼古丁等，含有二级胺、二乙胺等胺类物。这些物质在体内可以合成亚硝酸基正尼古丁和亚硝基假木贼碱。众所周知，亚硝类物是致癌的重要物质，对许多种癌症有明显的促发作用。加之吸烟又能降低人体的免疫力，所以吸烟是引发多种癌症的祸根，如肺癌、喉癌、前列腺癌等，对胃癌的发生也有较为明显的促发作用。

香烟过滤嘴病菌有多少

消费警示称，人们认识到香烟中尼古丁、焦油对人体健康的损害，却忽略了一个同样重要的问题：香烟过滤嘴在吸食过程中存在严重的卫生隐患，成为各种传染性疾病的传播源。

其主要原因是传统的过滤嘴卷烟包装方法存在一个误区，手指直接接触香烟海绵头，使其成为细菌、污物的载体。几乎所有的人都没意识到吸烟前也应当像吃饭前一样洗手。交往中递烟成为交叉感染各种传染疾病的过程。

据调查推算，在吸烟人群中一生中所患的各种感染性疾病，40%左右与吸过滤嘴香烟有关。有鉴于此，消费者吸烟前尽量洗手，同时呼吁有关部门改变现行过滤嘴卷烟的包装方法。

如何彻底戒烟

(1) **消除紧张情绪**：紧张的工作状况是您吸烟的主要起因吗？如果是这样，那么拿走您周围所有的吸烟用具，改变工作环境和工作程序。在工作场所放一些无糖口香糖、水果、果汁和矿泉水，多做几次短时间的休息，到室外运动运动，运动几分钟就行。

(2) **体重问题**：戒烟后体重往往会明显增加，一般增加2 000～3 500克。吸烟的人戒烟后会降低人体新陈代谢的基本速度，并且会吃更多的食物来替代吸烟，因此吸烟的人戒烟后体重在短时间内会增加几千克，但可以通过加强运动量来应对体重增加，因为增加运动量可以加速新陈代谢。吃零食最好是无脂肪的食物。另外，多喝水，使胃里不空着。

(3) **加强戒烟意识**：明确目标改变工作环境及与吸烟有关的老习惯，戒烟者会主动想到不再吸烟的决心。要有这种意识，即戒烟几天后味觉和嗅觉就会好起来。

(4) **寻找替代办法**：戒烟后的主要任务之一是在受到引诱的情况下找到不吸烟的替代办法。例如，做一些技巧游戏，使两只手不闲着，通过刷牙使口腔里产生一种不想吸烟的味道，或者通过令人兴奋的谈话转移注意力。如果您喜欢每天早晨喝完咖啡后吸一支烟，那么您把每天早晨喝咖啡改成喝茶。

(5) **打赌**：一些过去曾吸烟的人有过戒烟打赌的好经验，其效果之一是公开戒烟，并争取得到朋友和同事们的支持。

(6) **少参加聚会**：刚开始戒烟时要避免受到吸烟的引诱。如果有朋友邀请你参加非常好的聚会，而参加聚会的人都吸烟，那么至少在戒烟初期应婉言拒绝参加此类聚会，直到自己觉得没有烟瘾为止。

(7) **游泳、踢球和洗蒸气浴**：经常运动会提高情绪，冲淡烟瘾，体育运动会使紧张不安的神经镇静下来，并且会消耗热能。

(8) **扔掉吸烟用具**：烟灰缸，打火机和香烟都会对戒烟者产生刺激，应该把它们统统扔掉。

(9) **转移注意力**：尤其是在戒烟初期，多花点钱从事一些会带来乐趣的活动，以便转移吸烟的注意力，晚上不要像通常那样在电视机前度过，可以去按摩，听激光唱片，上网冲浪，或与朋友通电话讨论股市行情。

(10) 经受得住重新吸烟的考验：戒烟后又吸烟不等于戒烟失败，吸了一口或一支烟后并不是"一切都太晚了"，但要仔细分析重新吸烟的原因，避免以后重犯。

为什么前列腺增生患者要戒烟

吸烟可以使人体的免疫力降低，当人体在受到细菌、病毒等有害微生物侵袭时，免疫细胞不能及时清除、消灭这些外来的"入侵者"。对于慢性前列腺炎的患者，免疫力低下不仅使疾病迁延不愈，在某些情况下还有可能引起急性发作。烟草燃烧时会产生许多微量的有毒物质，其中苯并芘具有较强的致癌作用，其他几种物质也可增强致癌物质的作用。长期大量的吸烟，会增加患癌的可能性。前列腺增生是一个老年性疾病，多发于 60～70 岁。大量吸烟使人早衰，有些人 40 岁左右就出现前列腺增生，与吸烟不无关系。有调查显示，重度吸烟者（每天 30 支以上）与不吸烟者相比，前者发生前列腺增生的机会增加。我国现在有 3 亿多烟民，其中男性烟民更是占了大多数。每个男性都不愿意自己得前列腺疾病，或提前患上前列腺增生。那么，戒烟就是最好的预防措施之一。

酒对人体健康有影响吗

经动物实验发现，乙醇本身对哺乳动物的毒性很小，并且乙醇经代谢后可产生还原型辅酶Ⅰ，它是人体内能量代谢的重要物质，参与细胞有氧呼吸及无氧酵解等代谢。乙醇的中间代谢产物乙酸也参与细胞内众多的代谢过程，它可以充当某些氨基酸的合成原料，也可转变为乙酰辅酶 A，参与脂肪酸的合成或参与三羧酸循环，为机体提供能量，并且乙酸本身对机体无毒害作用。

但是，在乙醇的代谢过程中要产生乙醛，乙醛对人体有毒性作用。人在醉酒状态下的种种丑态主要是由乙醛造成的。轻微酒精中毒时表现为中枢神系统的兴奋，严重时则出现抑制症状。长期过量的饮酒可造成慢性酒精中毒，主要表现为反应能力下降、痴呆、迟钝等，这都是乙醛引起大脑皮质的白质变性的结果。长期过量饮酒，还会引起酒精性胃炎、营养不良、肝硬化等疾病。

乙醛可随尿和呼吸排出体外。所以醉酒的人说话时会有一股难闻的乙醛味，而不是酒香味，尿中也有强烈的乙醛味。之所以喝"闷"酒易醉，是因为说话太少，呼出的乙醛也就少，从而导致醉酒。如果一个人一边喝酒一边不断上厕所，就能喝较多的酒。

另外，喝酒时脸色发白的比脸色发红的人易醉，也是由排出乙醛的多少造成的。脸红是酒导致毛细血管扩张的一种表现；脸色发白，则是毛细血管在酒的作用下收缩，这种人难以通过皮肤、呼吸道或泌尿道排出乙醛，所以易醉。"酒逢知己千杯少"，实际上是碰上知己喝酒时谈话很多，排出乙醛多，并且喝的时间长，α-乙醛脱氢酶来得及将乙醛转变为乙酸。

酒精对食管有影响吗

饮酒后，首先通过消化道，酒精对消化道可有直接或间接的影响。例如，过度饮酒后可出现恶心、呕吐、腹泻等，而首当其冲受影响的就是食管。酒精使食管产生一过性的食管运动功能降低。有人曾对急性酒精中毒患者的食管内压力做过试验，发现这些病人在吞咽时，由于食管运动功能的降低及食管括约肌的松弛，从而导致了食管下端括约肌压力的降低。在日本一些大酒家也发现有些慢性酒精中毒的患者食管运动功能也有所降低。产生这种功能异常可能有多种原因，有人认为，可能是酒精对末梢神经的损害所致。

酒精对食管的影响，主要可发生以下疾病：

(1) **食管炎**：饮酒者产生食管炎的原因，主要是酒精对食管黏膜的直接刺激，使黏膜受损，再加上胃酸、胆汁酸反流于食管等都可对食管黏膜造成损害。另外，在产生食管炎的同时，患者也多合并有胃的病变。本病主要的症状是胸骨后疼痛，有时甚为剧烈，病人常描述为"胃灼热"。因有食管的急性炎症，故常有吞咽困难和呕吐，有时食管黏膜血管破裂，可引起呕血，甚至产生大出血。

(2) **食管静脉瘤**：本病是由于酒精性肝硬化引起的门脉高压症所致。如果静脉瘤破裂，可引起严重的大出血，危及生命。

(3) **贲门破裂**：又称为胃食管撕裂综合征、食管贲门黏膜裂伤出血、呕吐源性食管黏膜破裂综合征、食管黏膜撕裂症等。因本症由 Mallory 和 Weiss 二氏于 1929 年首先描述，所以也称为 Mallory-Weiss 综合征。有人曾统计了 102 例酒精摄取者，其中酒后出现恶心、呕吐的有 54 例，占 53%。至于为何会引起贲门破裂，有人认为是由于腹腔内压力及胃、食管内压力急剧上升，使食管和胃的接头处附近产生纵行的黏膜裂伤而引起出血。

酒精对胃有影响吗

饮酒后，20%～30%的酒精在胃内被吸收，其余在十二指肠和空肠吸收。酒精可使胃的排出功能降低。由于胃的排出功能受酒精的浓度、数量及种类等多方面的影响，因此胃的排出功能测定比较困难。酒精也有促使胃酸分泌的作用，有人曾做了一个有趣的试验，即一边给受试者静脉注入 4%、8% 和 16% 的酒精溶液，一边观察胃酸的分泌功能，结果发现酒精的摄入量与胃酸的分泌成正比。

酒精为何能促进胃酸的分泌呢？一是由于酒精刺激了胃幽门前庭部黏膜促使胃泌素分泌，二是酒精被吸收到血液后，直接发挥壁细胞的作用。但由于摄取酒精的种类、浓度和数量不同，其结果也有差异。

随着内窥镜检查的广泛应用，酒精对胃黏膜的急性影响已经明确。有学者曾做过试验：即在饮酒前后观察胃黏膜的变化，发现饮酒后胃黏膜充血发红、水肿、有点状出血、糜烂、黏液附着等变化，而这些变化在 1 周后才消失。在医院门诊，因饮酒出现明显症状而来院就诊者，经胃镜检查常常发现有急性胃黏膜损害。

酒精在一定的条件下可使胃黏膜血流降低，胃酸分泌增加，引起胃黏膜充血、渗出、糜烂、出血，而使胃的屏障作用降低。慢性胃溃疡患者饮酒后，往往引起溃疡病的发作，甚至出现出血、穿孔等并发症。可见饮酒和溃疡病之间有密切的关系。

酒精对小肠有影响吗

酒精经口摄取后，常使与消化吸收有关的各种黏膜酶的活性降低，同时由于肠内三磷腺苷含量减少，使葡萄糖、脂肪、氨基酸及水、电解质的吸收功能发生障碍，另外，D－木糖、叶酸、维生素 C、维生素 B_1、维生素 B_{12} 等的吸收也降低。

酒精摄取后常引起腹泻，其发生机制有：①水、电解质、糖、脂肪、氨基酸的吸收障碍。②肠液分泌亢进。③肠黏膜内的腺嘌呤环化酶活性增强。嗜酒者由于脂肪吸收不良易产生脂肪便。电镜观察可见空肠、回肠绒毛的线粒体变形、肿大，滑面内质网增生，粗面内质网减少。

肠黏膜细胞遭受酒精长期的刺激，以致使细胞结构和形态上发生显著的异常，从而使其消化、吸收、运转代谢等功能产生障碍，于是紧接而来的是继发性全身性营养不良症。

酒精中毒会引起肝病吗

酒精中毒对肝脏的损害，可引起酒精性肝炎、脂肪肝以至于肝硬化。

曾有人系统地观察了酗酒者 5～10 年，发现有五种连续性肝损害发生，即亚临床改变、酒精性脂肪肝、酒精性肝炎、肝纤维化、肝硬化，甚至产生肝癌。急性酒精性肝炎一般病程在 1～6 个月内。凡是饮酒的人一次大量饮酒，就易造成肝脏的中毒改变。尤其国外酗酒者较多，平常嗜酒成性，因而发病率较高。如急性酒精中毒后致成迁延不愈的肝脏损伤，还继续饮酒不停，每天摄入的酒精在 160 克以上，饮酒长达 10 年以上者，特别容易发生慢性酒精性肝炎。长期慢性酒癖者也很容易造成肝脏脂肪变性，形成酒精性脂肪肝，或引起酒精性肝硬化。实际上，临床往往出现"三合一"的征象，即酒精性肝炎、酒精性脂肪肝、酒精性肝硬化的病理改变在一个人的肝脏中同期出现，而且酒精性肝炎的早期常伴有脂肪肝，脂肪肝又常伴有肝硬化。

酒精中毒，首当其冲的受害者是肝脏。长期摄入过量乙醇，使脂类代谢发生障碍，造成肝内的脂肪堆积，可导致肝硬化。研究发现，乙醇对肝脏有直接的毒害作用。酒精影响脂质代谢引起高三酰甘油血症和脂肪肝，高三酰甘油部分是由于肝脏中脂蛋白的合成增加。

现代医学研究已证实，长期过量的饮酒可使 90%～100% 的重度饮酒者表现为脂肪肝，其中 35% 的人可发展成酒精性脂肪性肝炎。而 10%～20% 的人又可发生肝纤维化、肝硬化及其他一些疾病，如"泡沫肝"、血色病、皮肤血卟啉病、慢性酒精性肝炎、肝细胞癌。近 20 年的科研结果表明，酒精性肝毒性的本质是乙醇及其代谢产物乙醛等对肝细胞的直接毒害作用的结果。美国报道约有 200 万酒精性肝病患者，其中每年因乙醇所致肝硬化死亡的人数约有 26 000 人。中国是肝炎大国：酒精的肝毒性与乙肝、丙肝病毒的复制可相辅相成地促使病毒的基因整合到正常肝细胞中去。如乙醇可使乙肝病毒的 X 基因编码与人体肝细胞整合而产生原发性肝癌细胞，协同促进原发性肝癌的早发和进展致死。

据统计，全世界肝硬化的患者中 50% 是嗜酒者，而且肝硬化发生的危险度与每天摄入酒精量有关。每日饮酒 50 克，发生肝硬化危险性比一般人群增高 6 倍，若每天饮酒 60～80 克，则肝硬化发病率要高 14 倍。若女性则每天只要饮酒 20 克，她们比男性更可能发生肝硬化。而单纯酒精性肝病，则会有 10～20 年的脂肪肝阶段，才逐步转变成肝硬化。酒精性肝病具有明确的病理组织学改变，特别是肝细胞内的线粒体增大、变形、脱落，进而发生功能不全。同时可使滑面内质网等细胞器增生，高尔基体自体吞噬的空泡形成，并可发现酒精性肝病的超微结构——马洛里小体等特征性病变。

另外，B 超检查可发现肝硬化患者门静脉增宽，肝血液供应减少，继发胆小管变形，铁、铜元素贮积，抗胰蛋白酶在肝细胞内出现，均反馈性使肝纤维化增生加重而成肝硬化。

饮酒与胰腺健康有什么关系

流行病学调查证明，大量饮酒或酒精中毒是急性或慢性胰腺炎的原因，但是大量饮酒引起复发性胰腺炎的机制还不十分明确。近年来，由于酒精摄取量或脂肪摄取量的不断增加，胆石症、高脂血症等也不断增加，伴随急性胰腺炎的发病率也有所增加。

急性胰腺炎在病理上可分为急性水肿型和急性坏死型两种类型。以前者多见，表现为胰腺肿大发硬，间质有水肿、充血和炎性细胞浸润，可发生轻微的局部脂肪坏死，但无出血，腹腔内可有少量渗液。急性坏死型较少见，表现为胰腺腺泡坏死、血管坏死性出血及脂肪坏死。本病以水肿型最常见，临床表现轻重不一。常见症状为腹痛、恶心、呕吐及发热，腹部常有压痛、腹壁紧张等，黄疸也常见，血清淀粉酶和脂肪酶的增高最具诊断价值。本病临床经过取决于病变程度，慢性酒精中毒者一般病情较严重。

急性胰腺炎易与其他急腹症混淆，应提高警惕加以区别。凡遇急性上腹痛，均需想到急性胰腺炎之可能。如有酒精中毒或长期饮酒史更须注意。早期多次测定血清及尿淀粉酶含量，最有助于诊断。须与消化性溃疡穿孔、胆石症、急性肠梗阻、急性心肌梗死等疾病相区别。但这些疾病如能仔细观察，并借助于常规化验、心电图、X 线及血清淀粉酶测定等，一般不难鉴别。

急性酒精性胰腺炎患者，如继续饮酒，致反复发作，则称为慢性（或再发性）酒精性胰腺炎。本症多见于男性，患者有长期饮酒或急性胰腺炎的病史，主要临床表现有腹痛、胰腺外分泌不足症状、胰腺内分泌不足症状、腹块。在累及胃、十二指肠、胆总管或门静脉时，可产生消化道梗阻、梗阻性黄疸或门静脉高压的征象。肝脏常因脂肪浸润而肿大。

胰腺炎患者应戒酒及采用低脂肪、高蛋白、高碳水化合物饮食。以药物缓解上腹部疼痛，用胰岛素治疗糖尿病，以及每餐服用足量的胰酶制剂（每日用量可至 25 克）。有腹泻者应补给钙片、维生素 A、维生素 B_{12}、维生素 D、维生素 K 和叶酸等。有手术指征者应进行外科治疗。

饮酒与呼吸道疾病有什么关系

一次饮酒 100～200 克，便易造成急性酒精中毒（即醉酒）。患者常于昏迷之后由于大脑失去正常的控制功能，而咽喉部的第九、第十对脑神经发生障碍，因之导致吞咽困难，于是后鼻腔的鼻涕、口腔中的唾液而误吸入主支气管内，甚至可以沿支气管而入肺泡内，这样不但形成了气管的感染机会，而且很易流入下呼吸道不易咳出，所留异物带菌繁殖，于8小时左右进而形成肺炎，一般称之为"吸入性肺炎"。

患者往往表现为高热、寒战、恶心、出汗、倦怠无力，并咳嗽，咳出脓性或血性痰，伴有胸痛、胸闷、气促、食欲缺乏、便秘等。感染严重者，可表现为中毒性休克。体格检查时呈危重病容，肺部可闻及干、湿啰音和支气管肺泡呼吸音。X线透视或胸片可证实为支气管肺间质炎症征象。化验检查，白细胞总数可增高到2万左右/立方毫米。痰培养结果可查到致病菌。

治疗此病比对一般自然感染者要困难，轻者采用抗生素治疗，10~15天可以痊愈。有中毒性休克时，则需及时采用抗休克治疗。如发生肺脓肿迁延不愈者，需外科手术治疗。

此外，酗酒或慢性酒癖者常易患上呼吸道感染疾病，称为"上感综合征"。以急性咽喉炎较常见，其次为急性或慢性支气管炎。表现为咽喉部有粗糙感、干燥、咽痛、声音嘶哑、咳嗽、胸痛等。研究表明，饮酒者的肺功能比非饮酒者显著减退。这均说明饮酒对肺功能有损害作用，患有慢性肺部疾患的饮酒者肺功能不全尤为明显，而且饮酒者的肺部感染、支气管炎、支气管扩张症及肺癌等发病因素比非饮酒者为多。

总之，无论是偶尔酗酒还是长期饮酒形成酒癖的人，因酒精随血液循环到肺中，并由肺泡和气管及支气管黏膜蒸发、排泄，也使这些组织受到损害，因而它们对微生物的抵抗能力减低而易于感染，功能也降低。

饮酒与脑血管病有什么关系

脑血管病有许多致病因素，过量饮酒是致病因素之一。目前认为，过量饮酒可通过下列途径促发脑血管病。

（1）引起脑动脉粥样硬化：大量饮酒后，血中酒精浓度半小时可以达到高峰。酒精不但可以直接刺激血管壁，使血管失去弹性，还能刺激肝脏，促进胆固醇和三酰甘油合成，进而导致动脉硬化。硬化了的脑血管弹性减弱，管腔狭窄，容易形成脑血栓。脑动脉硬化的病人过量饮酒后，血压突然升高，血管破裂，又容易发生脑出血。

（2）**引起高血压**：饮酒引起高血压的确切机制尚不十分清楚。可能与酒精引起交感神经兴奋，心脏排出量增加，以及引起其他血管收缩物质的释放增多有关。而高血压是脑血管病的易发因素。

（3）**影响凝血物质和血小板**：长期大量饮酒影响肝脏功能，使肝脏合成蛋白质的功能明显减退，进而引起某些凝血因子缺乏，如第Ⅱ、Ⅷ、Ⅹ、Ⅺ因子，纤维蛋白溶解活动增加，血小板生成减少，使出血时间延长而发生出血性脑血管病。

（4）**降低脑血流量**：通过刺激脑血管平滑肌收缩或改变脑代谢，而降低脑血流量。

（5）**脱水**：饮酒后利尿增强（抑制垂体抗利尿素分泌）而致脱水，由于脱水，血液浓缩，有效的血容量和脑血流量减少，血液黏度增加，促发脑血栓形成。

过量饮酒有害。不过，如果身体健康，适量间断的饮一些低浓度的黄酒、啤酒、葡萄酒也是无可非议的。

饮酒与心血管疾病有什么关系

酒精可直接引起心肌损害，使心肌细胞及间质水肿和纤维化，引起心肌收缩力降低，临床上可表现为心脏普遍性扩大，酷似扩张型心肌病病人，可出现各种心律失常，如室性期前收缩、心房颤动等。由于心肌舒缩功能障碍，可出现心功能不全的症状。左心功能不全可引起肺瘀血和肺水肿，病人会出现心悸、劳力性呼吸困难、咳嗽，重者夜间不能平卧，咳粉红色泡沫样痰，若不及时处理可以因心力衰竭致死。严重心功能不全时，会产生体循环瘀血的症状，病人可表现尿少、下肢水肿、肝大、颈静脉怒张、腹水等现象。

酒精对血管有明显的作用，急性饮酒可使心率及心输出量增加，左心室收缩功能下降，收缩压升高，脉压加大，心脏前负荷及外周血管阻力下降，皮肤血管扩张而内脏血管收缩，心肌耗氧量增加，因此冠脉血流增加。适量饮酒可降低冠心病的死亡率，而大量饮酒则可导致某些心脏并发症。

并发症之一是所谓"假日心脏"综合征。这种病人可出现心律失常，这可能是心肌病的一个症状。早期的酒精性心肌病可以逆转，但如不戒酒则可发生充血性心力衰竭及心律失常。尸检可见心脏扩大，心室扩张、肥厚及附壁血栓，即使冠状动脉毫无狭窄，亦可出现心肌梗死。最近有人研究了少量酒精对无心脏病史的饮酒者的心脏电生理的影响，发现乙醇可直接引起心律失常，其机制可能包括中枢及外围发放的交感神经冲动加强或不同步，且与醉酒后欣快症有关。

习惯性饮酒也可伴有高血压。研究表明，长期定量饮酒者饮酒量有一阈值，超过该值时可发生高血压。动物实验显示酒精能直接使血管收缩，导致血压相应升高，而增加血管破裂的机会。研究发现，每日饮酒两杯以下者的血压与非饮酒者差别很小，而超过 3 杯者的收缩压及舒张均明显升高，停止饮酒后血压恢复正常。血压升高的原因可能与饮酒后血浆皮质醇、肾素，醛固酮和精氨酸加压素水平升高及肾上腺素能神经活动加强有关。

如果临床上出现心力衰竭、心律失常，而无常见的风湿性、冠状动脉性、高血压性、肺源性、先天性心脏或心包疾患，患者又有长期饮酒的历史，应考虑酒精性心肌病，并与以上各种心脏病进行鉴别。

患者应早期戒酒，并避免过度劳累或感染。服用普萘洛尔，每次 10 毫克，每日 3 ~ 4 次，可减轻肥厚心肌的收缩作用，有助于减轻症状。

饮酒与神经系统疾病有什么关系

酒精对神经系统的药理学作用主要是醉。酒精对神经系统的作用包括直接中毒、成瘾后戒断状态、脑血管意外，醉后外伤，以及继发性营养缺乏和肝脏损害。

酒后行为综合征系酒精中毒的并发症。病人在滥用酒精、镇静药或致幻剂醒来时，不认识周围的环境，仍然部分地或完全地失去意识联系、行为异常、孤僻、伤害自己和他人。乙醇是酒类的重要成分，过量饮酒往往引起急性中毒（即醉酒）。酒精中毒一般可分为三期，即兴奋期、共济失调期与昏迷期。

如果乙醇血浓度超过一定限度，可因呼吸麻痹而导致死亡。

酒精最主要的作用是抑制中枢神经系统，主要表现为严重的视力减弱、复视、肌肉活动不协调，以及延长对光或声反应的时间。随着饮酒量的增加，饮酒者会出现全身麻醉各阶段的表现。

酒精与酒精性癫痫有什么关系

酒精对中枢神经系统的直接毒性作用导致脑萎缩。酗酒者对光刺激的敏感性明显增加。酗酒增加了脑外伤及脑梗死的机会。酒精中毒者常伴有睡眠障碍，而剥夺睡眠是已知的一种重要癫痫诱发因素。酗酒导致中枢神经抑制性神经递质减少，有癫痫样抽搐的酗酒者，其脑脊液中 γ-氨基丁酸的水平低于无抽搐的酗酒者。饮酒导致膜受体病变，而膜受体是癫痫发作的重要原因。

诊断酒精性癫痫时往往很难与迟发性隐源性癫痫合并酗酒相区别。酒精性癫痫的抽搐几乎总是全身性强直-阵痉挛性发作，在戒酒期间常存在幻觉、虚弱、胃肠功能失调、失眠、厌食、震颤等。在抽搐发作期间及剥夺睡眠时记录脑电图，其癫痫样放电率一般小于10%，并不比正常人群高。而对光刺激的异常反应率高，约为42%。癫痫合并酗酒者虽也有发作性抽搐，但其异常脑电图率较高，而且一般无上述戒酒期间的表现。对仅在戒酒期间出现抽搐者，目前不主张长期抗癫痫治疗。出现发作性意识模糊状态时，静脉注射地西泮可立即中止发作，卡马西平可有效地预防发作。

酗酒后，由于乙醇对肝脏的毒性作用使肝脏对抗癫痫药物的解毒能力降低，而且酒精可加速苯妥英钠的排泄，导致血浆有效抗癫痫药物浓度降低，再加上酗酒者多不遵照医嘱口服抗癫痫药物，故酒精性癫痫往往成为难治性癫痫。

喝酒也能喝出精神病吗

由于近年来喝酒的人数和人们喝酒次数的逐渐增多，导致目前酒精依赖患者数量明显上升，安定医院每个病房里都住进了酒精依赖引起的精神障碍患者，这类精神病患者已占到住院患者总数的近 10%。

酒精依赖、药物依赖、吸毒等活性物质依赖，能引起人的精神障碍。近几年来，酒精依赖患者呈现逐年上升趋势。酒精依赖已被列入精神病的一大类别，酗酒使人对酒形成心理及躯体上的依赖，发生人格的改变、思维的紊乱。

近年来，随着人们在现代生活中社交活动、会亲访友聚餐饮酒的增多，泡酒吧、夜生活的增多，以及随着生活条件的改善，一家人、独自一人喝酒的机会增多。一些人喝酒喝没了工作，喝垮了家庭，把自己也喝进了精神病医院。

酒精依赖问题不可忽视，饮酒者一定要有自控能力，以防因酒伤体伤神。一旦发现有了酒精依赖疾患，最好到精神病专科医院去诊治，以免延误病情。

"酒精依赖"也是病吗

适量饮酒既有益于身体，又可增进感情。但饮酒过量就会成为酗酒者，进而成为酒精依赖者。酒精依赖也是病。遗憾的是，许多嗜酒者并没有认识到这一点。

饮酒有四个阶段。前三个阶段分别是社交性饮酒、酒滥用饮酒和危害性饮酒。它们虽然都有不同程度的醉酒，但饮酒者还都是可以控制自己的言行，一般不构成疾病，而且酒后不产生危害家人和社会的行为。第四个阶段才是"酒精依赖"，此时已经形成一种疾病，不饮酒就等于断了他们的"食粮"。对于这一阶段的病人最危险的事情不再是酒精对身体的危害，而是突然中断喝酒。到了这一阶段，要想根治疾患往往不是取决于医生的临床治疗，很大程度上是需要依靠酒精依赖者的毅力和决心。他们要有比正常人多得多的毅力去耐得住无酒的日子，尽可能地回避酒场合乃至酒话题。

少量喝酒会降低人的纠错能力吗

很多人认为酒喝多了醉的是身子，但头脑还是清醒的，心里知道自己的行为是否正确，但荷兰科学家的研究表明，即使是两杯葡萄酒下肚，也会使人"不识好歹"的可能性大大增加。

荷兰阿姆斯特丹大学和莱顿大学的研究人员对一些男性志愿者进行了试验，让其中部分人喝酒，喝到血液中酒精含量为 0.04% ～ 0.1% 时为止。这些人喝得并不算多，血液酒精含量 0.04%，相当于不到 1 小时内喝两杯葡萄酒的效果。作为对照，另外一些试验对象饮用了普通橙汁。随后，志愿者们被要求辨认电脑屏幕上时隔数秒出现的各种箭头的方向。研究发现，没有喝酒的人如果在判断某个箭头方向出现明显错误时，他们在下一次测试中会放慢节奏，更加小心。然而喝酒者却不会对错误做出反应并调整自己的判断，他们甚至没有意识到出了错。

研究显示，喝酒的志愿者们大脑前扣带皮质活动显著减弱。前扣带皮质是大脑中的一块特定区域，负责监测认知过程中出现的错误。实验发现，即使只少量喝酒，也会使人前扣带皮质产生的脑电波减弱 1/3。

此前进行的一些类似研究基本集中在喝酒对整个大脑活动的影响上。荷兰科学家的研究成果意味着，大脑特定区域的活动可能也会受到酒精的抑制。专家们认为，该发现从一个新角度揭示了喝酒可能给开车等造成的负面影响。

饮酒与低血糖有什么关系

饮酒与症状性低血糖的关系早在 50 多年前就首次被报道，当时把低血糖发作的原因归之于饮用变质或污染的酒。直到近年来才对酒精引起低血糖的重要性、发病机制及各种临床表现有了较全面的认识。

饮酒所致的低血糖在世界各国均有发生，多见于贫穷落后、营养不良的地区或酒类消费高的国家，如法国、英国。多数病人虽发生了饮酒所致的低血糖，但往往未能被认识及诊断，故难以估计真正的酒精引起低血糖的发生率。此种低血糖可发生在任何年龄，但大多数是中年人。男性发病率较高，是女性的 3 倍。儿童饮酒后极易发生低血糖。

根据临床症状和发病机制的不同，酒精引起的低血糖可分酒精引起空腹低血糖、饮酒增强了药物性低血糖、长期酗酒的原发性反应性低血糖、饮酒所致的反应性低血糖。此外，饮酒还可增加口服糖耐量的胰岛素分泌，从而增加了发生反应性低血糖的倾向。正常人空腹进食酒与蔗糖的混合食物时有10%～15%的人发生低血糖。在进食酒类和易消化的碳水化合物，如面包组成的食物时也是如此。然而蛋白质、脂肪或不吸收的植物纤维食物则有保护作用。

饮酒引起低血糖的患者，血浆胰岛素水平一般均低于正常。个别病例的胰岛素水平可在正常范围，在做糖耐量试验时有不成比例的胰岛素水平升高，提示可能有对胰高血糖素的促胰岛素释放反应增强。这些病人有内源性胰高血糖素水平上升。已知外源性胰高血糖素对饮酒所致的低血糖患者的血糖无升高作用，故治疗时不能用来替代静脉注射葡萄糖，使血糖恢复到正常和恢复病人的意识。这时，胰高血糖素的促胰岛素释放作用也消失，可归因于低血糖对胰岛素释放的直接抑制。

由于中度血糖水平下降可引起大脑功能减退，其本身尚不足以产生脑功能紊乱，但与酒精引起的轻度脑损害作用累加，则产生明显的大脑功能抑制作用，这种协同作用尤其是在慢性酒精中毒者中十分重要。

在急性发作时，诊断酒精所致的空腹低血糖并不困难，只要想到有发生低血糖的可能性，及时做必要的化验。因此，醉酒或饮酒后有明显症状的人，血糖测定如同乙醇测定一样应作为常规。

根据饮酒后发生的低血糖症状与体征，如头晕、出冷汗、乏力、皮肤苍白、心动过速、手抖或有定向障碍、意识不清、昏迷等，同时证实有低血糖伴酒精血症，有代谢性酸中毒、酮血症和高乳酸血症，更有助于确定诊断。但后几种代谢异常并非一成不变。少数饮酒所致的复发性低血糖，尤其是有高胰岛素血症的自发性低血糖，如不借助血浆胰岛素的测定要与各种类型和自发性低血糖相区别是困难的。

为了尽快地使血糖恢复正常，急性低血糖的治疗应立即静脉输注葡萄糖，注射后病人意识仍未恢复或恢复不完全者应静脉注射氢化可的松和持续点滴葡萄糖，直到患者神志清醒并能自己进餐。虽然不少病人处于病危状态，但经及时合理的治疗，一般恢复完全，无明显的后遗症。乙醇引起低血糖的死亡率在成人为10%，儿童约25%。然而随着对此病的认识深化和早期合理治疗，死亡率将会不断下降。

为什么嗜酒者容易发胖

白酒中含的主要成分是乙醇。虽然乙醇对于人体来说没有什么营养价值，但乙醇属于纯热能物质，每克乙醇能产生 28 ～ 30 千焦的热能，产热量仅次于脂肪。当乙醇进入人体后，可以很快地在体内氧化并释放出热能。再加上人们习惯在饮酒时炒上几个好菜，长期嗜酒者就在这不知不觉中变得胖起来。当然也有些酗酒者在喝酒的时候很少进食，有时一醉甚至几餐不吃饭，这样的人发胖的可能性就比较小。

啤酒号称"液体面包"，每瓶啤酒（750 毫升）能产生 1 050 ～ 2 092 千焦的热能。啤酒中的乙醇含量虽然不高，但氨基酸含量却非常丰富。也正是因为啤酒中的乙醇含量低，使那些嗜酒者在饮用啤酒时常常失去必要的警觉。如果说饮用白酒时人们喜欢选用小杯的话，而在饮用啤酒时则经常是用大杯或瓶（罐）来计量，因此每次啤酒的饮入量明显高于白酒。啤酒中的啤酒花、鲜酵母及适量的二氧化碳都可以促进食欲，营养丰富再加上量的帮助，发胖也就不是一件困难的事了。

研究发现，乙醇会减慢体内脂肪新陈代谢的速度，这也可能是造成嗜酒者肥胖的一个原因。

饮酒与瘙痒性皮肤病有什么关系

大多数皮肤病都有程度不同的瘙痒。有些疾病如湿疹、神经性皮炎、瘙痒症等，突出的自觉症状是剧烈的瘙痒，病人常诉说奇痒难忍。酒精对这类疾病来说是一个明显的促发或加重因素。

这类疾病的瘙痒多顽固而严重，往往在白天集中精力工作时痒感较轻，称为"微痒"或不痒，而在夜间则"奇痒难忍"，影响患者睡眠和休息。第二天，病人则昏昏沉沉、无精打采、工作效率低。

由于瘙痒严重，患者往往不住地用手搔抓，直至抓出血，以痛感代之痒感而后快。搔抓的结果，使皮损变得越来越肥厚、粗糙，甚至呈皮革样，称为"苔藓样变"。增厚的皮肤压迫皮肤的神经末梢，通过传入神经传入大脑，而产生痒感。这样一痒就抓，越抓皮肤越厚，越厚就更痒，因而形成恶性循环，使疾病迁延难愈。

临床上可以看到，饮酒后这些疾病可复发或者加重。因酒有兴奋、刺激及扩张血管等作用，所以病人饮用后可使皮损的渗出加重，以至于更加红肿、糜烂、渗出，并且易出现更加严重的瘙痒。

如病人能忌酒、忌搔抓等刺激，再配合药物治疗，则可使病情迅速好转或痊愈。镇静止痒可给苯海拉明、氯苯那敏等抗组胺药物。对红斑、丘疹、糜烂性皮肤损害，可酌情给予炉甘石洗剂或抗炎性糊剂（如新霉素糊剂）。慢性肥厚性损害可给焦油类软膏或肤疾宁、丁苯羟酸等硬膏。病人应忌酒及刺激性饮食，忌搔抓皮损。

饮酒与皮脂腺分泌障碍性疾病有什么关系

皮脂腺分泌障碍性疾病，包括皮脂溢出症、脂溢性皮炎、痤疮、酒渣鼻。这类疾病的发生与皮脂腺分泌障碍有关，但其确切病因尚不十分清楚，可能与性激素平衡紊乱、内分泌失调、胃肠功能及血管舒缩功能障碍有关，微生物（如痤疮杆菌等）、寄生虫（如毛囊蠕形螨）在发病上也起了重要作用。

中青年易患本类疾病，其表现为头面部皮肤油腻、毛孔扩大，出现红斑、丘疹、脓疱、黑头粉刺等。头皮可有弥漫性灰白色糠状脱屑伴有明显的瘙痒感，久之毛发可脱落，形成脂溢性脱发或脂秃。鼻部也可出现红斑、丘疹、脓疱，称为酒渣鼻。晚期病人鼻部皮脂腺过度肥大而臃肿变形，称为鼻赘。饮酒可刺激皮脂腺，使之分泌增加，皮肤血管扩张，因而诱发这些疾病发作或加重。临床上，病人饮酒后出现明显的瘙痒，皮疹增多，头面部皮肤更加油腻、光亮、潮红，酒渣鼻变得更明显。

患者应忌酒及刺激性饮食，多吃新鲜蔬菜及水果，保持大便通畅。甲硝唑有杀蠕形螨的作用，对治疗丘疹脓疱性损害有效，甲硝唑每次 0.2 克，每日 3 次，连服 1 周。复合维生素 B、维生素 B_2、维生素 B_6 等也常被使用。

维生素 A 酸外用制剂治疗，也有较好的疗效。

嗜酒为什么要当心股骨头坏死

酒能引起胃溃疡、脂肪肝、肝硬化等，但恐怕很少有人知道酒也是成人非创伤性股骨（大腿中的长骨）头缺血坏死的罪魁祸首。

股骨头缺血性坏死致残率相当高，以往认为多由滥用激素引起。但北京某医院随机收集调查了 1996—2000 年的 306 例成人非创伤性股骨头缺血坏死发现，由过量饮酒引起者有 139 例，占 46%，远高于激素引起的 34%。

酒精性股骨头坏死是一种成人病，亦是生活习惯病。调查显示，过度饮酒导致股骨头缺血坏死的发生率为 5.1%，每周酒精摄入量超过 400 毫升就可能发生股骨头缺血坏死。所以，应倡导健康的行为和生活方式，解除酒精依赖性，保护髋关节。

嗜酒者容易骨折吗

一般来说，少量饮酒（每天不超过 100 毫升）对人体有舒筋活血的功效，能减少心血管病的发生。一些从事体力劳动的人劳累后喝上两盅，觉得格外舒适。然而如果嗜酒无度则会损害许多器官，造成全身性损害。嗜酒的人尤其容易发生骨折，比如一些对正常人不造成骨折的外力都可以引起嗜酒者发生骨折。这是什么缘故呢？让我们来看看酒精与骨代谢的关系，从中即可得出答案。

钙、磷代谢和骨代谢有着密切关系。在正常情况下，血钙浓度和血磷浓度维持在一定水平，使得钙、磷乘积保持在 40 左右，这样就有利于钙和磷在骨的有机质中先形成胶体的磷酸钙，再沉淀成骨盐，从而保持骨的坚硬度。

长期嗜酒妨碍十二指肠内的钙代谢，而且嗜酒的人尿中排出的钙和磷酸盐均增加，所以检查这些人的血液时，可发现血钙、血磷浓度减低，这时沉积在骨组织中的钙和磷就从骨中释放出来以维持血中钙、磷浓度的恒定，从而造成骨质疏松，使骨骼变得松脆容易骨折。从嗜酒人的骨骼 X 线片上可看到他们普遍发生了骨质疏松。

除此之外，酒精对大脑和周围神经有直接毒害作用，轻度可致思维和情感障碍，严重者可引起瞌睡甚至精神错乱、走路不稳，容易发生事故，造成骨折或其他损伤。

酒精与贫血有什么关系

循环血液的红细胞数或血红蛋白量低于正常数量时称为贫血。长期嗜酒者往往会造成贫血。

据研究证明，酒精对身体的造血系统有极为严重的影响。检查发现，嗜酒者血清中的含铁量竟然比普通人多 1 倍（正常值为 80 ~ 150 微克）。患者血清中的铁积累得如此之多，表明其造血功能已经遭受到了严重的影响，以致无法使铁得到充分利用。所以红细胞由于常规的生理性破坏，而使造血功能发生供不应求，破坏和再生失去平衡从而引起贫血。如给患者做骨髓穿刺涂片，显微镜下可见骨髓的红细胞出现细胞变性及巨幼红细胞。也有临床研究指出，大量酗酒可使血液循环中的红细胞发生溶解，而出现严重的溶血性贫血。也有报道说，长期饮酒易造成对铁的吸收发生障碍，以致引起缺铁性贫血。

嗜酒者患贫血后，表现为面色苍白、头晕，疲乏、虚弱、心悸、呼吸困难，且易出汗、失眠、记忆力减退，重者可发生水肿、心绞痛。诊断上，可根据饮酒史，查周围血的红细胞总数及血红蛋白定量，如均为低值水平即可诊断，但应与其他原因引起的贫血相区别。防治方法以戒酒为主，给予适量的铁剂及高蛋白、高维生素饮食等。

烟酒与男性不育有什么关系

许多男子从青少年时代起就养成了吸烟、酗酒的习惯，久而久之，成了顽固的"烟民"或"酒鬼"。殊不知这会引起终生不育。

首先，烟、酒均可损害男性的性功能，从而引起男性不育。吸烟是引起男性的动脉血管受损，尤其是动脉粥样硬化的常见危险因素。动脉粥样硬化后，阴茎血压指数明显下降，血液输入明显减少，从而诱发勃起功能障碍。饮酒对男性性功能也有十分有害的影响。酒精可严重地损害睾丸间质细胞，抑制睾酮的合成，使雄激素水平降低，导致严重的勃起功能障碍。

其次，烟、酒均可直接损害性腺和精子。精子的产生依赖于性腺，主要是睾丸的功能。同时，精子的生成表现为细胞数的急剧增殖和细胞的分化与成熟，这一过程需要大量的脱氧核糖核酸和蛋白质，而香烟的烟雾浓缩物中含有诱发细胞畸变和阻碍淋巴细胞合成脱氧核糖核酸的物质，这对精子的发生、成熟和畸形精子的比例都有明显的影响。研究表明，吸烟者精液中畸形精子的比例远远高于不吸烟者。酒精通过毒害睾丸等生殖器官，引起血清睾酮水平降低，从而引起性欲减退、精子畸形，导致男性不育。

很多男性对饮酒和吸烟的问题不以为然，认为在准备生育前适当控制就可以了，忽略了这种不健康生活方式对身体的阶段性影响。酒精对人体肝脏和男性睾丸的直接影响人所共知。研究发现，慢性酒精中毒的患者会出现睾丸萎缩，导致精液质量下降。因此，醉酒一次让男性精子受到的伤害并非一两天就能恢复，如果要恢复到喝酒前的精子质量，至少需要3个月。有生育计划的男子起码要在醉酒以后3个月才可让妻子受孕，以保证胎儿的健康。

酒易使人眼睛充血伤目吗

酒的主要成分是乙醇，饮酒过多后全身皮肤会发红发热，在眼部则表现为眼球结膜充血。若结膜经常充血，局部组织营养欠佳，易发生慢性结膜炎等，B族维生素是眼睛的重要营养物质，大量饮酒造成体内B族维生素的不足，从而导致角膜干燥，视神经炎或晶状体混浊。酒中含的甲醇对视网膜也有明显的不良反应，另外酒还能直接影响视网膜，阻碍视网膜产生感觉视色素，导致眼睛对适应光线能力的下降。喜欢喝酒的人酒后两小时之内，黑暗中辨别东西的能力大受影响。患有青光眼的人醉酒后，交感神经兴奋性增强，瞳孔放大，可使原来狭窄的眼角阻塞，引起青光眼急性发作，眼睛看不清。

酒中有害醇类（如甲醇）也会对视网膜、视神经有明显的毒害作用，若饮酒过多，酒中的有害成分能使视神经萎缩，严重者甚至可导致失明。此时看电视对眼睛非常不利，因为电视系直接光源，对眼睛的刺激力很强，况且电视机的显像管会放出定量的 X 射线，能大量消耗视网膜中视杆细胞的视紫红质，导致视物模糊。看电视可使视力衰退，而饮酒又损害视神经，二者同时进行等于火上浇油，对视力大有损伤。

空腹饮酒易患结肠癌吗

空腹饮酒即使酒量不多，对人体的身体都是有害的。因为酒下肚后，其中的酒精 80% 是由十二指肠和空肠吸收，其余由胃吸收，一个半小时的吸收量可达 90% 以上。饮酒后 5 分钟，人体的血液就有了酒精，当 100 毫升血液中酒精的含量达到 200 ～ 400 毫克时，就会出现酒精中毒。400 ～ 500 毫克时，就会引起大脑深度麻醉甚至死亡。因为空腹时胃里没有食物，酒精就会直接刺激胃壁，引起胃炎，重者可能导致呕血，时间长了还会引起溃疡病。为此，在饮酒之前应先吃些食物，如牛奶、脂肪类食物，或先吃点菜肴。特别是做过胃切除手术的人饮酒不要过量，以免发生急性或慢性酒精中毒。

美国哈佛大学的一项研究发现，那些为减肥而节食的人腹内空空时每天仍饮酒达 2 ～ 3 次，其患结肠癌的几率是正常人的 3 倍。研究人员认为，节食造成的营养不良和酒精摄入过多是结肠癌发病最主要的原因。因为节食或少进食常导致氨基酸和叶酸严重缺损，而且酒精阻碍了蛋氨酸和叶酸的吸收，从而导致结肠癌发生。研究又发现，在节食过程中饮酒，如果适量补充维生素制剂或摄取足够的营养，将对预防结肠癌有一定作用。

35 岁以上者空腹时最好不要饮酒，也不要吸烟，这才是预防肠癌或其他疾病的最有效办法。

为什么酒后不宜喝浓茶

不少人酒后爱喝浓茶，他们认为酒后喝一杯浓茶有解酒和有益健康的作用，其实这是一种误解。中医学认为，酒味辛，入肺，肺主皮毛，肺与大肠相表里，饮酒应取其升阳发散之性，使阳气上升，肺气更强，促进气血流通。茶味苦，属阴，主降，若酒后饮茶会将酒性驱于肾。肾主水，水生湿，湿被燥，于是形成寒滞。寒滞则导致小便频浊、勃起功能障碍、睾丸疼痛、大便燥结等症。

现代医学通过饮酒后喝茶人的生理生化变化证实了这一点，人们饮酒后酒中乙醇通过胃肠道进入血液，在肝脏中转化成为乙醛，再转化成乙酸，由乙酸分解成二氧化碳和水而排出。而喝茶，茶叶中的茶碱可以迅速地对肾发挥利尿作用，从而促进尚未分解的乙醛过早地进入肾脏内。乙醛是一种对肾脏有较大刺激性的有害物质，而肾脏并无此解毒功能，所以会影响肾功能，经常酒后喝浓茶的人易发生肾病。不仅如此，酒中的乙醇对心血管的刺激性很大，喝下同样高浓度且有兴奋心脏作用的茶，双管齐下，更增强了对心脏的刺激，所以心脏病患者酒后喝茶危害更大。

几乎没有一个品牌的酒会列出整瓶酒有多少酒精单位，一般只会标出酒精浓度。那么酒精单位该如何计算呢？下面一个公式可以帮助大家找出答案：瓶上标示的酒精浓度（只取数字）× 所喝的分量（以升计）＝酒精单位（约数）。例如，一罐5%酒精浓度的330毫升啤酒，大概有 $5 \times 0.33 = 1.65$ 个酒精单位。一瓶12%酒精浓度的750毫升红酒或白酒，大概有 $12 \times 0.75 = 9$ 个酒精单位。由此可知，一天之内喝两罐啤酒，或2/3瓶红酒或白酒，就是每天酒精单位的摄取上限。

所以，每次喝酒之前，尤其是节日应酬增多的情况下，您不妨依照这个公式做个预算。

（1）啤酒：以酒精浓度5%计，男士每天上限800毫升（以每罐330毫升计，约2.5罐）。

（2）红酒或白酒：以酒精浓度11%计，男士每天上限360毫升（以每杯160毫升计，约2杯）。

（3）白兰地、威士忌、伏特加：以酒精浓度40%计，男士每天上限100毫升（以每杯20毫升计，约5杯）。

此外，同一种酒的酒精浓度也有不同，如果酒精浓度较上述例子高，摄取上限就需要适当下调。以上计算方法仅是人体所能承受酒精浓度的上限，还是尽量少喝为佳。

为什么说少量饮酒有益健康

虽说"无酒不成席",同时,酒也是"穿肠毒药",过量饮酒带来的危害也不少。每年不知有多少人因喝酒造成了意外,多少人把命断送在这酩酊酣热之际,多少健康消失在瓶罐之间。

但是,美国哈佛大学医学院的一项大规模流行病学研究也指出,每周至少饮酒 3 ~ 4 次的男性,可以大幅降低罹患心肌梗死的概率。即使每天只喝半杯酒也足以降低心脏病发的风险,不论是啤酒、红酒、白酒或烈酒都一样有效,是否于进餐时饮酒或单独饮酒对此都不造成影响。科学家在 12 年的随访调查中发现,那些每周饮酒 3 ~ 4 次,每次限量 1 杯的男性罹患心肌梗死的概率最低,比每周饮酒一次以下或完全不喝酒的人低 32%。科学家表示,姑且不论饮酒的优缺点,令人诧异的是,饮酒频率似乎是降低心脏病发病的惟一因素。可见定时定量的饮酒对健康有好处,因为适量酒精会提高体内高密度脂蛋白的水平,稀释血液,防止血栓形成。少量酒精可以在人体内分解迅速,对红细胞的影响也十分短暂。但这并不是提倡大家每天酗酒,如果每天豪饮,不但不能降低患病风险,反而严重危害健康。

酒最核心的化学物质是酒精,常说的醉酒,实际是酒精中毒。因为酒精在体内 90% 以上是通过肝脏代谢的,其代谢产物及它所引起的肝细胞代谢紊乱,是导致酒精性肝损伤的主要原因。据研究,正常人平均每日饮 40 ~ 80克酒精,10 年左右便可出现酒精性肝病;如平均每日 160 克,8 ~ 10 年就可发生肝硬化。

为什么服药时不宜饮酒

饮了酒就不要接着服用下列药物。

(1) 大量饮酒并服用巴比妥类中枢神经抑制药会引起严重的中枢抑制。当饮用中等量的酒并同时服用镇静剂量的巴比妥类药物就会引起明显的中枢抑制，使病人的反应能力低下，判断及分析能力下降，出现明显的镇静和催眠效果，如再加大用量可导致昏迷意外。

(2) 精神安定药氯丙嗪、异丙嗪、奋乃静、地西泮、氯氮平，以及抗过敏药物氯苯那敏、赛庚啶、苯海拉明等如与酒同用，对中枢神经亦有协同抑制作用，轻则使人昏昏欲睡，重则使人血压降低，产生昏迷，甚至出现呼吸抑制而死亡。

(3) 在服用单胺氧化酶抑制药时，人体内多种酶的活性会因此而受到抑制，此时饮酒会因其分解酒精的酶系统受抑制而使血液中的乙醛浓度增加，导致乙醛中毒，出现恶心、呕吐、头痛、血压下降等反应。酒精还有诱导增加药物分解酶的作用，可使抗凝血药的作用时间缩短。

(4) 酒精对凝血因子有抑制作用，使末梢血管扩张。所以，酒与抗凝血药不宜同时服用。

(5) 酒精的药酶诱导作用可使利福平分解加快，对肝脏的毒性增强。还可使苯妥英钠、氨基比林等药物的分解加快，从而降低了药物的作用。

(6) 糖尿病患者服药期间应戒酒，因为少量的酒即可使药酶分泌增多，使降血糖药物胰岛素、格列本脲等的疗效降低，以致达不到治疗效果。如果大量饮酒会抑制肝脏中药酶的分泌，使降糖药的作用增强，导致严重的低血糖反应，甚至昏迷死亡。

(7) 心血管疾病患者服药时应戒酒，以免出现严重的不良反应。服用硝酸甘油的患者如果大量饮酒会引起胃肠不适、血压下降，甚至会发生昏厥。

(8) 高血压患者如果既饮酒又服用胍乙啶、肼屈嗪等降压药或呋塞米、依他尼酸、氯噻酮等利尿药，均会引起体位性低血压。服用帕吉林时则反应更为严重，会出现恶心、呕吐、胸闷、呼吸困难等，甚至会出现高血压危象。

(9) 酗酒会增加和诱发多种药物的不良反应。酗酒者会发生酒精性肝炎，如再服用氨甲蝶呤会干扰胆碱合成，加重肝损伤，使谷丙转氨酶升高，引起肝昏迷和呼吸抑制。

(10) 酒精和阿司匹林都能抑制胃黏膜分泌，增加上皮细胞脱落，并破坏胃黏膜对酸的屏障作用，阻断维生素 K 在肝脏的作用，阻止凝血酶原在肝脏中的形成，引起出血性胃炎，促使胃出血加剧或导致胃穿孔等严重后果。

(11) 酒与磺胺类药物同用会增强酒精的神经毒性。而灰黄霉素与酒同用则易出现情绪异常及神经症状。酒与地高辛等洋地黄制剂同用，可因酒精降低血钾浓度的作用，使机体对洋地黄药物的敏感性增强而导致中毒。

为什么酒喝多了不能"抠喉咙"

一些贪杯好酒的人士有过这样的经历，喝多了之后到洗手间"抠喉咙"催吐，呕吐之后感觉好受一些，甚至可以继续喝酒。这属于"危险动作"，极易引起急性胰腺炎，甚至危及生命。

贪杯好酒之人用自己的手指刺激咽喉"催吐"会导致腹内压增高，使十二指肠内容物逆流，从而易引发急性胰腺炎。胰腺分泌的胰液本来是一点点进入胃部，帮助消化，但是急性胰腺炎将导致腐蚀性很强的胰液大量增加，并进入腹腔，腐蚀肝胆胰脾等内脏。重症胰腺炎的临床死亡率在60%以上。

喝酒宜慢饮，切忌空腹饮酒，如果饮酒过量，不能使用镇静药或催吐，可适当吃些清凉新鲜的水果，能有效缓解稀释肠胃内乙醇的浓度，从而减轻"醉态"。

饮用啤酒有什么禁忌

(1) 忌饮用过量：长期过量饮用啤酒会导致体内脂肪堆积而阻断核糖核酸合成，进而造成"啤酒心"，影响心脏功能和抑制破坏脑细胞。

(2) 忌大汗之后饮用：人们剧烈运动后汗毛孔扩张，此时如大量饮用啤酒，将导致汗毛孔因骤然遇冷而急速闭塞，造成体温散热受阻，容易诱发感冒等疾病。

(3) 忌与烈性酒同饮：有的人在饮烈性酒时同时饮用啤酒，结果引起消化功能紊乱，造成酒精中毒。但这属个别情况。

(4) 忌饮微生物造成的浑浊啤酒：买来的散装啤酒或瓶装鲜啤酒，放在室温下时间长了细菌就会得到繁殖，其中的乳酸菌和醋酸菌会使啤酒变酸变浑，如再污染上大肠埃希菌或真菌，饮后会使人患病。

(5) **忌饮变质、变色啤酒**：在生产过程中，由于生产工艺等方面的问题，啤酒受到杂菌的污染，或夏季温度较高氧化反应加速，或超期存放啤酒，就可能变色、变浑，发生沉淀、变质、变味等现象，饮用即会中毒。

(6) **忌饮用热水瓶贮存的啤酒**：热水瓶内积有大量的水垢，当啤酒存放瓶内后，水垢中所含的汞、镉、砷、铅等成分即被啤酒中的酸所溶解。这样的啤酒对人体有害，常饮会导致金属中毒。

(7) **忌饮冷冻啤酒**：夏季啤酒饮用的最佳温度是 18℃左右，饮冷冻后的啤酒会因温差太大导致胃肠不适，引起食欲缺乏或腹痛。

(8) **忌啤酒对汽水饮用**：因为汽水中含有二氧化碳，啤酒中原本含有二氧化碳，再对入汽水饮用，过量的二氧化碳便会更加促进胃肠黏膜对酒精的吸收。因此，用汽水冲淡啤酒饮用的方法会事与愿违的。

(9) **忌用啤酒送服药品**：啤酒与某些药物混合会产生不良反应，特别是对抗生素、降压药、镇静药、抗糖尿病等药物的不良反应更为明显。

(10) **忌消化系统病患者饮用**：慢性胃炎、胃溃疡及十二指肠溃疡等病患者如经常饮用啤酒，酒中的二氧化碳极易使胃肠的压力增加，诱发胃及十二指肠球部溃疡穿孔。

(11) **忌饮用时吃腌熏食品**：腌熏食品中含有机胺及因烹调不当而产生的多环芳烃类苯并芘、胺甲基衍生物。当大量饮用啤酒并食入腌熏食品时，人体血铅含量就会增高，上述有害物质会与其结合，极易诱发消化道疾病。

(12) **忌空腹多饮冰镇啤酒**：由于空腹、啤酒甚凉，多饮易使胃肠道内温度骤然下降，血管迅速收缩，血流量减少，从而造成生理功能失调，影响正常的进餐和人体对食物的消化吸收。同时，还会使人体内的胃酸、胃蛋白酶、小肠淀粉酶、脂肪酶的分泌大大减少，极易导致消化功能紊乱。胃肠受到过冷刺激，变得蠕动加快，运动失调，久而久之则易诱发腹痛、腹泻及营养缺乏等症。

(13) **忌运动后饮啤酒**：人在剧烈运动后立即喝一杯清凉味美的啤酒感到再惬意不过了，其实这样做有害健康。因为剧烈运动后饮酒会造成血液中尿酸急剧增加，使尿酸和次黄嘌呤的浓度比正常情况分别提高几倍。尿酸是体内高分子有机化合物被酶分解的产物，当血液中尿酸异常高时，就会聚集于关节处，使关节受到很大刺激，引起炎症，从而导致痛风。所以，剧烈运动后不宜饮啤酒。

（14）忌食海鲜饮啤酒：食海鲜时饮用啤酒有可能发生痛风。痛风即身体无法排泄过多的尿酸，尿酸沉积在关节或软组织内而引起发炎。当痛风发作时，不但被侵犯的关节红肿热痛，甚至会引起高热。久而久之，患部关节会逐渐被破坏，同时还可能引起肾结石和尿毒症。这是因为大多数海鲜食物会给身体制造过多的尿酸，而海鲜食品却常常被当作饮用啤酒时的美味佳肴，这是令人担忧的。

为什么说借酒浇愁不可取

人喝"闷酒"伤身。人在情绪异常时，机体各系统的功能都处于低下状态。如长期处于抑郁状态的人，其体内T淋巴细胞、巨噬细胞及自然杀伤细胞（即对抗肿瘤起重要作用的3种免疫细胞）的功能极度低下，就容易诱发癌症。有人曾对2 020名中年人进行17年随访，结果表明，在研究之初的心理测验中抑郁分高的人，死于癌症的危险比其他人高2倍。他因此警告说，不好的情绪可能是癌症的活化剂。不仅如此，医学专家认为，许多疾病如慢性腹泻、溃疡病、肝病、糖尿病、哮喘病、高血压、冠心病、斑秃，甚至感冒等，都可能因情绪异常而发病或使病情加重，此时若再借酒浇愁，对人体的危害犹如雪上加霜，因为此时人的机体对酒精的解毒功能减弱。俗话说"借酒浇愁愁更愁"。忧虑苦闷不会因醉酒而消失，只是把愁闷暂时忘掉而已。我国古代一些名人皆因长期以酒泄愤，结果早衰而亡，甚至殃及子女。晋代诗人陶渊明嗜酒一生，临终时后悔莫及地说："后代之鲁钝，盖缘于杯中物所贻害。"古人尚且如此，今人更应明其理，慎其行，决不能"借酒浇愁"戕害己身。

为什么会发生酒精中毒

所谓酒精中毒，也称乙醇中毒，是指酒精被机体吸收后，由于其毒性作用而使人体产生的异常状态。为什么酒可醉人呢？这要看饮入的乙醇在体内的吸收、氧化、排泄过程及药理学作用如何了。

一般情况下，饮入的乙醇大约 80% 由十二指肠及空肠吸收，其余由胃吸收。在空腹时饮酒，所饮酒的 60% 于第一小时内被吸收，1.5 小时内吸收量高达 90% 以上，2 小时内吸收量达到 95%，2.5 小时内则全部被吸收。习惯饮酒的人吸收乙醇的速度可较常人为快。胃内有无食物、胃壁的情况及饮料含醇量都可影响吸收的快慢。约 90% 的体内乙醇经过一系列代谢过程，最后形成二氧化碳和水，少于 10% 由尿液、呼吸、汗液、唾液等排泄出体外。由尿液排出的醇总量不超过饮用量的 3%，饮酒 8 小时后尿液内即无乙醇。

乙醇最重要的药理作用是抑制大脑的最高级功能。高级功能受乙醇抑制后，患者自觉舒适愉快。由于一切精细的神经功能都受到抑制，思想活动及操作技术的精确度便会减退。较大量的乙醇还可抑制中枢神经系统的较低级功能。

体液含乙醇的量与症状之发生也有密切的关系，一般认为引起中毒症状的乙醇饮用量为 75 ~ 80 克，而致死剂量则为 250 ~ 500 克。饮酒后 5 分钟内血液中即有乙醇，但因其吸收较快，氧化及排泄较慢，所以乙醇即积储于血液及组织内。一次饮酒后，血中乙醇量即于 1 ~ 2 小时内达到最高峰，然后逐渐下降。不习惯饮酒者的血液最高含乙醇量常历时数小时不退，但善饮者的血液最高乙醇含量常较不习惯饮酒者的血液最高含量为低。虽然其到达高峰的速度较快，但下降也迅速，在饮酒 2 小时后即迅速下降。

为什么要警惕慢性酒精中毒

喝下的酒 80% 由十二指肠和空肠吸收，20% 由胃吸收，吸收的速度很快。据测定，5 分钟后酒精即进入血液，两个半小时被全部吸收。吸烟有害，无人不知，但对过量饮酒危害健康有些人总是认识不足。

当血液中酒精超过 0.1% 即进入醉态，醉酒伤肝不亚于轻型肝炎，而超过 0.4% 便可招致生命危险。世界卫生组织统计，全球因饮酒而死的人数超过因吸毒而死的，酒成为仅次于香烟的第二大杀手，世界卫生组织还将酒精和吗啡一起列为心理依赖性、生理依赖性和耐受性最强的毒品，其致依赖性是烟草的 3 倍，甚至远远大于可卡因和大麻。所谓酒精依赖者就是酗酒成瘾，孤僻呆痴，明知饮酒对身体健康有害仍然不能控制，只有喝了酒他们才有精神，并产生某种特殊"快感"。

酒对人体健康的损害主要表现在以下几个方面：①有双手震颤、步态不稳、四肢发麻等神经系统症状。②有记忆力减退、计算能力下降、认知功能缺损等。③导致食管癌、喉癌，以及肝、脾、肾和心血管系统的大量病变。④损害人体的生殖细胞，性功能减退、勃起功能障碍，造成后代体能和智力的缺陷等。一个人只要恶醉一次，对身体的伤害就相当于患了一场伤筋动骨的大病。有研究表明，在心血管病患者中，约 63% 的患者有过长期饮酒史。

研究表明，"酒精依赖"就是一种慢性脑疾病，酒瘾就是毒瘾，但是目前还没有找到根本解决或克服酒瘾的药物。

酒是一种文化，与民族、民俗、医药饮食、文学艺术都有密切的关系，礼尚往来，以酒助兴，少饮无害，过则伤身。世界卫生组织国际协作研究指出：为了预防酒精依赖的发生，男性安全饮酒的限度是每天不超过 20 克、女性不超过 10 克纯酒精的饮用量，我国精神专家对此给予了通俗的解释，男性每天饮酒不超过 2 瓶啤酒或 1 两白酒，女性每天不超过 1 瓶啤酒，决不可混饮。此外，每周至少应有两天滴酒不沾。

饮酒者如何选择适合自己的酒

科学饮酒法，就是根据饮酒者的年龄、性别、身体素质、经济状况、工作性质、心理状态、嗜好、所处的环境、季节、气候和所患病症等因素，选择适宜的酒类饮料，根据酒量酌情饮之的饮酒养生法。

(1) 青壮年男子适宜饮葡萄酒、啤酒、黄酒，不宜时常饮烈性白酒，若是喜欢饮白酒，每天亦不要超过 100 克。老年人适宜饮葡萄酒、啤酒，若饮白酒，每次不宜超过 50 克，以 30 克为宜。

(2) 体力劳动者为了消除疲劳，可饮适量的白酒、啤酒。脑力劳动者宜饮葡萄酒、啤酒。夏季宜饮凉啤酒、香槟酒和葡萄酒，冬季宜饮热啤酒、葡萄酒。

（3）根据不同的地域、经济状况、嗜好选择酒类。比如在我国南方各地，人们多喜欢低度酒，不喜欢饮烈性白酒。

（4）人在喜庆、心情欢畅之时宜饮低度酒类，如葡萄酒、啤酒，不宜饮烈性白酒，以避免乘兴狂饮而醉酒。抑郁烦闷时只宜酌情少饮些低度酒，达到振奋精神，缓解忧虑、紧张、抑郁、沮丧的目的即可。

（5）饮酒要科学，理当适可而止。一般成年人一天的饮酒量不宜超过100克白酒，长期饮酒的人每天最好只饮 50 ~ 80 克。

（6）饮白酒、黄酒宜慢饮细啜，暴饮则会对咽喉、胃产生强烈刺激，而且容易醉酒。饮用啤酒则不宜慢饮细啜，倒是适合一口气喝到只剩下泡沫为止。

为什么要重视饮酒前的准备

饮酒前需要做两方面的准备。

（1）**选择最佳的饮品**：华夏酒文化已有五千年的历史，"酒过三巡、菜过五味"，讲的就是酒文化与饮食文化的一致性，苦酒（不吃菜、单饮酒）伤肝胃是不争的道理。再说酒分蒸馏与酿造两大类，前者如白酒，不仅不含营养成分而且对肝损伤明显。后者如红葡萄、黄酒、啤酒，都含有糖类、氨基酸、多种维生素，其中人体必需的 8 种氨基酸都能提供，故具有一定的营养价值。据近年动物实验研究报道，在几种经常饮用的酒类中，对肝脏几乎无损伤的品种，首选为红葡萄酒，黄酒次之，而白酒是对肝损害最为严重的酒类。

（2）**饮酒前要吃点东西垫底**：在喝酒前先吃点饼干、糕点及米饭等食物，以减少酒精对胃肠及肝脏的损害，减少脂肪肝的发生。从酒精的代谢规律看，最佳佐菜当推高蛋白和含维生素多的食物，如新鲜蔬菜、鲜鱼、瘦肉、豆类、蛋类等。注意，切忌用咸鱼、香肠、腊肉下酒，因为此类熏腊食品含有大量色素和亚硝胺，与酒精发生反应，不仅伤肝，而且损害口腔和食管黏膜，甚至诱发癌症。

醉酒后如何应对

醉酒是常常发生的事，如何醒酒，使醉酒者尽快恢复过来？通常，护理好醉酒者是很重要的。

(1) 对醉酒者注意保暖，将头转向一侧，如有呕吐，应及时清除其口内的呕吐物，要当心呕吐物被吸入气管引起肺部感染。

(2) 醉酒较明显又不能配合服用解酒食品时，可设法使醉酒者产生恶心呕吐，将胃内容物吐出，必要时还可用温水或 2% 碳酸氢钠液洗胃。但注意不可用浓茶、咖啡等来解酒，因为茶和咖啡不但不能帮助解酒，反而会加重醉酒症状。

(3) 对步态不稳者要防止跌倒，以避免跌仆损伤。

(4) 对重度醉酒者，身边的人应及时拨打 120，或者立即送医院进行急诊抢救，千万不能耽误时间。必须注意，不管轻度、重度醉酒，一律不准使用镇静药或麻醉药，以免引起不良后果。

五、男人的性功能保健

什么是勃起功能障碍

勃起功能障碍的定义是指阴茎持续不能达到或者维持勃起以满足性生活。勃起功能障碍比过去用的"阳痿"一词更准确，因为阳痿一词带有一定的贬义。直到 20 世纪 70 年代后，由于勃起生理和病理研究的进展，人们才认识到，勃起功能障碍与许多疾病（高血压、糖尿病、心血管疾病）、药物、外伤及手术等有关。

一般认为，勃起功能障碍的病因可以分为：

（1）**心理性勃起功能障碍**：指紧张、压力、抑郁、焦虑和夫妻感情不和等精神心理因素所造成的勃起功能障碍。

（2）**器质性勃起功能障碍**：①血管性原因。包括任何可能导致阴茎海绵体动脉血流减少的疾病，如动脉粥样硬化、动脉损伤、动脉狭窄、阴部动脉分流及心功能异常等，或有碍静脉回流闭合功能的阴茎白膜、阴茎海绵窦内平滑肌减少所致的阴茎静脉瘘。②神经性原因。中枢、外周神经疾病或损伤均可以导致勃起功能障碍。③手术与外伤。大血管手术、前列腺癌根治术、腹会阴直肠癌根治术等手术，以及骨盆骨折、腰椎压缩性骨折。

哪些人容易患勃起功能障碍

（1）**高龄者**：随年龄增长发生勃起功能障碍的可能性增大，但并不是老龄化过程中不可避免的。

　　(2) 多种身体疾病患者：①心血管疾病。②糖尿病。③慢性肾功能不全。④高脂血症。⑤多发性硬化、脑卒中、脱髓鞘疾病、老年痴呆症等。⑥垂体功能减退、性腺功能减退、高泌乳素血症、肾上腺疾病、甲状腺功能亢进、甲状腺功能低下等内分泌疾病。⑦前列腺、阴茎的疾病。⑧溃疡病、关节炎、过敏症、酒精性肝硬化、慢性阻塞性肺病等。

　　(3) 心理疾病患者：心理疾病如精神分裂症、抑郁症及治疗抑郁症的药物均与勃起功能障碍有关。50%～90%抑郁症患者性欲淡漠；另一方面，性功能障碍也常引起抑郁、焦虑等精神异常。

　　(4) 用药者：利尿药、降压药、治疗心脏病的药物、安定药、抗抑郁药、激素、抗胆碱药，以及治疗溃疡病的药物都可能导致勃起功能障碍。

　　(5) 吸烟者：吸烟和不吸烟的心脏病患者完全勃起功能障碍的患病率分别为 56% 和 21%；吸烟和不吸烟的高血压患者完全勃起功能障碍的患病率分别为 20% 和 8.5%。

　　(6) 酗酒者：酒精有"提高性欲，降低性能力"之说。有研究表明，酗酒和不酗酒的肝病患者勃起功能障碍患病率分别为 70% 和 25%，而且有一半人在戒酒多年后仍未能恢复勃起功能。

　　(7) 吸毒者：吸食海洛因者勃起功能障碍的患病率为 32.2%。

　　(8) 外伤、手术者：脊髓损伤或手术、骨盆骨折合并尿道外伤、经腹会阴直肠癌根治术、腹膜后淋巴结清扫术、主动脉重建术、前列腺癌盆腔放疗等任何损害阴茎神经支配和血管供应的外伤、手术都易引起勃起功能障碍。因此，外科医师应不断改进术式、提高手术技巧，预防医源性勃起功能障碍的发生。

哪些药物容易影响性功能

　　(1) 激素类：①雌激素。临床上常用于治疗良性前列腺增生症，这些患者用药后会出现男性乳房增生，胡须生长减少及减慢、性欲减退、勃起功能障碍、射精障碍、精液量减少等明显不良反应。②肾上腺皮质激素。每天用药量达 20 毫克时，即可出现性功能障碍症。③睾酮。滥用睾酮会使勃起功能障碍患者病情加重。因为外源性睾酮抑制了垂体和睾丸的内分泌功能。④环丙氯地黄体酮。是人工合成的具有抗雄激素活性的甾体化合物，可导致性欲减退，勃起功能障碍，久用可致少精不育。

（2）**利尿药**：如螺内酯，是一种醛固酮对抗药，能抑制睾酮合成酶的活性，使睾酮合成减少，血中水平下降。它能使 20% 的男性出现性欲减退。另外，利尿药能使体内钾丢失，血钾浓度下降，使神经肌肉敏感性降低，血管平滑肌松弛，可导致阴茎勃起减弱。

（3）**降压药**：这是影响男性性功能的常见药物。服降压药的患者有 25% 的勃起功能障碍，而不服药的健康人中只有 7% 勃起功能障碍。此外，服降压药者中 25% 的人出现射精障碍。

（4）**镇静药**：大剂量地西泮直接对大脑边缘系统有特异作用，直接降低或增强性欲功能。地西泮等有松弛肌肉作用，通过脊髓传出神经可致性欲减退和勃起功能障碍。

（5）**抗精神病药物**：长期大量服用会使血管普遍收缩，导致阴茎勃起无力。

勃起功能障碍如何治疗

（1）**认知疗法**：通过改变患者对性活动的不良认知，从而达到逐步克服勃起功能障碍的一种治疗方法。一方面要建立以爱情为基础的性关系，另一方面是要克服内疚感和失败预感。应矫正不良认知，要知道勃起功能障碍不是一个少见的事情，更不是什么见不得人的丑事。

（2）**行为疗法**：通过正确的性行为来消除勃起功能障碍对性行为的焦虑，从而成为根治勃起功能障碍的一种治疗方法。性行为治疗法主要是实施肌肉松弛技术和系统脱敏技术，即在医生的指导下，勃起功能障碍患者运用意念的能力使自己全身进入放松状态，然后肌肉完全松弛下来，心理也变得平静，把恐惧和焦虑完全压制。这样才能为消除勃起功能障碍提供基础和前提。

（3）**性感集中疗法**：此法要求夫妻双方不要把注意力集中在阴茎上，而要把注意力集中在夫妻双方的亲昵上。要求伴侣首先进行非生殖器性感集中训练，夫妻可以通过互相触摸某些部位；但不接触乳房和生殖器官，把注意力集中于柔软的皮肤和身体的线条上，进行新的非语言交流。通过互相抚摸达到性感集中，只是提高身体感受力、唤起自然的性反应的方法，一般训练1～3周为宜。然后进行生殖器官性感集中训练。妻子可以抚摸丈夫的阴茎、阴囊，然后停止，让勃起消退，再使其勃起，如此反复。同时还应鼓励丈夫集中精神取悦妻子，以此渐渐分散丈夫对自己阴茎表现的注意力，如果丈夫以畏惧的心理看着自己的阴茎，那就绝不会有勃起，这与看着的水壶老是烧不开水是一个道理。

(4) 药物治疗：在某些情况下，如果勃起功能障碍患者认同，各种药物对勃起障碍也会有所帮助，不过使用药物治疗最好是在医生的指导下进行。

哪些药物能治疗勃起功能障碍

(1) 西地那非（伟哥）是目前使用的治疗勃起功能障碍的一线药物，是供即时使用的、口服的西地那非。服用西地那非后要等1小时左右才能见效。西地那非是一种处方药，它能使勃起功能障碍患者的勃起、性高潮和性满意度恢复正常水平。它对正常人的性功能没有增强作用也不刺激性欲，所以它不是春药，况且它还有许多潜在的不良反应，对它寄以不正确的或不现实的幻想是不实际的。

(2) 曲唑酮是一个口服的、需坚持使用的、非三环类的三唑吡啶类抗抑郁药，具有抗抑郁、抗焦虑和镇静作用；有选择性抑制 5- 羟色胺再摄取作用和微弱的阻止去甲肾上腺素重吸收作用。其对性功能的影响主要表现为使男女性欲增强和使男子阴茎异常勃起，故也用来治疗勃起功能障碍，其确切功能估计与其外周 α- 肾上腺素能阻断作用有关，也可能涉及其中枢的多巴胺激动和 5- 羟色胺受体抑制作用，也可能与其抗焦虑、抗抑郁的精神心理作用有关。

(3) 其他尚在临床观察的口服药物包括非选择性 α- 受体阻断药酚妥拉明和作用于多巴胺受体的阿扑吗啡，初步结果表明，其有效性显然不会高于西地那非。

(4) 供海绵体注射用的血管活性药物包括罂粟碱、酚妥拉明和前列腺素 E_1。

（5）新型口服雄激素制剂十一酸睾酮（安雄）。

治疗勃起功能障碍的中成药有哪些

（1）**延龄长春胶囊**：由鹿茸（去毛）、鹿睾丸、狗肾、狗睾丸、淫羊藿、钟乳石、生晒参、蛇床子、海马、大海米、蛤蚧、山茱萸、熟地黄、黄精、何首乌、龟板胶等组成。具有温肾壮阳，兴阳起痿的功效。适用于勃起功能障碍、早泄、早衰、遗精等。

（2）**赞育丹**：由熟地黄、白术、当归、枸杞子、炒杜仲、仙茅、淫羊藿、巴戟天、山茱萸、肉苁蓉、韭菜子、蛇床子、附子、肉桂等组成。具有补肾壮阳，养血滋阴的功效。适用于命门火衰和肾精不足所致的勃起功能障碍、早泄、遗精。

（3）**知柏地黄丸**：由知母、黄柏、地黄、山茱萸、山药、茯苓、泽泻、丹皮组成。具有滋阴降火功效。适用于肝肾阴虚，虚火妄动所致的勃起功能障碍、遗精，可与大补阴丸合用。

（4）**归脾丸**：由党参、黄芪、白术、茯神、酸枣仁、龙眼肉、木香、当归、远志、炙甘草、生姜、大枣组成。具有补益心脾的功效。适用于心脾两虚所致的勃起功能障碍。

勃起功能障碍患者如何进行心理治疗

（1）患者应了解勃起功能障碍致病的精神因素，解除思想顾虑。勃起功能障碍致病的精神心理因素有多种，由于每个人所处的环境、经历、心理状态及性格特点不同，对同样的精神与社会心理因素反应也不一样。一般不良精神心理不会引起勃起功能障碍，但个体差异很大，有些人在生长发育过程中受家庭和社会的影响，将性行为认为是不正当行为，有的谈性色变，或青少年时长期手淫，对手淫的危害盲目夸大，产生心理障碍。患者应明白，正常的性生活可以调节人的精神状态，是一种生理现象，要树立信念，减少恐慌，有利于勃起功能障碍的治疗。

(2)逐步建立起性关系的协调性。由于一些患者家庭有矛盾或夫妻间感情不和，致使思想负担过重，或对女方不理解，不信任，缺乏情感基础，会产生心理障碍而发生勃起功能障碍。此类患者应消除障碍，在互相理解、合作和耐心的情况下夫妻双方亲密合作，共同维持好性生活。

(3)患者应掌握性知识，正确对待性生活。人出生后，性欲的发生、形成到旺盛有一个生理过程。10～12岁器官开始发育，13～16岁出现对异性产生暧昧的欲望阶段，17～25岁为性欲的表现期，一直持续到终身。性器官的成熟，性激素起着调节作用。有的患者缺乏性知识，在性交时精神过度紧张，不知所措，尤其是首次性交失败后，引起长期的精神焦虑，久之造成勃起功能障碍。患者要增强信心，可采取的心理疗法，取得患者的理解和配合，患者应注意日常生活中的精神调养，增加体育锻炼。

什么是阴茎异常勃起

正常情况下，阴茎在有性冲动时发生勃起，在冲动消失后自行痿软恢复常态。但有些人在没有性欲望或性刺激的情况下，阴茎却长时间地勃起而始终不消退，阴茎海绵体极度充盈，张力很大，产生阴茎疼痛，甚至向两大腿放射，这就是医学上所说的阴茎异常勃起。阴茎异常勃起的发生机制尚未完全清楚，近来有人认为，此症是因迷走神经兴奋，阴茎微循环障碍，阴茎海绵体内的动脉血管持久性扩张，静脉持久性收缩，造成持久性充血状态，从而造成阳强不倒。临床观察发现，充盈的仅仅是阴茎海绵体，尿道海绵体并不充盈，所以龟头是软的，多数人排尿并无困难。中医称"阴茎异常勃起"为"阳强"或"强中"。

阴茎异常勃起可持续数小时、数天或数周，有时可射精，但射精后仍勃起。若不及时治疗，可以造成海绵体纤维化，引起永久性勃起功能障碍，亦可造成阴茎组成部分坏死。阴茎异常勃起是一种急症，应尽快去医院就诊，恢复海绵体静脉回流，以避免和减少对勃起组织的损害。如不及时处理，则因阴茎海绵体静脉血液淤积缺氧，引起纤维蛋白沉积，久之可能导致海绵体纤维化。

哪些原因会引起阴茎异常勃起

引起阴茎异常勃起的原因可分为原发性和继发性两类，原发性阴茎异常勃起的原因现仍不清楚；继发性阴茎异常的常见的病因有：

（1）**血液学异常**：如镰状细胞贫血、白血病、红细胞增多症和血小板减少症等，这些疾病可引起海绵体内血液沉积；此外，血栓性静脉炎等疾病都可能成为影响阴茎海绵体血管调节失常的因素。

（2）**神经性疾病**：多见于脊髓损伤或炎症及脑干病变，可能与脊髓中枢过度兴奋有关。

（3）**感染**：前列腺及后尿道炎等感染可造成前列腺静脉丛栓塞，影响深静脉的回流，从而导致阴茎异常勃起。

（4）**损伤**：阴茎局部及会阴部损伤可使局部神经受损或栓塞海绵体，从而导致阴茎异常勃起。

（5）**药物因素**：胍乙啶、利舍平、复方降压片等降压药物，可能是用药后血压突然下降，引起阴茎内血液流速缓慢瘀滞，造成梗阻，从而导致阴茎异常勃起。另有实验报道，采用罂粟碱注入阴茎，亦可引起阴茎异常勃起。

（6）**肿瘤**：原发性或转移性肿瘤浸润阴茎，或盆腔的晚期肿瘤可持续压迫阴茎的根部，或使阴茎内神经功能不协调而导致血管改变，影响血液回流，造成栓塞，以致造成阴茎异常勃起。

（7）**其他**：阴茎的持久性勃起，也可因激烈性交或延长性交后而诱发。

阴茎异常勃起如何药物治疗

阴茎异常勃起与性欲无关，排精后阴茎仍持续勃起，若不及时治疗，可引起永久性勃起功能障碍。一般认为，阴茎异常勃起在 12 小时内应紧急处理，一般不超过 24 小时。发现阴茎异常勃起后，应赶紧去医院找医生治疗，越早治疗效果越好。

（1）**一般治疗**：可以局部置冰袋，口服镇静药，地西泮 5 ~ 10 毫克，或氯氮卓 10 ～ 20 毫克，每日 3 次；也可服用扩张血管药物妥拉唑啉 25 毫克，每日 3 次；亦可采用抗凝药物肝素、尿素酶、双香豆素、低分子右旋醣酐等；辅助服用雌性激素己烯雌酚 5 毫克，每日 3 次，以降低对性刺激的反应性。

(2) 中药治疗：属肝胆湿热下注者，服用龙胆泻肝汤（龙胆草 12 克，黄芩 10 克，生地黄 15 克，柴胡 10 克，木通 10 克，车前子 10 克，泽泻 12 克，当归 12 克，甘草梢 10 克），加桃仁、红花各 10 克；属肾阴虚相火偏亢者，服用知柏地黄汤（生地黄 15 克，黄柏 10 克，知母 10 克，茯苓 15 克，泽泻 15 克，牡丹皮 12 克，山药 12 克，山茱萸 12 克）加龙胆草 12 克等。

阴茎久勃经治疗软缩后宜戒除性生活一段时间。少食动火助欲的食物，如酒、辣椒、牛鞭、羊鞭、海狗肾、乌贼蛋、狗肉、羊肉等。青壮年人勿随意服用温补肾精的补药，如人参、鹿茸、鹿鞭等。少食荤腥，多吃蔬菜。一些性凉退火的食品可以适量多吃，如苦瓜、黄瓜、冬瓜、蕨菜、黑木耳、兔肉等。

什么是性欲低下

男性性欲异常包括性欲低下和性欲亢进两个方面。

性欲低下除了因年龄增长而出现的性欲衰减外，在正常的青、壮或老年人中出现的与年龄不相适应、不和谐的性欲减退，均属于不正常的性欲范围内，可谓之性欲低下。在所有性功能障碍中，人们对性欲低下的理解最差，原发性性欲低下较为少见，它多伴有性腺功能低下的问题。男性更多见的是继发性性欲低下，指原来性欲正常，但后来性欲发生显著变化，远远不如过去，它可能是其他性功能障碍的原因，也可能是其他性功能障碍的结果。当性欲低下与其他性功能障碍同时存在时，情况则比较复杂，重要的是要查明性欲低下是否是对其他性功能障碍的一种适应性反应，如早泄对男子的打击是否特别严重，乃至宁愿回避性接触。并最终出现性欲低下。男性性欲低下的人数明显少于女性，病因有社会心理因素，也有器质性疾病影响和药物的干扰。一些男子受幼年时期教育和环境的影响或心理上的创伤，在思想上对性生活有了根深蒂固的偏见，妨碍了正常的性心理发展，如婚后仍得不到纠正，便会压抑了性欲。功能性性欲低下的发生与中枢性抑制、脊髓功能紊乱及性的增龄性变化有密切关系。大脑是人类精神活动的中枢，当在大脑和边缘系统中抑制增强时便出现了性抑制现象。脊髓功能紊乱主要是指性交过频、手淫、色情放纵等因素，久而久之导致了脊髓中枢紊乱。甲状腺功能亢进者也可表现出多种形式的性功能和性行为紊乱，10%～20%的患者早期有性欲亢进表现，特别是轻度甲亢患者；而多数甲亢患者性欲减退，甚至血睾酮含量下降，睾酮储备功能降低。

性欲低下如何治疗

　　男性性欲低下多采用性咨询和指导为主的精神心理治疗，治疗重点是改善夫妻性生活的关系及协调性生活，而不是指出某一方"有病"，另一方"正常"，以保障精神心理治疗有可靠的感情基础。若某些环境因素（子女同居于一室）使性生活不能顺利进行，必然使其性欲减低，应尽量解决这些问题。还可指导病人采用性感集中训练（在性兴奋后由夫妇一方主动开始的触摸方法），开始时要明确不要把性唤起和性交作为目的，要循序渐进，经过一阶段后，要鼓励病人在精神愉快时可进行性交活动。要特别注意语言和非语言的交流，回忆既往性生活的快慰，以此来加强性自主的观点，增强信心，往往在性交成功一两次后，性欲低下或无性欲情况即可明显好转。若为器质性因素和药物所导致的性欲低下，应针对病症采取相应的治疗，停止服用影响性功能的药物。

　　另外，可予以短期雄性激素治疗，如口服甲睾酮10毫克，每日3次，肌内注射丙酸睾酮5～25毫克，隔日1次，连用5～7天为1个疗程。中药治疗本病有一定优势，而且无不良反应，常用中成药有五子衍宗丸、金匮肾气丸、龟龄集、男宝、复方玄驹口服液等，中药有仙茅、淫羊藿、巴戟天、肉苁蓉、鹿茸、附子、枸杞子、杜仲、人参等。

　　性欲低下的原因是多方面的，大多数为功能性病变，其中大脑皮质的功能紊乱最为常见，少数则是由于内分泌功能障碍而引起的。

如何克服性欲低下的恐惧

性欲减退是中年人的正常现象，但减退并不意味着完全消失，暂时消失并不意味着永久消失，只要能正确认识和理解这种生理变化，做好心理调节，那么通过咨询和治疗完全可以恢复和维持充分的性兴趣，使性关系和好如初。

在医生面前可自由表达心中的畏惧、愤怒、悲痛、焦虑和其他令人不适的情绪，有助于清理自己头脑中的混乱和干扰，是减弱消极影响的关键一步。在医生富于同情心和从容不迫地问诊下，患者会有一种安全感。

对于那些解不开而造成干扰的心理困惑，有必要再三地重复提及。反复提出这一问题，可以使它对自己的影响逐步减少乃至消失。

集中精力提高自身和对方的乐趣，寻找并消除性欲低下的原因。男子不仅要摆脱自己的消极情绪，还要帮助伴侣一起超越这种心理障碍，让伴侣认识到问题的性质和可能原因，让她避免向自己施加压力，促进双方的交流。

有时，女方在男子精力旺盛时期就已隐匿和压制着自己的痛苦和憎恨（如男方早泄），到了男方问题严重时才以讽刺的形式表现出来。这时必须提醒她，男方需要的是同情、支持和体贴，而不是猜疑和指责，否则只会进一步伤害男方的自尊与自信。

此外，阅读或观看一些具有直接性描写的书刊和影视来调动和唤醒浪漫的情调或幻想，也不失为一种有效的辅助治疗手段。它们一般不会造成挫折感等负效应，对缓解性欲减退是有帮助的。

什么是性欲亢进

性欲亢进是指对性行为要求过于强烈的疾病。临床特点为出现频繁的性兴奋，性行为要求异常迫切，性交频度增加，性交时间延长。一般来说，新婚燕尔，男方对性生活的要求较强烈、较频繁是很正常的现象，完全不必担心。随着时间的延长，双方自然会调整到能使双方都容易接受的水平。但若既不是新婚，也不是两地分居重逢，性欲却一直特别旺盛，远远超出正常水平，不管白天和黑夜均有性交要求，有时每天要求多次性交，对性交的时间亦要求较长，远远超出正常人所能接受的水平，甚至强烈的性欲使妻子难以忍受时仍得不到性满足，这便是性欲亢进了。这类人的病态反应异常强烈，甚至达到不分场合、不避亲疏的程度，并对握手、接吻、拥抱、触摸等接触也能产生强烈的性欲高潮。

性欲亢进又叫性欲过盛或性欲过旺，中医称阳事易举，它是指性兴奋出现过多、过快、过剧而超过正常状态，青年人正常性生活每周 1 ~ 2 次，新婚夫妇或婚后久别重逢性生活频数稍有增加亦为正常。而性欲亢进者，即天天进行性交，甚至不分昼夜多次要求性生活，久战不休还不能满足性欲要求。性欲亢进与性欲过强不同，后者表现为性生活次数略有增加，每周 3 ~ 4 次，新婚夫妇或婚后久别重逢性生活频数稍有增加，这种性欲过强属正常。性欲亢进临床上少见，需要进行治疗，男性性欲亢进，纵欲，日久会影响身体健康，而且会出现后期性功能障碍，如勃起功能障碍。男性性欲亢进会引起女性的厌恶，造成夫妻性生活不和谐，甚至影响夫妻感情。除去器质性病变引起者外，多数都是精神心理因素引起，宜进行心理治疗，正确对待性生活，既有利于身体健康又有利于家庭夫妻和睦。

性欲亢进是何因引起

性欲亢进除了经常接受不良的性刺激，观看色情书籍、影视，受他人教唆等心理因素引起的外，应排除是否有器质性疾病。通常可能引起性欲亢进的疾病有脑内或垂体病变，如下丘脑、垂体的肿瘤早期时，可过多分泌促性腺激素而使性激素增加；阴茎组织对性激素异常敏感；精神病中的躁狂症、妄想型精神分裂症、大脑抑制能力下降等。

造成性欲亢进的最主要原因是内分泌失调，人体内的下丘脑－垂体－性腺轴主宰着整个生殖活动，人类性行为和性功能的保持与这一轴系的正常运转有关，只要其中某一环节出现问题就可以导致性功能异常，主要表现为性功能低下，但也有极少数人表现为性欲亢进。此外，人类的性行为和性功能也受大脑皮质的影响，如果大脑或下丘脑中枢出现病变或对性激素敏感性增强、存在于下丘脑的性欲中枢过分活动、垂体前叶促性腺激素分泌过多、雄激素分泌过多等因素，均可导致性欲亢进。颅内肿瘤也可引起成年人的性欲亢进。精神病患者中也有一些性欲亢进的表现，如躁狂症等，由于精神失调导致对性兴奋抑制能力下降，而表现出性欲亢进。少数患者与社会精神因素有关，他们对黄色淫秽物品特别感兴趣，以致沉溺于纵欲。

哪些疾病可以引起性欲亢进

内分泌失调是性欲亢进的主要原因。人体内有一个密切相关的系统管理着整个生殖活动，那就是下丘脑－垂体－性腺轴，人类性行为和性功能的保持与这一轴系的正常运转密切相关，只要其中某一环节出现障碍，就可以导致性功能障碍。人的性活动除了这一轴系影响外，也受到大脑皮质的影响。倘若大脑或下丘脑中枢出现病变，或对性激素敏感，增强了存在于下丘脑的性欲中枢过分活动，垂体前叶促性腺激素或雄激素分泌过多（如垂体 LH 分泌瘤，睾丸间质细胞瘤或增生），都会导致性欲亢进。某些颅内肿瘤可以引起成年人性欲亢进，如垂体生长激素分泌瘤早期，可反射性引起腺体分泌过多生长激素，出现性欲亢进。

阴茎组织对正常甚至低于正常的睾酮量有异常的敏感。甲状腺功能亢进患者中 10%～20% 早期有性欲亢进。精神病患者由于精神失常，对性兴奋抑制能力下降，不论男女约有 65% 的人会出现性欲亢进倾向。

性欲亢进如何治疗

性欲亢进又叫性欲过盛，中医称阳事易举，是指性欲过旺，超过正常状态，表现为频繁的性兴奋现象，如对性行为迫切要求、性交频度增加、性交时间延长。青年人正常性生活每周 1～3 次，新婚夫妇或婚后久别重逢性生活频数稍有增加，性兴奋较频则是完全正常的。

在临床上也可见到未婚青年因缺乏性知识，同时接受外界刺激经常引起性中枢兴奋，但得不到性满足，而出现较频繁和较长时间的阴茎勃起。新婚后缺乏性生活经验，女方由于害羞、精神紧张，性交时在男方未完全达到性欲高潮以前，女方早已不能忍受，性交频度增加自认为是"性欲亢进"，这些并非是真正的性欲亢进。临床上以性欲亢进而就医较少见，多数是通过性咨询或由配偶所述而发现。

性欲亢进的原因主要是性中枢兴奋过程增强所致，但大多数属生理性改变，或对性知识认识不足；其次为内分泌不足，如垂体功能亢进的男科患者有10%性欲减退，但在病变早期反而有性欲亢进。此外，躁狂症、精神病，或某些慢性疾病，精神因素如反复看色情小说或电影、热恋、受性刺激过多也可导致性欲亢进。性欲亢进应首先查明其病因，正确引导、普及性知识，将精力主要用于学习工作中。可辅助镇静类的药物如安定。

中医学认为，本病为阴虚火旺，常用滋阴降火中药来治疗，如知母、黄柏、山药、山茱萸、茯苓、生地黄、牡丹皮、泽泻、龙骨、牡蛎等，中成药可用知柏地黄丸。

生殖器炎症引起的遗精如何治疗

生殖器炎症引起的遗精，应针对不同病因进行相应治疗，引起生殖器炎症的原因（病原菌）有细菌、真菌、梅毒等，首先是有效的抗感染治疗。应选择服用后在泌尿系浓度较高的药物和外用对皮肤刺激较小的杀菌药清洗外阴。在炎症控制后进行病因治疗，如因包皮过长引起的包皮炎、龟头炎，应进行阴茎包皮环切术。这种手术可以择期在医院门诊手术室进行。对尿道炎、前列腺炎、精囊炎等，可选用呋喃类或喹诺酮类药物治疗，如呋喃妥因、诺氟沙星、环丙沙星等。前列腺肥大、前列腺增生引起的炎症，可配合服用保列治等药物。要指导患者掌握科学的性知识，生活有规律，把精力集中在工作学习上，不穿紧身衣裤，不饮酒，不过食辛辣刺激性食物。注意睡眠姿势，避免仰卧；注意外生殖器卫生，要经常洗涤，常换内裤，夜间被褥不要过暖等，减少对阴茎的刺激。也可服用一些清热解毒中药或其他中西医结合疗法治疗。

为什么有些人不能射精

有些人在性生活时，阴茎可以毫无困难地勃起，时间能维持很久而不疲软，只是不能达到性高潮或射精，当然更谈不上快感了。这种病主要见于青壮年，处理不当还会影响夫妻感情，甚至导致家庭破裂，给患者带来精神上的苦恼。

功能性不射精是射精障碍中最多见的一型，约占病例数的 90% 以上，它包括：①中枢性射精障碍。主要起因于大脑功能异常，也有少数病例是因为感受器官、感情、智力障碍等造成不射精。②脊髓性中枢性射精障碍。腰骶髓内射精中枢和勃起中枢功能紊乱或衰竭。③心理因素性射精障碍。这种类型的射精障碍并没有生殖系统的器质性疾患，纯属心理性因素造成。

什么是原发性不射精

不射精的原因是多种多样的。可以概括地把它分为两类，即原发性不射精与继发性不射精。

在清醒状态下从未射过精的疾患称为原发性绝对不射精症，是由性无知或性抑制引起的，原发性不射精产生原因如下：①性无知。甚至对性关系怀有恐惧心理，或姿势不对。②精神及感情因素。把性生活视如洪水猛兽，或对现配偶不满意或敌视配偶，或女方曾被强奸或有过性经历，丈夫对此耿耿于怀等等。③女方因素。女方害怕，女方体质差，使男方性冲动受挫。④客观因素。如住房窄小、环境嘈杂，形成性抑制。⑤解剖因素。包皮过长，包皮嵌顿、疼痛，严重精阜炎以致发生萎缩性变化，不能有效参与射精过程。

原发性不射精是因神经末梢兴奋不够，关键是性刺激阈太高。因此，在了解病情的基础上可加强局部刺激，妻子可温柔地爱抚丈夫，使丈夫知道自己身体的感觉，改善非语言交往的方式，解除性交时的思想压力，使在性兴奋和冲动达到极为强烈的情况下，再进行生殖器接触。同时，妻子要有意识地、按需要的方式刺激阴茎。开始时，女性可用手淫的方式来使丈夫射精，成功后可考虑采用女上位姿势性交，妻子先通过刺激使丈夫达到高度的兴奋，当其快要射精时再将阴茎插入阴道，在插入时妻子继续给予刺激，如果丈夫在短期内摩擦后不能射精，妻子仍可继续刺激阴茎。丈夫往往在妻子阴道内有过一次射精的经历便可永久地改变不射精这种性功能障碍。

什么是继发性不射精

婚后曾有过射精，但在某些原因影响下失去射精能力，称为继发性不射精。其产生原因如下：①初婚后性冲动异常激烈，高峰期过后，因方法不当不能射精。②手淫或不正当性活动被人发现，并受到责罚，造成精神创伤；感情受伤害或不和，对射精有恐惧感；性心理异常，有外遇时能射精，与妻子同房却不射精；双方配合不协调。③过去能正常射精，但为了有意延长时间，采用转移注意力等办法，养成过度延迟射精的习惯，也有可能最终导致不射精。④还有大约 1/10 的患者存在器质性原因，如大脑侧叶病变、脊髓损伤、传导神经障碍、局部病变。⑤其他如垂体功能低下、甲状腺功能亢进、肢端肥大症、黏液水肿等也能引起射精障碍。

继发性不射症多因心理因素加强了中枢抑制，治疗时以消除神经中枢对射精的抑制为主。同时，医生要对患者进行性知识的再教育，打消其顾虑，使其正确对待性生活，常常可以获得较好的效果。器质性原因引起的继发性不射精须积极治疗，鼓励女方迁就男方，主动配合协助治疗。

引起不射精的还有医源性原因，如药物影响，治疗高血压的胍乙啶、利舍平；治疗神经衰弱或失眠等的氯氮平、甲硫哒嗪，也有这种不良反应。过度服用苦寒的中药，酗酒也可造成不射精。性生活过频时，射精减慢，甚至延长或不射精，这是常见现象。因为精囊有一定容量，精液有一定的限量，精囊腺和前列腺的分泌需要一定时间。

如何治疗不射精

射精是一个复杂的生理过程，神经末梢与中枢兴奋是两个重要环节，但前者更为重要。原发性不射精是由于神经末梢兴奋不够，要害是刺激阈太高，而刺激强度又相对太低，无法迈过那道"门槛"。所以最重要的莫过于技术指导，医生在详细了解病情的基础上，指导患者如何加强局部刺激。应用性感集中法，就是让妻子来诱发射精。

在医生指导下，使用市售电动保健按摩器诱发射精常可获得较好效果，约一半患者在首次治疗中即可恢复正常，而其余的人通过十余次治疗也能痊愈。

继发性不射精多因心理因素加强了中枢抑制，治疗以消除神经中枢对射精的抑制为主。医生要对患者进行性知识的再教育，使他们端正认识，打消顾虑，树立信心，正确对待性生活，常常可以得到较好效果。医生可因势利导，上述两法均可采用，往往有一次成功的阴道内射精，就会永久改变射精功能障碍。

对症治疗包括包皮环切术；加强体育锻炼，增加营养，强壮体魄，增强体质；戒烟酒；改善居室环境，保持身心愉快。还可采用传统的健身疗法，如养生功、太极拳等。

中医药治疗也常有较好的效果，常用方剂为熟地黄、枸杞子、覆盆子、桑葚、菟丝子、山茱萸、五味子。禁用噻嗪类安定药和某些降压药，如呱乙啶、利舍平、α甲基多巴等。

早泄是怎样形成的

早泄是指性交时间很短即行排精，有的根本不能完成性交，有的阴茎尚未与女方接触，或刚接触女方外阴或阴道口，或阴茎刚进入阴道不久（一般少于2分钟）即行射精，排精后阴茎随之疲软，不能维持正常性生活的一种病症。

关于早泄形成的原因尚无可靠的资料。不过，射精是受大脑神经中枢调节的一种反射，所以早泄多半是由于大脑皮质抑制过程的减弱。高级性中枢兴奋性过高，对脊髓初级射精中枢的抑制过程减弱，以及骶髓射精中枢兴奋性过高所引起。射精并非一定要性交才能引起，包括精神过分紧张、过分激动在内的任何外界刺激都可引起射精。除了神经反射因素外，射精还可能受内分泌的调节。临床经验表明，训练因素在射精时间长短上的影响是强有力的。此外，射精的速度和性交体位、阴茎抽动的幅度和速度及女方的反应也有关。抽动的幅度大、速度快，就易于射精。若在抽动时，女方有意识地收缩阴道，就会增强对阴茎的刺激而使射精加快。如果双方能默契配合，相互协调，体贴对方，随着实践经验的不断积累，性交时间可以逐渐延长，问题也就迎刃而解。从临床经验看，早泄绝大多数是精神性的，是精神生理方面的疾病。

早泄如何药物治疗

（1）**多巴胺拮抗药**：多巴胺拮抗药对人或动物显示出明确的抑制射精的作用，包括匹莫齐特（抗精神病药）、甲氧氯普胺（镇吐药）、舒必利、氟哌利多和催产素拮抗药阿托西班。其他能延迟射精的抗精神病药包括氯丙嗪和硫利达嗪，这两种药也能阻断肾上腺素能的受体。

（2）**抗抑郁药**：抗抑郁药是新一代延迟射精的药物，它能提高人体内 5-羟色胺（5-HT）的水平。这些药物包括 5-HT 再摄取的选择性抑制药（SSRIs）氟西汀、舍曲林和帕罗西汀。这些药物在阻断 5-HT 再摄取的同时，也有抗胆碱能的作用。5-羟色胺水平的升高被认为是抑制射精的机制之一。

（3）**抗焦虑药**：已知许多用于治疗广泛焦虑和焦虑发作的苯二氮卓类抗焦虑药对部分男性有抑制射精的作用，其机制可能是强化了 GABA(G-氨基丁酸)。这些药物包括氯氮平，劳拉西泮，阿普唑仑。但是它们对射精的影响不如其他药物（如 SSRIs)那样普遍和明显，对照的研究表明，服用这类药物的男性只有不足 10% 的人射精较前延迟了。丁螺旋酮是不完全的 5-HT 激动剂，可以提高广泛焦虑患者的性功能。

（4）**其他**：①酚苄明。②表面麻醉药。③颠茄生物碱、左旋多巴和罂粟碱等。

治早泄的中成药有哪些

(1) 古汉养生精：由黄芪、枸杞子、黄精、淫羊藿等 12 味中药组成。具有补肾益气，滋阴壮阳的功效。适用于肾虚、气虚所致的头晕耳鸣、早泄、勃起功能障碍、腰膝酸软、夜尿频数、尿后余沥等症。每次 1 支（10 毫升），每日 2 ～ 3 次，早、晚空腹口服。

(2) 阳春药：菟丝子、制首乌、枸杞子、淫羊藿、阳起石、熟地黄、黄芪、肉苁蓉、水貂鞭、鹿茸、羊鞭胶、广狗肾胶。具有补肾填精，温补肾阳的功效。适用于肾虚早泄、勃起功能障碍。每次 2 粒口服，每日 2 次。

(3) 金锁固精丸：用于精关不固之早泄，每次浓缩丸 15 粒口服，每日 2 次。

(4) 大补阴丸：熟地黄、龟板、黄柏、知母、猪脊髓。具有滋阴降火的功效。适用于肾阴亏损，肾火妄动所致的早泄。每次 1 丸口服，每日 2 次。

(5) 归脾丸：白术、茯神、黄芪、龙眼肉、酸枣仁、党参、木香、甘草、当归、远志、生姜、大枣。具有益气补血，健脾养心的功效。适用于心脾亏虚所致之早泄。每次 6 克口服，每日 3 次。

克服早泄如何自我锻炼

早泄的原因是阴茎，尤其是龟头部分不习惯受到刺激，过于敏感所造成的。治疗只要让龟头习惯刺激，感觉变得较为迟钝即可。最简单的方法就是洗澡时用毛巾按摩龟头，按摩太弱不具效果，因此按摩时需施予适度的强度才行。如此持续进行 3 个月之后，龟头的皮肤将受到锻炼，阴茎也会变得有力且持久。

进行射精的控制训练。先进行自慰，当快要射精时，停止刺激的动作，然后用力忍住，等到高潮退去之时，再度刺激，这是自己就可以进行的锻炼方法，就这样子的动作重复 3 次左右。这种方法称之为压榨训练（压榨法）。刚开始进行时，多少都会失败，但只要掌握窍门后，随时皆可抑制想射精的冲动。

　　另外，有包茎的人因平时龟头被包在包皮中，无法受到内裤等物的刺激，早泄是无可避免的，因此应先把包茎的问题处理好。如果是假性包茎的话，平常就应注意要让龟头露出来。

　　由于早泄问题来自于精神方面，精神紧张及龟头不习惯受到刺激为早泄最大的原因，放轻松一点儿，千万别自己认为不可能而放弃，只要经过训练，男人都会变强的。而随着经验增加，这些问题即可慢慢克服。但是，克服早泄也是需要伴侣的协助，只要跟伴侣一起慢慢配合，2～3个月后即可克服，而女性也不可责备男性，否则可能会因狠毒的一句话造成恶性循环。

什么是精液异常症

　　精液异常症分为精液异常和精子异常两类，前者指精液量的多寡、颜色异常、质的异常，后者指精子量的多少，质的异常、畸形等。

　　(1) 精液增多症和精液减少症：一般正常一次性排出的精液量为2～6毫升，少于1.5毫升为精液减少症，多于6毫升为精液增多症，精液增多不等于精子增多。

　　(2) 血精：精液中混有血液，重症肉眼可见精液有血，称为"肉眼血精"；轻症肉眼不见，但借助显微镜可见红细胞，称为"镜下血精"。

　　(3) 精液不液化症：一般正常的精液呈均匀流动液体，如果离体精液在室温下(22℃～25℃)60分钟仍不液化或仍含有液化的凝集块，称为"精液不液化症"，则影响精子的凝集或制动，减缓或抑制精子正常运动。

　　(4) 精子减少症和精子增多症：一般正常的一次精液中含有精子数为2000万～2亿／毫升，精子数低于2000万／毫升者为精子减少症，精子超过3亿／毫升者为精子增多症。

　　(5) 无精子症：三次精液检查均未发现精子为无精子症，无精子症又分为"先天性无精子症"和"阻塞性无精子症"两种，前者指睾丸生精细胞萎缩、退化，不能生成精子；后者指睾丸能产生精子，但输精管阻塞而不能排出精子。

　　(6) 死精子症：精液中精子成活率减少，精液检查中发现死精子超过40％为死精子症，亦称死精子过多症。但是因检查方法不当或未按正常方法搜集精液，而人为造成的死精子增多，称为假死精子症，必须予以鉴别。

(7)**精子畸形症**：精液中畸形精子超过20%，畸形精子包括头、体、尾的形态异常，或头体混合畸形。

(8)**精子凝集症**：由于存在精子抗体，导致精子自身凝集，通过精子凝集试验和性交后试验均见精子凝集的为精子凝集症，须与精囊不液化症相鉴别。

(9)**精子活动力异常症**：精子的活动力可分为4级，0级为无活动力；1级为活动力差，精子只能原位移动或旋转；2级为活动力中等；4级为活动力很好，精子很活跃地向前呈直线运动；3级为介于2级和4级之间，表示精子活动力良好。

产生血精的原因是什么

精液由正常时的乳白色突然变成血红色、红褐色或混有血丝，当然是混进了血液。对于血精不要掉以轻心，它也可能是某种严重疾病的信号，最好找专科医生进行认真检查。临床上血精并非少见，经过详细的临床和实验室检查，绝大多数可以经过治疗得到控制或痊愈，只有极少数肿瘤患者须做进一步治疗处理。由于精液的组成成分除了体积很小的精子之外，主要来自精囊腺，其次是前列腺。从解剖结构上看，连接精囊腺的射精管开口于后尿道的尿道嵴处，其周围有10～20个前列腺腺管开口。事实上，精囊腺、前列腺、后尿道三者是互相交通的，炎症很容易从其中之一向其他两处蔓延。另外，精囊腺壁很薄，一旦充血后，布满血管的囊壁就很容易出血。所以，血精最常见的原因首先是精囊腺炎，其次是前列腺炎及后尿道炎或后尿道充血等症。也可因邻近的其他器官炎症蔓延而引起精囊腺壁肿胀、充血和出血。一般来说，30岁以下的血精症中至少有70%是由炎症引起。

如果只是偶然发生的血精，经检查未发现特异改变，也可能是性交过程中某些组织因急剧充血和机械性碰撞出现微细小血管破裂出血所致。对这种一过性血精就更不必惊慌了，只要暂停房事1～2周就能完全恢复。而炎症所致的出血多半是时好时坏，但持续时间不长。若血精持续存在并不断加重，则不能排除肿瘤的可能性。个别患者并发全身其他部位的广泛性出血倾向，很可能是全身血液系统出血性疾患，如白血病、血小板减少症，而不会是局部病变的后果。

其他病因包括结核、精囊腺囊肿、精囊腺肿瘤、前列腺癌、肝硬化门脉高压、外伤、尿路梗阻、前列腺增生等。

精液黏稠度高如何治疗

正常男子排出的精液是液体状态的，但很快就形成胶冻状态，这种胶冻状态有利于精液停留在阴道不易外溢。但 10～30 分钟后冻胶状的精液开始液化，以便于精子运动进入子宫腔。精液之所以产生"液化－凝固－液化"的变化，是由于精囊腺产生一种叫作凝固因子的物质，凝固因子使精液凝固；而前列腺产生的蛋白分解酶、纤溶酶等精液液化因子则可破坏精囊腺产生的凝固因子，从而使精液液化。如果前列腺产生的精液液化因子相对不足，则精液虽可液化，但液化时间延长、精液黏稠度高，从而影响精子的活动导致不育。

目前，精液黏稠度高的治疗主要采用下列方法：

（1）**中药治疗**：当归 12 克，泽泻 9 克，赤芍 9 克，木通 6 克，牡丹皮 6 克，乌药 6 克，知母 12 克，黄柏 9 克，黄芩 9 克，甘草 5 克。水煎服，每日 1 剂，连服 20 天。

（2）**对因治疗**：如有前列腺炎可抗感染治疗。

（3）**分步射精**：所谓分步射精是指将性交射出的精液分为前后两部分。前半部分精液的精子数目较多，活动力及存活率也较高，黏稠度也较低。因此，对于精液黏稠度高的不育患者，排卵期性交时，可将开始收缩射出的几股精液射入阴道，随后将阴茎抽出，让后半部分精液排在体外，即分步射精。采用这种分步射精的方法可降低精液的黏稠度，有利于精子的运动，从而增加妊娠的可能性。

精液量过少怎么办

精液量过少的原因有生理性的及病理性的。生理性精液过少见于性生活频繁的患者，如有些男性，每天性生活一次或数次，因此每次射精的量就相对较少。

病理性精液过少主要是由于精囊炎或前列腺炎所致。研究表明，60%的精液由精囊腺分泌，25%的精液由前列腺分泌。当精囊腺或前列腺有炎症时，精液量的产生自然会减少，炎症同时也会使这2种腺体的开口堵塞，阻碍精液的排出，按摩精囊腺和前列腺可协助诊断。也有部分病理精液过少是由于睾丸功能不足或机体内分泌功能紊乱导致的。还有少数患者是由于尿道疾患如尿道狭窄、尿道憩室等，致使射精时精液不能完全排出。

要鉴别精液量过少是属于生理性的还是病理性的并不困难，可嘱患者停止性生活5～7天，如果再次性生活精液量骤增则说明是生理性精液过少，反之则为病理性的。若无性生活过频现象则可排除生理性原因。

精液过少的治疗要针对病因有的放矢，如系精囊炎或前列腺炎所致，可抗感染治疗；如属睾丸功能不足或内分泌紊乱，则试用绒毛膜促性腺激素进行治疗；而尿道狭窄或尿道憩室则可施行手术治疗。

精液不液化怎么办

精子在黏稠的不液化精液中活动力差，不利于精子的活动。精液黏稠度高或不液化妨碍了精子的活动，也可以影响生育。人类的精囊产生一种能够凝固精液的物质，称为"凝固因子"。本来精液是以液体状态排出的，由于"凝固因子"的作用，使精液立即凝固呈胶冻状。经过10～20分钟后，精液逐渐液化。精液的液化是由于前列腺分泌的多种酶所起的作用。如果这些酶缺乏，液化过程就受到影响。

前列腺炎等疾病是造成精液黏稠高或不液化的主要原因。若查明有前列腺炎的患者可用抗生素治疗如复方新诺明等，并可应用乙酰半胱氨酸、糜蛋白酶等药物。对不是由于感染引起的精液不液化症，可于性交前后于阴道内放置酶类药物，如 α-淀粉酶、糜蛋白酶等，以溶解凝固的精液，使其中的精子能自由活动，通过子宫游到输卵管内与卵子结合而受精。

精子减少如何治疗

(1) 对内分泌功能异常引起的少精子症的治疗：部分患者服氯米芬可提高精子数，每日 25 毫克，每月服 25 日，停 5 日，12 个月为 1 个疗程。有报道，长期服用可降低形态正常精子的百分率，故目前推荐用低剂量疗法，即隔日 25 毫克。也有采用人绒毛膜促性腺激素 1 000 单位，每周肌内注射 2 次，10 周为 1 个疗程；同时可每日内服维生素 E100 ～ 200 毫克，连服 3 ～ 4 个月。近来报道，用酮替芬 1 毫克，每日 2 次，连用 3 个月，精子密度和活动率得到显著改善。己酮可可碱加入到精液中或口服后可使特发性少精子症活力不足的精子增加活力。

(2) **精索静脉曲张**：是引起少精子症最常见的原因，有报道高达 39%，可做精索静脉结扎术，术后 1 年精子密度升高者为 50% 以上，使妻子妊娠的为 30%～ 50%。

(3) **急慢性睾丸炎、附睾炎、前列腺炎、精囊炎**：这些生殖道炎症也是引起少精子症的常见原因。治疗可用羧苄西林每日 4 克，分 4 次服，连续使用 1 个月。复方新诺明可进入前列腺液，疗效也较好，每次 2 片，每日 2 次，连服 3 个月。

(4) **补充微量元素**：补锌对少精和死精症有一定疗效，服药后精子数量明显增加。由于锌和铜的拮抗作用，补锌同时治疗高铜。治疗方法是每次口服葡萄糖酸锌 50 ～ 100 毫克，每日 2 次，3 个月为 1 个疗程，也有采用硫酸锌治疗的。

(5) **补充精氨酸**：精氨酸是生成精子的主要成分，少精子症患者的精液中氨基酸含量明显低于正常男性。补充精氨酸，每日口服 4 克，连续 10 周，可以使精子计数提高。

(6) **中药可试用五子地黄汤**：枸杞子 9 克，菟丝子、覆盆子、车前子各

12 克，五味子 45 克，泽泻、当归、茯苓各 12 克，甘草 45 克，淮山药、牡丹皮、白芍、生地黄、党参各 12 克。水煎服，每日 1 剂，100 天为 1 个疗程。经治疗，精液异常者可恢复生育率 56%。

无精子症如何治疗

无精子症约占不育症的 15%。无精子症的病因可分为两大类型。

第一种类型是睾丸的生精功能障碍，因此精子不能生成。常见的以下几种：①遗传学异常。比如两性畸形。②先天性异常。双侧隐睾，生殖细胞发育不全。③内分泌异常。内分泌腺体功能亢进或低下。④感染性疾病。腮腺炎性睾丸炎，辐射损伤如 X 线等射线病者。⑤药物影响。如长期应用抗肿瘤药物的患者。⑥其他。以精索静脉曲张为多见。这种类型病因的患者以睾丸小或软为特点，有的第二性征不明显。治疗上有一定的困难，效果不佳。这类不育症大约占无精子症的 40%。

第二种类型是睾丸的生精功能正常，能产生精子。由于输精管道的阻塞，精子不能排出体外，称为排泄型。常见的原因有以下几种：①先天性畸形。精路发育不良或管道缺失。约占男子不育的 2%、无精子症的 10%。②精路感染。以淋病、结核病、真菌、滴虫病感染多见，造成了前列腺炎、射精管炎、附睾炎，以附睾尾部为多见。③损伤。由外伤史或医源性感染造成，如幼年时做隐睾或疝气手术。④囊肿。附睾部位的囊性肿物压迫输精管道路。这种类型病因的不育者以睾丸大小、质地正常为特点，在附睾部可触及硬结，或输精管触及不清，若每次射精精液量不足 1 毫升者，应考虑精路发育畸形。这种类型的无精子症要占 50% 之多。对于这种类型无精子症，一定要首先明确病因及堵塞部位，绝不可首先盲目地采用药物治疗。目前多采用显微外科手术诊断和治疗同时进行的办法，使之精路疏通，可有 20% 的患者获得生育的可能。

一般来说，对于精路堵塞睾丸正常大小的无精子症患者，需首先考虑采用手术治疗，利用显微外科技术进行精路吻合、置管、松解等方法。而睾丸小的或软的无精子患者，应先进行睾丸活检或内分泌激素放射测定。若生精细胞尚好，可选用有效的药物治疗，尤以激素为主辅以中药治疗；睾丸软小而阴囊在站立位时增粗，这是精索静脉曲张所致，应即早手术结扎血管。近年来在无精子症的治疗上，由于采取了较先进的显微外科手术、药物等多种方法并用，取得了较好的效果。

无精子症经治疗后可变成少精子症，有的还是不能生育。还需要调节睾丸附睾的功能以改善精液的质量，必要时采取优选精子，人工授精等方法，也可以达到生育目的。

先天性无睾症或睾丸严重发育不全，或继发性睾丸萎缩，睾丸活检无精子生成，则一般治疗恢复不了生精功能。

什么是精子活动力低下及死精症

排精后，有活力精子应在 70% 以上，若有活力精子低于 50% 为异常，称为精子活动力低下，也称弱精症。若精子完全无活动力为死精子症。精子活动力低下及死精症是造成男性不育的重要原因之一。

精子的活动力直接反映精子的质量，世界卫生组织推荐的方法，把精子活动力分为 4 级：0 级：不活动，无前向活动；1 级：活动不良，前向运动微弱；2 级：活动一般，有中等前向运动；3 级：活动良好，前向运动活跃。

造成精子活动力低下及死精症的原因有：

(1) 长期禁欲，长期不射精往往精子密度高，死精子多，精子活动度差，这种情况属正常，所以检查精液前以禁欲 5 ～ 7 天为宜。

(2) 生殖系感染，生殖系感染使精浆成分改变，锌、镁、柠檬酸、果糖减少和 pH 升高都会影响精子活力。

(3) 精索静脉曲张，因睾丸、附睾血液循环障碍，局部温度升高，有毒物质积聚，使精子活动力低下。

男子排精量过多也是病吗

一个健康的成熟男性每次精液的排出量应在 3 ～ 5 毫升，如果数日未排精而精液量少于 1.5 毫升，即为精液过少症。男子一次排精后，精液要经过 1 ~ 2 天的补充才能恢复正常，所以性生活或手淫频繁者，每次精液量会相对减少，间隔一段时间就可以恢复正常，这不能算是精液过少症。少精或无精症见于生殖系统感染，如结核病、淋病或非特异性炎症，以及睾丸功能异常、内分泌功能紊乱或尿道狭窄等。如果睾丸功能异常，除能引起不育外，还会影响性功能。

一次排精量超过 8 毫升称为精液过多，这也是一种病态，多由精囊炎症和垂体促性腺激素分泌亢进所致。精囊炎是青壮年男性比较常见的疾病，多由大肠埃希菌、克雷伯杆菌、变形杆菌及铜绿假单胞菌等感染引起。当精囊邻近器官，如前列腺、后尿道、结肠等有感染，或在某些情况下发生前列腺、精囊充血时，病菌就容易趁虚而入，诱发精囊炎。精液过多实质是精浆分泌或渗出过多，而精子总数并没有变化，这自然会引起精液中精子密度降低，从而降低受孕概率。过量分泌的精浆因炎症等病理因素的影响，还会干扰精子的活动和功能。另外，精液量过多会使带有大批精子的精液从阴道流失，也会减少受孕的机会。

何谓不育症

男性不育症是指夫妇婚后同居 1 年以上，未用避孕措施而发生妻子未能生育，原因发生在丈夫的病症。男性不育涉及原因是多方面的，对不育症患者说来，任何原因导致精子的发生、输送，以及精子和卵子相结合发生障碍，均可导致不育。常见原因是睾丸发育不全，隐睾症，青春前期因患腮腺炎而并发睾丸炎，精索静脉曲张，维生素 A、维生素 E 缺乏，长期受高温及放射的影响，自身产生精子抗体，输精管先天性缺损或外伤后狭窄，附睾、输精管、精囊、前列腺疾患，勃起功能障碍，不射精，逆行射精等。临床主要表现为无生育能力。精液检查见精子减少，每毫升在 0.6 亿以下，或见精子坏死、畸形、活动力差。

男性不育症主要见于以下原因：①性交功能障碍。勃起功能障碍、遗精、早泄、阳强、不射精等，均可致精液不能进入阴道。②精子异常。无精子、精子量少，精子质量差。③精液异常。血精、白浊、精液不液化等。④精液输出障碍。男性外生殖器先天畸形或外伤致畸及生殖道器官的炎症均可阻塞输精道，使精液不能正常输出。或各种原因所致膀胱内括约肌关闭不紧或无法关闭，性交时发生逆行射精，精液不能正常地射出，致使精子与卵子不能结合。

男性不育的治疗有什么难点

由于男性不育症的病因十分复杂，部分病因还未完全弄清楚，针对目前的具体病因治疗，其效果各异，总的看来效果不甚满意。对精子少、活动能力低下、精子畸形、精液量少者，用中医药治疗，部分患者可治愈而达到生育，而部分患者精液只得到改善，仍不能生育。对此类患者，不能急于求成，应该辨证施治，并定期复查精液质量。因为精子的生成周期较长，达 90 天以上，即使治疗有效，亦须数月方显其功。

(1) **精索静脉曲张所致不育者**：部分患者经治疗后可达到生育，但曲张程度达 Ⅱ 度以上，且病程较长，睾丸已发生较严重损害者，单纯中医治疗难达生育目的。对此类患者，可在手术的基础上继续进行辨证施治，中西医结合效果较好。

(2) **特发性男性不育症**：是最富挑战性的难题之一，中医治疗有苗头，但未能被证实在临床上应用有确切的疗效。对特发性少精症，可在辨证的基础上，试用益肾、填精、活血、清热解毒之法，有时可取得满意疗效。

(3) **生殖系支原体感染所致不育**：因中西医均缺乏有效疗法，被认为是治疗的难点之一。虽然大多数患者没有临床症状，但它属湿热之邪内扰精室，破坏精液内环境，影响精子的生成、成熟及存活，导致精子密度下降，精子活动率、活动力降低及畸形率上升等异常改变。针对该病的病因病机，可先用清热、利湿、解毒之法，药如百部、白花蛇舌草、虎杖、益母草等，有杀灭支原体的作用。经临床验证，其在治疗精液支原体感染的同时改善了精液质量。

(4) **免疫性不育**：亦是治疗的难点之一。目前的治疗效果都还不很理想，大剂量激素冲击疗法疗效有限，而且不良反应大。中药治疗本症表现出可喜的苗头。对此类患者，可在辨证的前提下，参用健脾固表法，方用玉屏风散加味（黄芪、白术、防风、生石膏、黄柏等），改善患者的过敏体质。经过一段时间的治疗，可使抗精子抗体转阴。

(5) 无精子症：属男性不育症中的疑难重症，短期内难以获愈。其中，先天性输精管缺如、睾丸生精功能障碍等为不可逆的无精子症，治疗几乎无望。如是阻塞性无精子症，有些可治，有些则难治，但近年随着男性外科特别是显微外科的发展，又增加了治疗手段。另外，中医可以清热利湿、化瘀补肾的方法治疗。

(6) 先天性睾丸发育不全综合征：系由染色体异常引起，以睾丸曲细小管发育不良及间质细胞功能减退为主的综合征，目前尚未见到此病治疗成功的报道。可以用五子衍宗丸、六味地黄丸试验性治疗。

(7) 前列腺炎导致男性不育：临证用药时应根据炎性不育的轻重缓急选用先清后补之法或攻补兼施之法，对炎症重者先用清热利湿药 1 个月左右，然后配合活血通精或补肾生精的药物，对炎症较轻的虚实夹杂证则可兼用清热利湿、活血通络、补肾生精之药，二者何轻何重当视其证情而定。治疗中，不少患者经用清热利湿药物治愈了炎症，未用补肾生精药物精液即恢复正常，且使其妻孕育。炎性不育的肾虚以气阴两虚较为多见，肾阳虚型极少见，因而对炎性不育应慎用温肾壮阳药，以防其燥烈伤精。另外，应注意调畅情志配合治疗以助康复。

(8) 精液不液化：多与前列腺有关，特别是与前列腺炎有关，治疗当以清热、利湿、通络、养阴为法。药用黄柏、虎杖、萆薢、薏苡仁、茯苓等，在用药同时，还需针对精液不液化病症加入溶酶之物，如麦芽、山楂等，尤其是助脾胃化生之品，可以调节全身酶的活性，有利于精液液化物质补充及功能的恢复。

男性不育与性功能障碍的治疗，是在明确辨证的原则下，制定出相应的治疗法则后选方用药。治疗着重整体调治，以内治为主，适当配以针灸和外治等方法，以祛除病邪，调整和恢复全身和局部功能。

男性不育如何饮食调养

男性不育症原因是较为复杂的，就精子减少而言，有虚症，也有实症，尚有虚实夹杂症。有些人以为自己精子过少导致不育系身体过虚引起，而盲目进补。在中医看来，进补是有严格指征的，只有经辨证认为属于虚证者方可进补。

在临床上，不少不育症患者体质虚弱，睾丸功能低下，精子数量少，属于中医所说虚证。这些患者适当服用具有"大补"功效的药物，诸如枸杞子、鹿角霜、淫羊藿、何首乌、山茱萸、女贞子、熟地黄、人参、紫河车、鹿茸、仙茅等，对增加精子数量、提高精子质量的确有着非常显著的作用，可使相当多的不育患者摆脱精神上的烦恼，享受到"天伦之乐"。因此，在辨证施治的基础上，运用中医药治疗的确适宜于因虚导致的男性不育患者，是值得提倡和推广的。

但任何药物都有着治疗作用和不良反应，中药也是如此。当然，药物的不良反应有大有小，有轻有重，有暂时的也有长久的。部分中药的不良反应较小，短期服用虽效果不显著，对身体也没有什么害处。但有些补药"性情暴躁"，运用不得当就会发生意外，这在临床上经常见到。不少具有大补功能的药物是热性的，服用的人参、鹿茸就是如此。人参、鹿茸均有提高性功能的作用，凡是睾丸功能低下且属于虚证者，中医师常用此方补益。但这些药物过量服用，会发生诸如鼻子出血、性激素失调等不良反应，特别是病情不属于虚证者,滥用更容易出现问题。对于虚实夹杂证，补药也是可以服用的，只是要经过大夫巧妙配方，采用攻补兼施的方法，是可以避免不良反应的产生。

六、男科病防治

男性病主要牵涉到哪些器官

要想对男性病有了解,首先得知道男性生殖系统包括哪些器官及其作用。

(1)阴囊:位于阴茎根部下后方,质地柔软,血管丰富,有热胀冷缩的特性,能有效调节温度,使其保持低于体温2℃~3℃水平,这是保证精子发生的重要条件之一。

(2)睾丸:居于阴囊内,左右各一,呈卵圆形,是男性生殖系统的主要器官,具有产生精子和分泌雄激素两种功能。

(3)附睾:细长扁平,形似半月,左右各一,长约5厘米,附于睾丸的后侧面。附睾的生理功能是促使精子成熟并贮存和排放精子。

(4)精索和输精管:精索为系悬睾丸和附睾的柔软件,左右各一,起于腹股沟内环,在腹股沟管内向下斜行,穿皮下环进入阴囊内,终于睾丸后缘。输精管为精索内的主要结构,起始于附睾尾部,终于射精管。精索是睾丸、附睾和输精管血液循环及淋巴回流的必经之路,其主要功能是保证睾丸的生精功能及成熟精子的输送。输精管是将精子从附睾输送到前列腺部尿道的惟一通道。

(5)前列腺:形似栗子状,位于膀胱下部,直肠前面和精囊下方,能分泌前列腺液,含有多种微量元素和多种水解蛋白酶,是组成精浆的成分之一。

(6)精囊和射精管:精囊左右各一,位于输精管壶腹的外侧,呈长椭圆形囊状,它分泌精囊液,约占精液量的70%。精囊下端细直为排泄管,与输精管壶腹末端汇合成射精管。

(7)尿道:男性尿道既管排尿,又可排精,具有双重功能。

(8) 阴茎：主要功能是完成性交，由背侧的两个阴茎海绵体和腹侧正中的 1 个尿道海绵体组成，分为龟头、阴茎体和阴茎根 3 个部分。成人阴茎在未勃起时长 7 ～ 10 厘米，充分勃起时，其长度和体积可增加 1 倍以上。

男科病如何预防

前列腺炎、前列腺肥大、睾丸炎、附睾炎、鞘膜积液、遗精、早泄、勃起功能障碍、不射精、阴茎癌等，是危害男性健康的常见病。

一般来说，男子到二十四五岁才发育成熟，如果早早地过性生活，性器官还没有发育成熟，耗损其精，易引起不同程度的性功能障碍，成年后易发生早泄、阳痿、腰酸、易衰老等。

适度的性生活可以给人带来愉悦的心境与体验，对身体与养生均有好处。但是，如果恋情纵欲，不知节制，生殖器官长期充血，会引起性功能下降，易引起前列腺炎、前列腺肥大、勃起功能障碍、早泄、不射精等。

男子的不少性传播疾病，如梅毒、淋病等，与不洁性交有关。不洁性交不但容易使自己染病，还会把病传染给妻子甚至孩子，危害极大，切不可抱侥幸的心理而为之。

男子的生殖系统在低温下有利于精子形成，经常穿牛仔裤会使局部温度过高，对精子形成不利，因此不宜常穿牛仔裤，尤其是在夏天及气候较潮湿时。

讲究性器官卫生不只是女子的事，男子也应同样重视。尤其是包皮过长者要经常清洗包皮垢，因为包皮垢不但易引起阴茎癌，也易引起妻子患宫颈癌。

研究表明，睾丸癌、阴茎癌之类，早期发现治愈率很高；一旦发展到晚期，则疗效不理想。因此，35 岁以上的男性，应经常查看一下自己的外生殖器官。

什么是包皮龟头炎

包皮龟头炎是一种发病率高的龟头包皮疾病。患者几乎都有包茎或包皮过长。在龟头和过长的包皮之间，由于脱落的上皮细胞、腺体分泌和包皮垢杆菌形成一个温热、潮湿的细菌培养基，一旦细菌进入即可引起炎症。

包皮龟头炎发病初期可见龟头和包皮表面水肿、充血，尿道口周围发红并出现创面、糜烂，并可发展成浅表的溃疡，有脓性分泌物流出，患者自觉阴茎头处发痒或有灼热感，随后疼痛。溃烂后可流脓、味臭。严重者还会有乏力、低热、腹股沟淋巴结肿大及压痛。

另外，如为真菌感染的念珠菌性龟头炎，常表现为龟头黏膜红斑、局部水肿、表现光滑、边缘轻度脱屑，并可有丘疹和小脓疮向周围扩大形成龟头糜烂。反复发作的念珠菌性龟头炎，可引起包皮干裂、纤维化和龟头硬化性改变。

治疗包皮龟头炎可局部用 1∶5 000 高锰酸钾液浸泡龟头，早、晚各 1 次，或用棉签蘸 1∶1 000 的苯扎氯铵（新洁尔灭）轻拭渗液或脓液，注意不要用各种油膏和粉剂，否则反而易加重病情。全身反应重者可加用抗生素治疗。对一般治疗效果不明显者，应注意特殊致病微生物的诊治。分泌物中查到念珠菌者应局部给予制霉菌素或克霉唑。分泌物中检出滴虫者应给予甲硝唑口服。疑有性病时，应于分泌物中检查淋病双球菌，并注意与硬下疳、软下疳相鉴别。

发生包皮嵌顿怎么办

包茎或包皮外口狭小的包皮过长者，如将包皮强行上翻而又不及时复位时，狭小的包皮口可勒紧在阴茎冠状沟上，阻碍包皮远端和阴茎头的血液回流，致使这些部位发生肿胀，这种情况称为包皮嵌顿。

包皮嵌顿多因性交或手淫引起。包皮嵌顿后局部有剧烈疼痛，阴茎头部红肿，包皮出现水肿。嵌顿时间愈长，肿胀愈严重，如不及时处理，包皮和阴茎头就会发生缺血、坏死。

包皮嵌顿后要及时将其复位，一般先采用手法复位。这种复位方法可自我进行，用两手食指和中指握住包皮，两大拇指放在阴茎头部并轻轻用力将其推向包皮内，即可使嵌顿的包皮复位。如包皮嵌顿时间较长，手法复位不能恢复者，应尽快到医院就诊，进行手术复位。

预防包皮嵌顿的最好办法是做包皮环切手术，将包茎或过长的包皮切除，就不会再发生包皮嵌顿。

睾丸炎时睾丸会疼痛吗

睾丸位于阴囊内，左右各一，睾丸分泌雄性激素，对男性生殖器官的发育和成熟，以及对男性第二性征的出现起重要作用。正常情况下，睾丸不会发生疼痛，睾丸发生疼痛，说明睾丸患了病，需要及时检查治疗。

睾丸炎是睾丸疼痛的常见原因。引起睾丸炎的原因非常多，如流行性腮腺炎患者可并发睾丸炎，出现睾丸疼痛、肿大；淋病是目前发病率最高的性传播疾病，严重时可引起睾丸炎，出现睾丸疼痛、肿大；慢性前列腺炎也可引起睾丸疼痛，表现为单侧疼痛，多为钝痛或牵拉痛，呈持续性，前列腺液显微镜检查可见大量白细胞，患者多为青壮年，老年人少见。

此外，睾丸扭转、睾丸损伤和睾丸缺血均可引起睾丸疼痛。不同原因引起的睾丸疼痛症状也有所不同。感染导致的患者睾丸疼痛较剧烈，甚至如刀割样，还会伴有发热恶寒等全身症状，这时候阴囊又红又肿，触碰睾丸则疼痛更加明显。当患有结核感染时，多伴有泌尿系统或其他部位的结核病史，表现为睾丸隐隐作痛、小腹有坠胀感并伴有阴囊肿胀，严重时会流出脓液，当用手触及这些病变部位时，有凹凸不平的结节，质硬，并常常可与阴囊皮肤粘连。由前列腺炎引起的睾丸疼痛，多伴有会阴部坠胀不适的感觉，还会有尿频、尿急、尿痛、排尿困难等。由睾丸肿瘤和附睾肿瘤引起的睾丸疼痛表现多为胀痛或坠痛，往往患有异位睾丸和睾丸下降不全的疾病。当局部损伤如睾丸损伤、附睾损伤和睾丸扭转，这类的患者常有外伤或剧烈运动史。睾丸疼痛发作迅速，反应强烈，并且疼痛的症状可向下腹、腰部呈放射状传递，甚至引起休克。其他如精索静脉曲张、精索鞘膜积液疼痛均较轻，多表现为阴囊牵扯样疼痛，以坠胀不适感为主，轻者也可无症状。

如何治疗急性细菌性睾丸炎

急性细菌性睾丸炎多继发于体内其他部位的化脓性感染或其邻近的附睾炎症。常见的致病菌有金黄色葡萄球菌、链球菌、大肠埃希菌、肺炎球菌及铜绿假单胞杆菌。

临床表现为起病突然，有寒战、发热、全身酸痛不适，可发生恶心、呕吐，随后患者睾丸肿胀疼痛（多为单侧），并向腹股沟放射。检查可见患侧阴囊皮肤红肿，睾丸肿大并有明显压痛，甚或拒按，如有脓肿形成，可扪及波动感。同时有附睾炎则二者界限不清，附睾变硬，输精管增粗。双侧睾丸发生病变，睾丸组织受到破坏，部分患者可导致不育。

治疗时主张让患者卧床休息，将阴囊托起，局部热敷。阴囊皮肤肿胀明显可用50%硫酸镁溶液湿热敷，以利炎症消退。疼痛剧烈时用镇痛药不佳者，可做患侧精索封闭，用1%普鲁卡因10毫升。全身用药应选广谱或对革兰阴性菌敏感的抗生素，如青霉素、庆大霉素及各种头孢类抗生素等。

中药主要用和营托毒、清热利湿之品，以龙胆泻肝汤为基本方的中药汤剂或成药均可选用。可用金黄膏一类清热解毒之品外敷患处。

急性细菌性睾丸炎一旦发生就比较厉害，切不可讳疾忌医，延误病情，以免造成严重后果。加强个人卫生，及时控制感染，是预防本病的有效措施。

如何治疗慢性睾丸炎

慢性睾丸炎多由非特异性急性睾丸炎治疗不彻底所致，也可因真菌、螺旋体、寄生虫感染造成。例如，睾丸梅毒较多见；既往有睾丸外伤史者，可发生肉芽肿性睾丸炎；睾丸局部或全身性放射性同位素磷照射，也可发生慢性炎症，破坏睾丸组织。

临床表现为睾丸呈慢性肿大，质硬而表面光滑，有轻触痛，失去正常的敏感度，有的睾丸逐渐萎缩，严重者几乎扪不到睾丸，但附睾相对增大。多数病例炎症由附睾蔓延至睾丸，二者界限不清。双侧慢性睾丸炎者常可造成不育。

治疗上应针对罹患慢性睾丸炎的原因进行治疗。由非特异性感染引起者，主要采取对症治疗，可做阴囊热敷，精索封闭，抗生素注射，或使用丙种球蛋白注射；已有脓肿形成者，可做切开引流；对睾丸梅毒可做驱梅治疗，无效时如系一侧病变，可做睾丸切除术；睾丸放线菌所致的慢性睾丸炎，可用大剂量青霉素注射，每日 200 万～500 万单位，每日 2 次，肌内注射，维持 3 个月以上；睾丸丝虫病可做鞘膜外翻或全部切除术。

常见的阴囊皮肤病有哪些

在男性阴囊部位的皮肤病最常见的有湿疹、癣病、疥疮和维生素 B_2 缺乏。

（1）阴囊湿疹：病变大多局限在阴囊部位，有时可延及会阴部和肛门周围的皮肤，一般很少累及阴茎。通常有渗溢型和干燥型两种。渗溢型皮肤呈水肿性肿胀，伴有糜烂、渗液、结痂，间有皲裂。干燥型皮肤粗糙干燥、纹深、皮肤发硬、色素增加，可伴有皮肤萎缩或出现色素减退斑。局部奇痒难忍，尤以闲暇之时和晚间明显。病程可达数月甚至数年。

（2）阴囊癣病：系真菌感染，多由股癣蔓延而来，有时累及会阴部、臀部和耻骨部的皮肤。皮疹边界清楚，表面常有细小鳞屑，早期与气候有关，常夏天发病或加重，冬天减轻或痊愈。如此长期反复发作，使皮肤增厚、色素增加，皮肤纹路加深，这时与慢性湿疹很相像。但在皮疹附近常有典型的股癣存在。

（3）阴囊疥疮结节：是由疥螨感染所致。有疥疮感染史，以后在阴囊皮肤上出现黄豆甚至蚕豆大的、略高出皮面的暗红色结节，表面较光滑，边界清楚，数目可多可少，但互不融合，局部奇痒。

（4）维生素 B_2 缺乏：患者大多过集体生活，可因饮食不习惯、胃肠道功能障碍、劳动强度增高或食物营养不足而引起维生素 B_2 缺乏，有的还伴有舌炎、唇炎和口角炎等。阴囊皮疹大多对称地分布在阴囊中线的两侧，早期为轻度红斑，直径为 2～4 厘米，边缘清楚，以后表面覆盖灰白色鳞屑，以及在微红的基底上有多层银白色鳞屑，偶有微痒感。

阴囊瘙痒是什么病

阴囊瘙痒以体力劳动者多见，尤其在夏天，阴部温度高、汗多、潮湿、透气差，阴囊皮肤受到汗液浸渍、内裤的摩擦等影响，产生瘙痒。穿过分紧身的牛仔裤、不吸水不透气的尼龙内裤，也可以产生这种情况。

维生素 B_2 缺乏可导致阴囊炎。阴囊出现红斑、干燥、脱屑、丘疹和结痂等变化，并伴有瘙痒。与此同时还可出现口角炎、舌炎和口腔溃疡等。

由真菌引起的阴囊炎如念珠菌性阴囊炎、股癣累及阴囊，都可以引起阴囊瘙痒。

有少数男子穿上化学纤维衬裤、使用安全套或避孕膏后，阴部会出现过敏性反应，阵发性剧痒，非常难受。发生这种现象应立即停用有关物品，以后也应避免使用，可选用樟脑软膏、氟轻松软膏外敷。

阴虱感染属于性传播疾病，阴虱在其所寄生的部位用口器刺入皮肤内吸血，吸血完毕口器仍插在皮肤内，因此局部又痛又痒，搔抓后不仅会使皮肤破溃形成结痂，也有可能引起感染。治疗时局部涂以中药百部酒精浸剂（用75%酒精100毫升泡入百部30克），一般涂药1周痊愈，并应暂停性生活，经常烫煮内裤、床单、被套。

阴囊疥疮由疥螨感染所致，在阴囊皮肤上出现黄豆大小、高出皮面的暗红色结节，表面光滑，边缘清楚，局部奇痒，病程可长达数月，治疗可用5%硫黄霜和曲安西龙膏交替搽用，每日 2～4 次。

固定药疹常因口服磺胺药、镇痛药等引起，表现为阴茎龟头处圆形斑块，大小不定，中央呈紫红色肿胀，周围色红，局部瘙痒或灼热感，严重者发展为水疱，破溃后形成糜烂面。发病后应停用有关药物。轻者外用抗生素软膏，内服抗过敏药治疗，严重者要到医院诊治。

阴囊湿疹是怎么回事

阴囊湿疹是阴囊最常见的皮肤病，对称发生、常波及整个阴囊、患处奇痒，病程持久，反复发作，屡治不愈。急性期可有丘疹、小疱、脓疱、糜烂、渗出、结痂等多种变化。在慢性期则表现为皮沟加深、皮肤肥厚、阴囊皮肤粗糙如革，即民间所说的"绣球风"，若迁延失治或治不得法，可出现急性期与慢性期互相转变，迁延多年。值得重视的是一旦出现阴囊的奇痒、渗出、结痂、肥厚等情况，且久治不愈，均应想到是本病所致。

因为本病不是癣，故不能按癣来治。本病最忌搔抓、揉搓、摩擦、烫洗等，凡热水、肥皂、盐水、碱水等皆不宜应用，也不宜外用碘酒、癣药水、大蒜等刺激性物品，只要能保证做到不抓痒、不刺激皮肤，很多患者可迅速好转。本病与情绪有关，保持心情舒畅、充分的休息及对疾病的必胜信心，亦是关键环节。饮食上要能做到忌食辛辣发物、如葱、蒜等。药物治疗，急性期以冷敷为主，每次可用约 3 000 毫升净水，不加任何药物，或加明矾 3 克；或用 10%黄柏溶液，或蒲公英 30 克，野菊花 15 克煎汤待冷后湿敷。若并发感染，则将氯己定 1 克化入 3 000 毫升净水中湿敷，这些方法对阴囊奇痒和渗出效果很好。

慢性期，传统疗法可外搽青黛膏或皮枯膏，加热烘疗法更好，亦可用烟熏法或苦参汤药浴。西药治疗以泼尼松类软膏外用为主，坚持用药至少 1 ~ 2 个月，早晚各 1 次涂于患处，不需包扎，越薄越好，下一次涂药前不必清除前一次药物，对有感染的湿疹可涂用抗生素药膏。对较肥厚的阴囊湿疹尚可涂用焦油类药膏，如 5%煤焦油软膏等。

阴囊坠胀如何细查原因

有的男子经常感到阴囊沉重下坠，或胀满不适，并伴有隐痛。大多数人认为，这与性生活不当有关。其实，造成阴囊坠胀的原因是多方面的，既有疾病引起的，也有非疾病因素。一些导致阴囊肿大的疾病会引起阴囊坠胀，如疝气、阴囊象皮肿、睾丸肿瘤、鞘膜积液等。亦有的成因于有些阴囊肿大并不显著的疾病，如睾丸炎、附睾炎、精索静脉曲张。

某些非疾病状态也会引起阴囊坠胀，主要有：①性生活不当。有的人一味恣情纵欲，性生活过频，而引起阴囊坠胀。反之，有的禁欲时间过长，精满而不泄，久之也会出现阴囊坠胀不适。此外，手淫成习或者经常使用不恰当的男用避孕方法，如体外排精及尿道压迫等，使性器官处于经常充血、瘀血状态，而诱发阴囊坠胀。②剧烈运动或情绪过于激动时，阴囊可随血液循环加快而局部温度升高，于是阴囊松弛、睾丸下坠而产生坠胀感。③长时间站立或行走，不但会增加阴囊局部血液循环，还会使阴囊内的睾丸、附睾、精索等也发生一定程度的瘀血，引起阴囊坠胀。④经常穿过于紧身窄裆的裤子，尤其是透气性能差的紧身短裤，不仅会使阴囊局部受挤压，影响血液循环的畅通，而且易引起阴囊局部温度升高，整日汗湿潮热，导致阴囊下坠胀痛。另外，年岁较大及体弱多病的男子亦易发生阴囊坠胀。

因为生理因素或性生活不当引起的阴囊坠胀，一般无须特殊处理。只要适当运动，增强体质，防止过度疲劳，避免剧烈运动或长时间站立、行走，合理调节性生活，即可缓解阴囊坠胀。症状严重者可在医生指导下佩戴阴囊带托。

夏日如何保护阴囊

炎炎盛夏，容易诱发疾病。男性在夏天更要注意，由于男性的阴囊位置隐蔽，皮肤薄嫩，加上局部不通风，天热极易诱发皮肤病。

皮炎是一种较常见的阴囊皮肤病，起因可能与饮食中缺乏 B 族维生素有关。其症状为皮肤潮红、渗液、脱皮甚至起水疱，又痛又痒。预防的主要措施是多吃新鲜瓜果蔬菜和杂粮，补充维生素 B_2、维生素 B_6 等维生素。发病后应保持病变区皮肤清洁，可涂些氧化锌软膏等。

湿疹也是一种常见的阴囊皮肤病，主要是由汗水、污秽刺激而引起的。其表现为皮肤红肿、起水疱、渗液、结痂，甚至增厚粗糙，奇痒难忍。治疗方法是内服抗组胺类药物如氯苯那敏等，病发区皮肤清洗干净后涂抹氟轻松、曲安西龙、尿素软膏等，每日 1 ～ 2 次。

癣症是由真菌感染引起的阴囊皮肤病，常与患者其他部位的皮肤癣症相关，发病阴囊的皮肤潮红，起丘疹或水疱，继而脱屑，病变部位常呈环状损害，痒得厉害。患部可外涂治癣药膏，同时治疗身体其他部位的癣症如手癣、脚癣、股癣等，以防愈后再度感染。

患了"难言之隐"的阴囊皮肤病后，值得注意的是：要消除紧张恐惧的情绪，切莫将其与性病相提并论，以免增添忧虑。摒弃"隐病隐治"的心理，莫被江湖郎中、虚假广告所蛊惑自作主张滥用药，应去正规医院的皮肤病专科检查治疗。同时要穿着质地柔软、透气性好的宽松内裤，并勤换勤洗。阴囊发痒尽量少去抓挠，以免抓破皮肤引起感染而加重损害。要少吃辣椒等刺激性的食物，禁饮酒。

阴囊鞘膜积液是怎么回事

睾丸从腹膜后间隙下降时，有两层腹膜构成的鞘状突亦经腹股沟管进入阴囊。正常情况下，在胎儿出生前后，上 2/3 的鞘状突完全闭合，睾丸部鞘状突形成一盲袋，包绕睾丸，被称为睾丸鞘膜。睾丸鞘膜内积聚少量液体，可起润滑剂的作用，供睾丸活动。如果先天性鞘膜囊内液量异常增多或鞘状突闭合反常，造成囊内液体积聚，就形成积液。另外，在鞘状突闭合正常时，由于睾丸、附睾感染、肿瘤、丝虫病或外伤等后天性因素引起鞘膜内液体量增多，也可出现鞘膜积液。临床上分为四种类型。

(1) **精索鞘膜积液**：特点是鞘状突两端闭合，精索部分形成局限性鞘膜积液，与腹腔和睾丸鞘膜腔不相通。

(2) **睾丸鞘膜积液**：是最多见的一类，是鞘状突闭合正常，睾丸鞘膜内液体积聚增多而形成。

(3) **交通性鞘膜积液**：特点为鞘状突完全开放，腹腔内液体通过开放的鞘状突通道进入睾丸鞘膜腔，液体随体位改变而流动。本型鞘膜积液要与腹股沟斜疝鉴别，区别在于鞘膜囊与腹腔间的通路狭小，大网膜和肠襻不能进入鞘膜囊，只有腹腔内液体能进入。

(4) **精索睾丸鞘膜积液**：鞘状突仅在内环处闭合，精索部未闭并且与睾丸鞘膜腔相通。

发生了鞘膜积液怎么办

鞘膜积液多数仅发生于一侧阴囊，积液量少时仅于体检时发现，并无不适，只有积液量增加到一定程度时，患者才会出现阴囊下坠、发胀及牵引痛等不适感。巨大型睾丸鞘膜积液时，患者的阴茎龟头可缩入包皮内，影响排尿与性生活，其行走和劳动时也感到不便。继发于急性附睾炎或睾丸炎的鞘膜积液局部疼痛明显。

那么，发生了鞘膜积液该怎么办呢？这就要根据患者的年龄、身体情况及为何种类型的鞘膜积液来定。

(1) 因婴儿及新生儿鞘膜积液有自行吸收的可能，除外并发严重感染或伴有其他病变者，可暂不处理，观察到 1 岁以后（12 ～ 18 个月）再说。

(2) 原发性鞘膜积液病程短，积液量少，囊内张力低，无明显症状，无睾丸萎缩及男性不育者也不需治疗。

(3) 继发性鞘膜积液宜同时处理原发病，如继发于睾丸、附睾炎症，宜控制炎症后再处理积液。比如局部可用热敷、理疗等促进吸收，不能吸收者再做后期处理。

(4) 穿刺抽液用于青年人、拒绝手术或有手术禁忌证者，但穿刺抽液多会复发，故需要反复抽吸。

(5) 手术治疗。切开鞘膜排出积液，切除多余鞘膜，翻转缝合鞘膜缘。交通性鞘膜积液除切除鞘膜外，须在腹股沟内环处结扎与腹腔沟相通的鞘状突管。对于精索鞘膜积液，将积液部鞘膜仔细与精索分离，完整切除。

阴囊会出现先天畸形吗

答案是肯定的，虽然阴囊的先天异常极其罕见，但是确实存在，且常与其他器官的畸形同时存在，主要有以下几种情况。

(1) 阴囊裂：阴囊裂的阴囊向两侧分开，无阴囊缝，囊内有睾丸，其中间为尿道。

(2) **阴囊转位**：又叫阴囊后阴茎，表现为阴囊转于阴茎之前，多呈分裂性下垂，由于阴囊的遮掩，阴茎多不能自动伸出，亦不能直立排尿。

(3) **阴囊移位**：阴囊组织从正常部位完全移至身体其他部位，如腹股沟大腿内侧及腹壁。

(4) **圆饼形阴囊**：是指阴囊超过阴茎的上方，将阴茎包绕在阴囊中间。

(5) **阴囊发育不全**：多见于隐睾患者，如单侧隐睾则隐睾侧阴囊发育不全，双侧隐睾则两侧阴囊均发育不全。

(6) **先天性无阴囊**：可见于两性畸形患者，极罕见。

附睾炎有何临床表现

附睾炎是中青年男性较常见的疾病，是由大肠埃希菌、葡萄球菌或链球菌等致病菌经输精管逆行进入附睾造成的，因此，本病多继发于后尿道炎、前列腺炎及精囊炎，或发生于尿道器械操作或长期留置导尿管后，以逆行途径引起感染者多见。临床上分为急性附睾炎和慢性附睾炎两大类。

急性附睾炎发病较急，表现为患侧阴囊坠胀不适，局部疼痛严重，甚至影响行走，疼痛可向同侧腹股沟区及下腹部放射，并伴有全身不适及高热。查体见患侧附睾肿大，触痛明显。炎症较重时可波及睾丸，阴囊皮肤可发生红肿。

慢性附睾炎比急性附睾炎多见，部分患者系急性期未治愈而转为慢性。多数患者无急性发作史而常伴慢性前列腺炎。本病临床表现呈多样化，可有阴囊疼痛、坠胀感，疼痛可放射至下腹部及同侧大腿内侧。查体可触及附睾轻度肿大，变硬并有硬结，局部轻压痛，同侧输尿管增粗，慢性附睾炎常可急性发作。

附睾炎的西医治疗有哪些

对于急性附睾炎主张患者卧床休息，托起阴囊，以减轻疼痛。早期可将冰袋放在附睾处，防止肿胀。晚期可用热敷，以促进局部血运，加速炎症消退。

因属于感染，故应进行抗感染治疗，临床上多选用广谱抗生素及对革兰阴性菌效果较佳的抗生素。对于疼痛、发热等全身症状，应用解热镇痛药对症处理。如果附睾疼痛较重可请专科医师予以1%利多卡因10～20毫升由睾丸上端处行精索局部封闭，可起到止痛、解除坠胀作用。如果附睾炎性包块增大，阴囊皮肤红肿且有波动感，形成脓肿则须行切开引流。因留置导尿管招致本病者，应拔除尿管。另外，急性期要避免性冲动和重体力活动，以免加重感染和不适症状。对少数病情顽固且控制不理想的患者，可行附睾甚至包括睾丸切除术。

慢性附睾炎常与慢性前列腺炎同时存在，所以应两病同治。要注意生活规律化，劳逸结合，忌烟酒及辛辣刺激物。保持大便通畅。避免长时间久坐。性生活不宜过频。可温水坐浴，每日2次，水温控制在42℃～50℃，每次20～30分钟。如果慢性附睾炎有多次反复发作者，可考虑做附睾切除。值得重视的是，无论急性还是慢性附睾炎，如为双侧发生均有导致不育的可能，故发生附睾炎应及时治疗。

附睾结核是怎么回事

在男性生殖系统中，前列腺、精囊、输精管、附睾及睾丸均可发生结核病。但由于前列腺和精囊解剖位置隐蔽，发生结核病早期诊断困难，易被忽视，睾丸结核亦较少见，相应男性生殖系结核的最早症状常由附睾结核而引起，故临床上附睾结核较多见。附睾结核的临床表现常为慢性过程，大部分患者是自己发现阴囊内有硬结，坠胀感或疼痛而来就诊，少数患者因其他疾患就诊，或体检时被医生发现，说明附睾结核可能长期存在而不被发现，附睾上的硬结早期局限于附睾尾部，后期可蔓延到附睾头部，结节质硬互相融合，触痛不重，输精管上常有串珠样结节。约有20%患者附睾结核病变累及睾丸，睾丸肿胀与附睾无明显界限。后期附睾如发生干酪样变和溃疡，可与阴囊粘连、破溃、流出脓液及干酪样坏死组织后，形成窦道而长期不愈合。

结核杆菌的原发病灶常在肺、肠道、淋巴结、扁桃体、肾脏、骨骼等部位，常通过血行传播或下行感染两种途径传播到附睾而引发本病。附睾结核的诊断主要依靠典型病例和局部检查。值得一提的是，由于附睾结核可引起诸如不育等严重后果，且本病发生多伴身体其他部位结核，故应引起重视。

附睾结核易导致不育的原因是什么

附睾结核易导致不育，主要原因可概括为以下几方面：

（1）男性生殖系统中前列腺、精囊、输精管、附睾及睾丸都可罹患结核病，只是附睾结核相对说来较易发现而已。因男性生殖系结核往往几个器官一起发生，而这些器官中的每一个对生育功能都起重要作用。因此，一旦发病易招致不育。

（2）附睾是一种微细管道结构，是精子成熟和贮存的场所，也是精子得以进入输精管的通路，当附睾遭受结核杆菌侵犯后，不但破坏了精子成熟、贮存的内环境，使精子活性降低，还因结核结节和干酪样坏死、溃疡的出现，造成附睾管腔堵塞，使精子无法通过。

（3）附睾结核日久，多可波及输精管，使输精管摸上去高高低低，呈串珠样改变，此时输精管腔也因此堵塞，致使精子无法进入精囊、射精管，无法于射精时排出而造成不育。

（4）结核杆菌的原发病灶常在肺、肠道、淋巴结、扁桃体、肾脏、骨骼等部位，通过血行传播或下行感染引发本病，所以往往容易引起双侧附睾同时受累发病，则不育也就不可避免地出现了。

所以，青壮年男子一旦发现附睾处有硬结，出现坠胀或疼痛，结合既往有结核病史，均要高度警惕附睾结核的可能，力争早确诊、早治疗，尽量避免生育力受影响。

附睾结核如何治疗

西医对附睾结核的治疗，主要有抗结核药物及手术两种途径。使用抗结核药物宜联合应用，药物及剂量如下：

（1）链霉素：每日肌内注射 1 克，连用 2 周，以后每周 2 次，每次 1 克。

(2) **异烟肼**：*每次 0.1 克，每日 3 次，口服。*

(3) **对氨基水杨酸钠**：*每次 2 ～ 3 克，每日 8 ～ 12 克，每日 3 次，口服。*

上述药物应用足量且不间断，一般连续应用 3 ～ 6 个月，然后根据症状与体征，以及精液及前列腺液化验来评估治疗效果。倘若上述药物疗效不佳时，可考虑应用氨硫脲、环丝氨酸、乙硫异烟胺、吡嗪酰胺、卡那霉素等药物治疗。在药物治疗同时，应该注意休息，同时加强营养，补充维生素。

当附睾结核结节较大，直径超过 0.5 ～ 1 厘米，而且病变范围广泛，甚至产生结核性脓肿或累及阴囊壁成为窦道时，经抗结核治疗效果不佳时，说明附睾结核已病入膏肓，附睾功能已丧失，留着不但多余，而且可能对身体健康不利，所以应手术切除。若睾丸未遭波及，则必须保留睾丸。双侧附睾切除，生育力随即丧失。虽然有的医生尝试采用输精管睾丸吻合术，但因手术的成功率很低，故手术后生育能力的恢复机会也微乎其微。

什么叫精索静脉曲张

精索静脉曲张是指精索静脉因回流不畅、血流淤积而造成的精索静脉伸长、屈曲、扩张。此病是青壮年常患的一种疾病。发病多见于左侧，这是因为左侧的精索静脉呈 90° 直接回流到肾静脉，回流阻力大，行程又长（整个行程约有 35 厘米）。也可因为静脉瓣（静脉腔内一种能阻止血液倒流的活瓣装置）发育不全，血液出现倒流而影响回流，导致精索静脉的屈曲扩张。另外，此病的发生也与某些长时间站立性的职业有关，如商店营业员、理发员、外科医师等职业的人，由于长时间站立性的工作，使精索静脉回流障碍。飞行人员中发病率较高，可能是由于飞行中加速度的影响，使精索静脉瓣反复遭受冲击和损伤而引起。此病之所以应当引起重视，是因为在众多的男性不育病因中，精索静脉曲张是一种不可忽视的原因。若对精索静脉曲张尽早施行适当的治疗如外科手术，则不少人会避免生育能力遭受损害或使一些已受损害的人重新恢复生育能力。当然，其治疗效果也要看精索静脉曲张的时间、程度和有无并发症。

精索静脉曲张多见于青壮年，病因分为先天解剖因素和后天因素。前者是指静脉回流途中受周围正常组织器官如肠管、动脉压迫；精索静脉周围结缔组织薄弱，静脉瓣膜不健全等使血液回流受阻。后者指由于静脉走行区的肿瘤、囊肿等异常结构压迫或肾和下腔静脉内栓塞使回流受阻形成的静脉曲张，这些静脉曲张是属于症状性的。

精索静脉曲张的病因何在

(1) **解剖因素**：睾丸和附睾的血液经精索静脉回流，精索静脉可分为三组，它们在外环处有侧支循环互相交通。

①后组。精索外静脉→腹壁下静脉→股静脉→髂外静脉。

②中组。输精管静脉→膀胱上静脉→髂内静脉。

③前组。精索内静脉，睾丸、附睾的静脉主要通过精索蔓状静脉丛回流，静脉丛在腹股沟管内合并为 2～4 条静脉，穿过内环至腹膜后合成一条静脉，称为精索内静脉。右侧精索内静脉向上斜行进入下腔静脉，左侧呈直角进入左肾静脉。精索静脉曲张多见于左侧的原因是左精索内静脉长，呈直角进入肾静脉，血流受到一定阻力。左肾静脉附近的左精索内静脉无瓣膜，因此血液容易倒流；左精索内静脉位于乙状结肠之后，易受肠内粪便的压迫，影响血液回流。

(2) **生理因素**：青壮年性功能较旺盛，阴囊内容物血液供应充足。所以有些精索静脉曲张可随年龄增长而逐渐消失。

(3) **其他因素**：腹膜后肿瘤、肾肿瘤、肾积水等压迫精索内静脉，可引起症状性或继发性精索静脉曲张。原发者平卧时很快消失，继发者常不消失或消失很慢。另外，长久站立，增加腹压也是发病因素。

久坐软沙发会导致精索静脉曲张吗

通常情况下，人类的坐姿是以臀部坐骨的两个结节作为支撑点的，这时男性的阴囊轻松地悬挂于两大腿之间，既受到保护，又不会被压迫。但如果坐在柔软的沙发上，坐姿则会改变，原来的支撑点随之下沉，整个臀部随之陷入沙发中，沙发的填充物和表面用料就会包围、压迫阴囊。当阴囊受到过久压迫时，会出现静脉回流不畅，睾丸附近的血管受阻，瘀血严重时可导致精索静脉曲张，以至于影响男子的性功能和生育。

长时间坐软沙发会导致精索静脉曲张。精索静脉曲张分原发性和继发性两种。原发性就是指天生的血管本身的问题，而继发性则指后天的、由于人为原因造成的病变。长时间坐软沙发就是会导致睾丸精索静脉曲张的继发性原因之一。精索静脉曲张时，睾丸新陈代谢产生的有害物质不能及时排出，也得不到足够的营养，就会使睾酮减少。睾酮是维持男子性功能和产生精子的动力，一旦缺乏势必导致男子性功能障碍和不育。再有，精子生成需要适宜的温度，一般来说，阴囊周围的正常温度应该比腹腔周围的正常温度低 $2℃$。阴囊悬挂于身体表面，通过自动收缩、松弛调节温度，以保障精子正常生成的温度。过久坐在沙发上，阴囊被包围受压，不能正常进行温度调节，会导致睾丸温度上升。睾丸生精细胞对温度非常敏感，温度过高，不利于精子的生成，这也会影响到生育。同时也提醒一些男性不要长时间地进行蒸桑拿浴的高温活动。

男子不应长时间坐沙发，一次坐沙发的时间不宜超过 1 小时。必须久坐时，应每隔半小时左右就站起来活动几分钟。

精索静脉曲张有哪些危害

（1）**阴囊温度升高**：精索静脉曲张后，由于精索静脉内血流瘀滞，可引起阴囊内温度升高，平均高于正常 $0.6℃$，从而影响精子生成。

（2）**营养障碍**：由于静脉血流瘀滞，睾丸、附睾的血液循环受到影响，其所需的营养和氧气供应缺乏，从而影响了精子生成。

（3）**睾丸内分泌功能障碍**：由于阴囊内局部温度升高、睾丸的供血和供氧不足，必然影响了睾丸曲细精管内间质细胞的内分泌功能，从而干扰了精子生成。

（4）**毒素作用**：由于精索静脉与睾丸静脉之间有丰富的侧支循环，当发生精索静脉曲张后，引起血液逆流，可将左肾上腺及左肾静脉血中携带的高浓度的毒性代谢产物，如类固醇、儿茶酚胺、5-羟色胺及前列腺素等，在未解毒前即流入双侧睾丸，使精子生成受影响，造成不同程度的精子过少、形态异常、运动障碍等。

(5) **氧自由基的破坏作用**：研究表明，当发生精索静脉曲张时，睾丸组织内氧自由基增加，脂质过氧化作用加重，从而影响了精子的发生及精子功能。

总而言之。精索静脉曲张会出现血流受阻，可导致睾丸静脉丛发生瘀血，使动脉血供减少，睾丸内出现缺氧，营养受阻，代谢产物不能马上排除，从而影响睾丸的造精功能，性激素降低，并且还会使阴囊内部湿度升高、血氧含量降低，且病侧反流的血液中含有肾上腺的代谢产物5-羟色胺、甾体类激素等活性物质，它们长期作用于睾丸，使睾丸生精功能减退，性功能减退，形成勃起功能障碍。

精索静脉曲张如何治疗

治疗精索静脉曲张的办法主要是取决于其程度。对于无症状又看不到有明显静脉曲张者，可以用阴囊托把病侧阴囊托起，有利于血液回流，防止加重。曲张明显者，不论有无症状，为预防睾丸萎缩和睾丸生精障碍的发生，都应尽早手术治疗。较重的精索静脉曲张、精子数连续3次在2 000万以下或有睾丸萎缩者。平卧时曲张之静脉可消失者，可行精索内静脉高位结扎术。精索静脉曲张的手术简单易行，患者痛苦很小。据统计，术后女方怀孕率可达55%。如果体检睾丸体积很小（小于10毫升），精液改变严重，甚至无精子，治疗效果往往较差。

手术途径有：①经腹股沟管精索内静脉高位结扎术。与疝切口相同，显露精索，找出精索内静脉主干及其分支，将其结扎。此手术途径简便，常用。可同时结扎扩张的精索外静脉和睾丸引带静脉，如术中用手术显微镜效果更好，复发率低，并发症少。②经髂窝途径。左下腹斜切口，推开腹膜，于腹膜后、髂外动脉前找到精索内静脉予以结扎。其优点是若于此处误伤精索内动脉亦不会引起睾丸萎缩。缺点是不能同时处理交通支。③其他。有人将导管经下腔静脉、左肾静脉插至左精索内静脉，然后注入 5% 鱼肝油酸钠或吸收性明胶海绵与钢圈栓塞此静脉，用于治疗精索静脉曲张。缺点是静脉有畸形、有侧支循环者则不适于栓塞，而且需要特殊设备。

什么是性传播疾病

性传播疾病 (STD) 是一组主要由性行为接触或类似性行为接触为主要传播途径的严重危害人体健康的传染性疾病，由传统的梅毒、淋病、软下疳及性病性淋巴肉芽肿 4 种扩大到目前的 30 余种，包括梅毒、淋病、尖锐湿疣、非淋病性尿道炎、生殖器疱疹和念珠菌病、阴虱病、艾滋病等。每一种性传播疾病由不同的病原体引起，如细菌、病毒、螺旋体、支原体、衣原体、真菌、寄生虫等。性传播疾病病种多，发病率高，危害大，已成为世界性的严重社会问题和公共卫生问题，被认为是当今危害人群健康的主要疾病。1976年，世界卫生组织把性传播疾病所包含的种类扩大至十几种，规定凡与性行为，性接触密切相关的各种传染病统称为性传播疾病。

引起性传播疾病的病原体种类繁多，主要通过性交传播，也可以通过皮肤、黏膜、口唇和舌的接触传播。必须注意的是，使用安全套等屏障工具对于部分性传播疾病有一定预防作用，但也不是绝对安全。性传播疾病和一般传染病的区别不是很明显，只不过性传播疾病集中在接触传染和体液传染，而两性的生殖器官都比较脆弱，容易入侵和感染。两性的生殖器和附近都比较温暖和潮湿，给病菌和病毒以比较好的生长和繁殖环境。有些人过多过频地清洁外生殖器，破坏了人体天生的防御功能和适宜的酸碱环境，这反而增大了性传播疾病传染的可能。性传播疾病的传播也不限于性交，任何可能的直接或间接的接触或体液交流都可能造成性传播疾病的传染。

性传播疾病一定通过性接触传播吗

传统的看法认为，性传播疾病以性交为惟一的传播方式，而其实它只是性传播疾病传播途径中的一种。

性接触传播是最主要的途径，性行为包括各种可能形式的黏膜与皮肤的接触，包括口对口、口对生殖器、口对肛门、生殖器对生殖器、生殖器对肛门、口对皮肤、生殖器对皮肤。

其次是母婴垂直感染，母亲患病可通过妊娠、分娩、哺乳等环节使婴儿受感染，多见于梅毒、淋病、尖锐湿疣、生殖器疱疹、艾滋病等。患梅毒的孕妇可以通过胎盘将梅毒传染给胎儿，使新生儿患有先天性梅毒；新生儿的淋菌性眼结膜炎，多由母亲产道分泌物感染所致。

日常的密切接触也可致病，被病原菌污染的衣裤、被褥、毛巾、浴盆、便器等可成为性传播疾病的传播媒介，多见于梅毒、淋病、疥疮、滴虫病等。有的丈夫（或妻子）得了性传播疾病，其妻子（或丈夫）会指责对方行为不检点。其实，经常出差住旅店、洗桑拿浴等都有可能接触被性传播疾病患者污染的衣物，传染上性传播疾病。

通过血液及血液制品的传播，如艾滋病的传播，接受被艾滋病病毒感染的血液者，约有90%可感染上艾滋病病毒。药物成瘾者或吸毒者使用污染的针头、注射器也可导致艾滋病的传播。在美国药瘾者中艾滋病抗体阳性率达87%；在我国，静脉吸毒者共用注射器和针头导致了局部地区艾滋病病毒的蔓延和流行。

安全套可以预防性病吗

安全套可提供一种物理屏障，避免直接接触性伴侣的体液或血液，可有效降低性传播疾病传播的危险性。但不正确使用或不坚持使用安全套可使其预防效果大大降低，临床上会有性病病人自述使用安全套还得了性病，但仔细追问，原来是有时用，有时不用，甚至发生过滑脱、破裂，也有的是在射精前才戴，这些不正确的做法都存在着感染的机会。

应该指出的是，有些性病病原体可能从阴茎、阴道以外的病损部位排出，如传播梅毒的硬下疳可以长在身体的其他部位，尖锐湿疣、生殖器疱疹可以自体接种，也可以长在口腔等部位，所以安全套虽有保护作用，但也有一定的局限性。因此，患者应清楚安全套并不是百分之百的保险，但使用总比不使用安全。

男性怀疑自己患了性传播疾病，应到正规医院的性传播疾病门诊做系统检查。通常，男性应接受的泌尿生殖系统的物理检查，主要是视诊和触诊，根据病情做有关的化验检查，并取分泌物做病原学检查，如淋病双球菌、单纯疱疹病毒Ⅱ型常导致男性同性恋者发生肛门直肠炎，这时肛门直肠检查是必需的。

慢性前列腺炎应做前列腺按摩，挤压出前列腺液做涂片检查和细菌培养。被怀疑患有梅毒的男性应抽血送检。

什么是淋病

淋病是由淋病双球菌引起的泌尿道生殖器官黏膜的炎症性疾患，是目前世界上发病率最高的性传播疾病。淋病双球菌呈卵圆形或肾形，成双排列，一般多存在于患者白细胞的胞质内。淋病主要通过性关系直接传染，也可通过污染器械、带菌衣物或用具等间接传染。另外，由于性行为方式不同，可引起肛门、直肠及咽部淋球菌感染。

淋病的高危因素是指容易感染患病危险的一些情况，这些高危因素对于认识淋病的流行及预防都是很有意义的。从年龄上，一般是青年，他们不成熟、缺乏知识，性活动也比较活跃，容易染病。城市、特别是开放城市，传播机会多。性混乱、性伴侣多者易于感染。卫生条件差的地区、家庭及个人容易感染。应用避孕工具或宫内节育器者也有一定危险。行为不检点的某些职业工作者，如涉外、经常出差等，关键是个人行为，不完全在于职业，但从患病调查统计分析，上述一些职业人员患病比例较大。

男性急性淋病患者有何症状

（1）男性急性淋病以排尿困难和尿道有脓性分泌物为主要症状：尿道口红肿、发痒及轻微刺痛，继而有稀薄黏液流出，严重者有轻度肿胀，引起排尿困难。

(2) 24 小时以后，红肿发展到整个龟头及部分尿道，尿道黏液性分泌物渐多，冲出尿道口外溢。

(3) 感染数日后，淋病双球菌侵及整个前尿道，脓液流向尿道口而溢脓。

(4) 因大量淋病双球菌感染和脓液不断刺激尿道口而形成尿道口外翻。用手从阴茎根部向尿道口挤压，可将脓液或黏液挤至尿道口排出。

(5) 尿道疼痛表现为微痛或重痛，排尿时疼痛加剧，尤以刚开始排尿时更痛。因排尿时疼痛，不敢排尿，而有排尿中断现象。

(6) 阴茎常因疼痛而勃起。阴茎微弯微痛，与性欲勃起不同。同时伴有腹股沟淋巴结炎、腹股沟处疼痛、腹股沟淋巴结肿大、压痛。可发生急性前列腺炎、急性精囊炎、急性附睾炎、急性精索炎等并发症。

(7) 可有腰酸、腰痛、会阴及附睾剧烈疼痛、射精痛，甚至血精等症状，病情严重者可伴有寒战、发热。

(8) 急性尿道炎经 1 ~ 3 周后症状逐渐减轻，化脓、排脓减少，黏稠的黄白色脓汁渐渐变成少量稀薄性分泌物。6 周后尿道分泌物可完全消失，而进入静止期或慢性期，此时常被患者忽视或自认为已自愈。在静止期间常因过度性交、酗酒、劳累等原因，又可转为急性发作期，二者交替发生。由于炎症的反复发作，导致瘢痕形成而引起尿道狭窄。

男性慢性淋病患者有何症状

(1) **临床症状**：慢性淋病大多数为急性淋病转变而来，通常表现为尿道炎症状反复发作。①尿痛轻微，排尿时仅感到尿道灼热或轻度刺痛，常可见排出血尿。尿液一般透明，但可见淋菌丝浮游于其中。②患者多伴有腰痛、会阴部坠胀感，夜间遗精、精液带血。③男性淋病常可并发尿道腺炎、尿道周围组织炎和脓肿、包皮腺炎、输精管炎、精囊炎、附睾炎、鞘膜积液、睾丸炎、前列腺炎、龟头包皮炎、淋菌性溃疡等。④排尿困难、尿线细弱、射程短，甚至尿潴留。附睾炎多见于治疗不及时者，常突然感到附睾疼痛、肿大、压痛、发热。此外还可出现性欲减退、勃起不坚、勃起功能障碍、早泄等症状。若两侧附睾炎，常引起附睾管及输精管闭塞而导致不育。⑤慢性淋菌性尿道炎治疗较困难。

（2）男性淋病的并发症：①淋病性龟头包皮炎，由淋病的脓性分泌物刺激龟头及包皮内叶所致。开始局部烧灼、瘙痒感、微痛、包皮水肿、内叶糜烂。龟头潮红及轻度糜烂，重症者包皮全部呈现显著水肿，不能上翻，龟头肿大，可继发炎性包茎。②淋病性副尿道炎，副尿道大都开口于尿道外口周围，或系带部位，或阴茎背侧沿正中线皮肤。淋病患者如有此种副尿道时极易被波及，发生明显炎症。脓性分泌物中可查出淋菌，为淋病传染源之一。③淋病性尿道狭窄，慢性淋病经过数月或数年后，易引起尿道狭窄，最初患者毫无感觉，逐渐排尿不畅，尿意频数，尿流细弱无力，不能直射，至排不出或仅滴出。进行性尿道狭窄若不早期治疗其后果极不良、有时可致生命危险。④淋病性前列腺炎。⑤淋病性附睾炎，本症系淋菌经过射精管侵入附睾所致，为急性后尿道淋病最常见的并发症。表现为附睾肿胀，触及表面有坚硬结节，常有放射状疼痛，急性期体温上升到 39℃左右。⑥淋病性精囊炎，淋菌经射精管、输精管或淋巴道侵入。会阴部坠胀感，排尿排便时加剧，有疼痛向输精管及睾丸放射，尿液澄清。

淋病如何治疗

本病一旦确诊应立即治疗，治疗必须按足量、及时和正规用药的原则，以免转为慢性，同时对配偶及接触者须检查和治疗，避免相互传染，用具应消毒，与其他家庭成员用品分开。本病以青霉素为首选治疗药物，同时口服丙磺舒可提高疗效。因丙磺舒主要通过肾小管分泌排泄，能与青霉素及头孢菌素竞争分泌通道，减少药物自肾脏排出及在血浆内与蛋白结合，因此能增强并延长青霉素的药效。

（1）淋菌性尿道炎：普鲁卡因青霉素 G480 万单位，分两侧臀部 1 次肌内注射，另加丙磺舒 1 克，顿服。如对青霉素耐药，可选用诺氟沙星 0.8 克，1 次口服。使用上述药物均需继续服用多西环素 0.1 克，每日 2 次，共 7 天。

（2）淋菌性眼结膜炎：成人淋菌性眼炎：青霉素 G1 000 万单位，静脉滴注，每日 1 次，共 5 天。以上治疗的同时，均用生理盐水冲洗眼部，每隔 1 小时冲洗 1 次,冲后再用 0.5%红霉素眼膏或 1%四环素眼膏或 1%硝酸银液点眼。

(3)**淋菌性咽炎**:复方新诺明,每次 3 片,每日 3 次,口服,连用 7 天。

(4)**淋菌性直肠炎**:头孢曲松钠,每次 0.25 克,肌内注射。

(5)**有并发症的淋病**:普鲁卡因青霉素 G480 万单位,每日 1 次,肌内注射,同时加服丙磺舒 1 克;然后继续服用氨苄西林 0.5 克,每 6 小时 1 次,同时加丙磺舒 1 克,每日 2 次,连用 10 天。

(6)**性伴侣的处理**:30 天内与患者接触过的性伴侣需检查并做细菌培养,进行预防治疗。

什么是梅毒

梅毒是由苍白螺旋体所引起的一种全身性慢性传染病,按传染方式可分为后天性(获得性)梅毒及先天(胎传)性梅毒两种。前者主要通过性接触而传染给对方,后者由母体内苍白螺旋体通过胎盘传染给胎儿。

病原体苍白螺旋体又称梅毒螺旋体,为细长螺旋形微生物,长 7 ~ 14 微米,宽 0.25 微米。有 6 ~ 12 个螺旋。其螺旋规则约 1 微米。螺旋体透明不易着色,故用普通显微镜很难看到,临床上常用暗视野显微镜进行检查并观察其特殊的运动方式:①围绕长轴旋转而前后移动。②螺旋自身屈伸如蛇行。③靠螺旋伸缩而移动。此外亦可用银浸染法和免疫荧光技术进行检查。

梅毒螺旋体在适当生活条件下要进行横断分裂生殖,每 30 ~ 33 小时繁殖一次,为厌氧微生物,在体外很容易死亡。在潮湿之器皿和毛巾上可生活数小时。100℃温度立即死亡,60℃ 2 ~ 5 分钟,40℃ 3 小时,39℃ 4 小时死亡。对寒冷抵抗力强,0℃ 1 ~ 2 天,-78℃经数年不丧失传染性。一般消毒药物如升汞、苯酚、乙醇等均很容易将其杀死。

梅毒如何治疗

梅毒的治疗原则是诊断正确,治疗及时,剂量足够,疗程正规。治疗后应定期追踪观察,并对其配偶及性伴侣同时进行检查及治疗。目前治疗梅毒的首选药物是青霉素，其优点为疗效好、疗程短、毒性低，迄今尚无耐药病例发生。梅毒的治疗方案如下：

（1）**早期梅毒**：包括一期、二期和病在两年以内的潜伏梅毒。普鲁卡因青霉素 G，每日 80 万单位，肌内注射，连续 10 天，总量 800 万单位。苄星青霉素 G（长效西林），每次 240 万单位，分两侧臀部肌内注射，每周 1 次，共 2 次。青霉素过敏者，选用四环素 500 毫克，每日 4 次，口服，连服 15 天，总量 30 克（肝肾功能不全者禁用）。红霉素 500 毫克，每日 4 次，口服，连服 15 天。

（2）**病期长于两年的梅毒**：三期皮肤、黏膜、骨骼梅毒，病期超过两年的潜伏梅毒及二期复发梅毒。普鲁卡因青霉素 G，每日 80 万单位，肌内注射，连续 15 天为 1 个疗程，也可考虑给第二个疗程，疗程间停药 2 周。苄星青霉素 G，每次 240 万单位，每周 1 次，肌内注射，共 3 次。青霉素过敏者，选用四环素 500 毫克，每日 4 次，口服，连服 30 天为 1 个疗程。红霉素 500 毫克，用法用量同四环素。

（3）**心血管梅毒**：只选用普鲁卡因青霉素 G，每日 80 万单位，肌内注射，连续 15 天为 1 个疗程，共 2 个疗程（或更多），疗程间停药 2 周。不允许用苄星青霉素。青霉素过敏者，选用代用药品疗效很差。四环素 500 毫克，每日 4 次，口服，连服 30 天为 1 个疗程。红霉素 500 毫克，用法用量同四环素。

（4）**神经梅毒**：水剂青霉素 G，每日 480 万单位，静脉滴注，10 天为 1 个疗程，间隔 2 周，重复 1 个疗程。普鲁卡因青霉素 G，每日 240 万单位，肌内注射，同时口服丙磺舒，每次 0.5 克，每日 4 次，共 10 天；接着再用苄星青霉素 G，每次 240 万单位，肌内注射，每周 1 次，共 3 周。

什么是软下疳

软下疳是由杜克雷嗜血杆菌引起的一种急性有选择的局限性性传播疾病，通常侵犯生殖器部位。本病主要为性接触传染，并可自身接种，出现新损害。通过污染衣裤或物品而间接传染者较为少见。在性交过程中，直接接触患者的开放性破损处的分泌物和溃疡的脓汁而传染。

由于近代出现多种性生活方式，此病也可发生于肛门附近、手、眼睑、口唇等区域。潜伏期一般在性交后 2 ~ 5 天，大部分病例在 1 周内，有少数病例可在数周后发病。杜克雷嗜血杆菌侵入机体后，引起生殖器官接触部位发生单个或多个疼痛的坏死性溃疡。感染局部发生炎症性红斑、丘疹、水疱或小脓疱，周围有炎性红晕，不久破溃形成溃疡。溃疡为圆形、椭圆形或不规则形，直径 1 ~ 2 厘米大小。溃疡的基底为血管丰富的肉芽肿性组织，有触痛易出血。基底不如硬下疳硬，溃疡接触尿液时有烧灼感。初发为单个，但因可自身接种，常在原发溃疡周围呈卫星状排列，小的像菜籽样，大的可到指甲盖样。有时互相融合而成大片溃疡，有时较快大面积破坏组织，引起外阴畸形，有恶臭味。如无并发症，一般溃疡经 3 ~ 8 周可自限性愈合，遗留浅瘢痕。

如何自查软下疳

感染软下疳以后，一般经过 2 ~ 5 天的潜伏期，在外生殖器部位发生一个小的红色丘疹，此丘疹很快变成脓疱，脓疱经过 2 ~ 3 天后破裂而成为溃疡，溃疡呈圆形或卵圆形，具有潜行性，边缘柔软但不整齐，周围皮肤充血，基底面为血管丰富的肉芽组织，上面覆盖脓性分泌物，患者常感溃疡处疼痛，触之加剧，若继续扩大往往在其周围出现 2 ~ 5 个成簇的"卫星"溃疡，如不经治疗，病变往往可持续一二个月，最后愈合形成瘢痕。软下疳在男性多发生于包皮、阴茎、龟头冠状沟及肛门等处，偶可发生在手指、眼睑、口唇、舌等处。除以上典型临床症状外，可出现以下临床变异型。

（1）**粟粒形软下疳**：又称为滤泡形软下疳。溃疡很小，但较深，基底大而顶小，呈火山口状。

（2）**侵蚀性软下疳**：由溃疡不断向周围发展扩大而形成。

（3）**坏疽性软下疳**：溃疡底面组织坏死，向深部发展，表面覆盖坏死黑色痂皮。

（4）**混合性软下疳**：此为嗜血杆菌和梅毒螺旋体混合感染所致。其特点是潜伏期短，先出现软下疳的症状，经过 3 周后渐渐出现硬下疳症状。

软下疳如何治疗

(1) **全身治疗**：西医治疗软下疳首选磺胺类药物，最常用的是复方新诺明，每次 4 片，每日 2 次，至少 7 天，以 3 周为宜。磺胺类药物对缓解疼痛和促进愈合常可迅速奏效。

若软下疳与梅毒共存时，不需进行驱梅治疗。

对磺胺类药物忌用或耐药者可选用：①服用四环素或红霉素 500 毫克，每日 4 次，共 7 ~ 20 天。② 罗红霉素 150 毫克，每日 2 次，共服 20 天。③阿莫西林 500 毫克，棒酸 125 毫克，每日 3 次，共 7 天。④环丙诺氟沙星 500 毫克，每日 1 ~ 2 次，共 3 天。⑤头孢曲松也可使用，剂量为 250 毫克，肌内注射 1 次即可。⑥大观霉素 2 克，1 次肌内注射。⑦多西环素 100 毫克，每日 2 次，连服 10 ~ 14 日。亦可与红霉素联合治疗，疗效更佳。⑧头孢他啶 1 克，1 次肌内注射。

(2) **局部治疗**：①未破溃的丘疹或结节可外涂鱼石脂或红霉素软膏。为减轻疼痛，可做冷敷。②软下疳或淋巴结溃疡，可用高锰酸钾溶液或过氧化氢冲洗后，外涂红霉素软膏。③软下疳或淋巴结脓肿不宜切开，但可抽脓注入抗生素。

什么是性病性淋巴肉芽肿

性病性淋巴肉芽肿又称为第四性传播疾病、腹股沟淋巴肉芽肿等，其病原体是血清型沙眼衣原体，主要通过性交而传播，幼儿亦可因接触被污染的衣被而传染。血清型沙眼衣原体在 56℃ ~ 60℃时仅能生存 5 ~ 6 分钟，而在冷冻环境下可存活数年。人是沙眼衣原体的唯一自然宿主。

感染后经 1 ~ 4 周潜伏期，多在龟头、冠状沟、包皮及尿道口发生小丘疹、疱疹或溃疡，常为单个，有时数个，无明显自觉症状，常被患者忽略。初疮发生后 2 周左右腹股沟淋巴结肿大，大部为单侧性孤立性，以后淋巴结互相融合成团块与周围组织粘连，表面呈红色或紫红色，有明显疼痛及压痛。当股淋巴结、腹股沟淋巴结均被累及时，则肿大的淋巴结位于腹股沟韧带两侧，中间形成沟槽状，具有诊断特征。1～2周后软化破溃排出黄色脓性分泌物，形成多个瘘管，病程持续数周、数月，愈后遗留挛缩性瘢痕。晚期主要病变为外阴部象皮肿和直肠狭窄。

可根据不洁性交史，临床症状，性病性淋巴肉芽肿补体结合试验（1：64以上有诊断意义），特别是微量免疫荧光试验（可查出血清中抗衣原体抗体血清型，有特异性诊断价值）做出诊断。必要时取淋巴结抽吸液接种于鸡胚卵黄囊中或小鼠脑内进行衣原体分离培养。

性病性淋巴肉芽肿有何临床症状

患了性病性淋巴肉芽肿后，主要表现为腹股沟淋巴结肿胀、化脓，发展至晚期可以产生许多严重的并发症，其中以直肠狭窄最为多见。假如病变发生在尿道，可伴发尿道狭窄。缺损的生殖器还可发生癌变。性病性淋巴肉芽肿并非一开始就出现这些严重的病变，在临床上，按疾病的发展过程可分为早期（感染、原发损害和皮肤损害）、中期（淋巴管播散、伴发全身症状）和晚期。

（1）**潜伏期**：1～4周，一般在1周左右。

（2）**早期症状**：患者1/3～1/2原发损害。初为极小的皮疹、水疱或溃疡糜烂。多发于阴茎体、龟头、冠状沟、包皮和尿道内。同性恋者或性欲倒错者可表现为出血性直肠炎。直接检查可见直肠黏膜发炎、充血、局限性剥脱或肉芽组织，可导致直肠周围脓肿、直肠阴道瘘和直肠狭窄。

（3）**中期症状**：为腹股沟淋巴结炎。初疮出现1～4周后，腹股沟淋巴结出现肿大。由于腹股沟韧带将肿大的淋巴结分开，皮肤有皱褶，沿腹股沟呈腊肠样排列，随着疾病的进展呈现槽沟状肿大。数周后肿大的淋巴结呈现波动感，约2/3的结节在经过1～2周后软化破溃，排出淡黄色浆液或血性脓液分泌物，形成多数瘘管，似"喷水壶状"，经数周或数月后而痊愈，愈后留有瘢痕。约1/4的结节不破溃，于8～12周内可自行吸收，少数结节成为持久性硬化性团块。亦可累及股淋巴结和髂淋巴结。出现淋巴结炎时可伴有轻重不等的全身症状，如发热、头痛、关节痛、肝脾大等，有时可出现皮疹，如多形红斑、结节性红斑。

（4）晚期症状：从早期到晚期的时间为 1～2 年，也有若干年者，主要表现为生殖器象皮肿和肛门直肠综合征。晚期病变主要表现为全身衰弱和局部毁形，多因直肠狭窄和淋巴循环障碍所致。有时发生尿道瘘和生殖器水肿。

性病性淋巴肉芽肿如何治疗

对性病性淋巴肉芽肿的治疗越早越好，初期患者用药后，全身性症状可迅速消失，但局部淋巴结肿的愈合有限。晚期出现严重并发症后治疗困难，往往需行手术治疗。治疗方法包括全身治疗和局部治疗。全身治疗主要是及时应用抗生素。

（1）常用口服药：①多西环素。每次 0.1 克，每日 2 次，连服 21 天。②四环素。500 毫克，每日 4 次，连服 21～28 天。四环素对急性期有效，可使中期停止发展，或数周后痊愈。③红霉素。500 毫克，每日 4 次，连服 14～21 天。孕妇和儿童可选用红霉素。④复方新诺明。开始每日 2 次，每次 2 克，以后每次 1 克，连服 3 周。替代疗法为多西环素。⑤磺胺噻唑。首剂 4 克，以后每 6 小时 1 克，连用 3 周。晚期患者可采用磺胺类药物或抗生素与泼尼松联合疗法，能减轻下腹疼痛，减少直肠分泌物和减轻纤维化。

（2）局部治疗：可外用高锰酸钾水清洗外阴，对未化脓者可敷 10% 鱼石脂软膏或外用红霉素、磺胺类软膏。淋巴结软化有波动（脓肿）形成者，可在损害上方穿刺吸引脓液，并在脓腔内注入磺胺溶液。切不可做切开术，因其不易愈合。对溃疡较深者可行外科疗法，切除坏死的淋巴结。对晚期出现阴道或直肠狭窄者，须定期做扩张术。直肠狭窄严重者需做直肠切除术。有包皮及阴囊象皮肿者，亦可手术切除。局部病灶还可以用超声波、紫外线、红外线、X 线等物理疗法。

什么是非淋菌性尿道炎

非淋菌性尿道炎以往称为非特异性尿道炎，20 世纪 70 年代以来已成为最常见的性传播疾病之一。非淋菌性尿道炎是指尿道分泌物中没有分离出淋病双球菌，而是由几种与性接触传染有关的病原体引起的尿道炎。引起非淋菌性尿道炎的病原体主要有沙眼衣原体和尿素分解支原体。

非淋病性尿道炎起病缓慢，潜伏期长，一般为 1 ～ 3 周，症状较轻。患病后常表现为尿道不适、发痒、刺痛、烧灼感，同时还有轻重不等的尿急、尿痛和排尿困难。在清晨首次排尿时，有少量水样黏液性分泌物或有痂膜样分泌物封住尿道口，呈黏糊状，故称"糊口"。但痂膜易被尿流冲掉。尿道口湿润不干、充血或轻度红肿，内裤易被污染，有分泌物附着。但部分患者无症状。

医生在检查患者的时候没有发现淋球菌，尿沉渣中有许多白细胞，如用"直接免疫荧光方法"检查，可以查出支原体或衣原体"阳性"。

非淋菌性尿道炎如果治疗不当或未治疗可出现并发症，男性常见的有附睾炎、前列腺炎等。

非淋菌性尿道炎是完全可以治愈的，但是应得到正规的治疗。治疗期间避免同房，配偶也要同时检查或进行治疗。如果治疗效果不佳就要查明原因，如果是因为耐药性造成的则要更换另外一种药物治疗，如果性伴侣也有同样的病而且没有进行治疗，则疗效也不好。

为了避免传染给他人，应将污染的内裤烧掉，同时也要做到洁身自好，消除不洁性接触。非淋菌性尿道炎主要通过不洁性交或不注意个人卫生而感染，特别好发于青年性旺盛期。

非淋菌性尿道炎有何临床症状

(1) 潜伏期 1 ～ 4 周。

(2) 起病不如淋病急，症状拖延，时轻时重，但比淋病轻。约 50% 的患者有尿痛、尿道痒等症状。初诊时很易被漏诊。

（3）尿道分泌物少，稀薄，呈黏液性或黏膜脓性。较长时间不排尿（如晨起）尿道外口可溢出少量稀薄分泌物。有时仅表现为晨起痂膜封住尿道口或污染内裤。检查时，需由后向前按挤前尿道才可能有少许分泌物由尿道口溢出。有时患者有症状无分泌物，也可无症状而有分泌物。

（4）常与淋病同时感染。前者先出现淋病症状，经抗淋病治疗后，淋球菌被青霉素杀死，而衣原体、支原体依然存在。在感染 1～3 周后发病。临床上很易被误认为淋病未治愈或复发。

（5）处理不当或治疗不及时可引起并发症（1%），如急性附睾炎、前列腺炎、结肠炎、咽炎。

（6）极少数患者可伴发 Reifer 综合征，出现尿道炎、关节炎、角膜炎、结合膜炎及皮疹。

非淋菌性尿道炎如何治疗

本病未经治疗可持续数月，其症状一般不会自行消失。患病期间应隔离治疗，避免性生活。一般可选用下列药物治疗：

（1）多西环素：首次口服 0.2 克，以后每次 0.1 克，每日 2 次，共服 7～10 天。

（2）阿奇霉素：首次 0.5 克，以后每次 0.25 克，每日 1 次，共服 5 天。或 1 克，1 次顿服。

（3）米诺环素（二甲胺四环素）：每日 0.2 克，每次 0.1 克，每日 2 次，共服 7～10 天。患者服用后，部分有头晕、心慌、胃脘不适、恶心、呕吐等不良反应。

（4）红霉素：每次 0.25～0.5 克，每日 3～4 次，口服，7～10 天为 1 个疗程。

（5）罗红霉素：每次 0.3 克，每日 1 次，共服 7 天。或每次 0.15 克，每日 2 次，共服 7 天。有 7%的患者出现不良反应。

（6）红霉素硬脂酸盐：每次 0.5 克，每日 4 次，共服 7 天。

（7）**红霉素琥珀酸乙酯**：每次 0.8 克，每日 4 次，共服 7 天。

（8）**土霉素**：每次 250 毫克，每日 4 次，连服 7 天。

（9）**氧氟沙星（氟嗪酸）**：口服 200 ~ 300 毫克，每日 2 次，连服 7 ~ 14 天。亦可用氧氟沙星注射液静脉滴注，但不可滴速过快。

（10）**诺氟沙星**：每次 200 毫克，每天 3 次，口服，共用 14 天。

（11）**环丙沙星**：每次 250 ~ 500 毫克，每日 2 次口服。可静脉滴注。不宜跟茶碱类药物同时使用。

（12）**泰力特（红霉素类）**：口服，抗感染治疗。

（13）**头孢曲松钠**：0.25 ~ 1 克，肌内注射或稀释后静脉滴注。

（14）**头孢唑啉钠**：2 ~ 6 克，分多次肌内注射或稀释后静脉滴注。

（15）**大观霉素**：每次 2 克，1 次肌内注射。

（16）**泰利必妥**：每次 0.2 克，每日 2 次，共服 7 天。

什么是尖锐湿疣

尖锐湿疣又叫生殖器疣，也是性传播疾病的一种。本病是由人类乳头状瘤病毒引起的，主要通过性交方式传播，还可以通过其他密切接触方式而传染，如游泳池、盆塘沐浴、坐式公用便器等，都可能是传播途径。据调查，凡是与患尖锐湿疣的人发生性接触者，约 65% 以上的人会被传染。

尖锐湿疣多发生于青年人，这与性行为的变化和性卫生有关。尖锐湿疣与恶性肿瘤之间有着密切的关系。人类乳头状瘤病毒是一种最小的脱氧核糖核酸病毒。以前人们认为，所有的皮肤疣都是由同一种类型的乳头状瘤病毒引起的，但后来发现好发于儿童和青少年的扁平疣、寻常疣等不会癌变，而尖锐湿疣多见于成年人，容易癌变。近年来发现，目前已知至少有 28 个型的乳头状瘤病毒，其中与尖锐湿疣有关的主要是人类乳头状瘤病毒 6 型。

尖锐湿疣的损害多发生在外生殖器和肛周附近，好发部位是阴茎冠状沟和肛门周围。在性交时往往皮肤黏膜易发生轻微创伤，这便成了病毒颗粒植入体内的最好门户。感染后的潜伏期为 3 ~ 8 个月，初发时为微小暗红色或污灰色乳头状隆起，以后逐渐增大增多，可相互融合或重叠，大小不等，表面呈菜花状、乳头状、蕈状或鸡冠状突起，质地柔软，湿润，触之易出血。常易发生糜烂，时有混浊的稀液或黏稠的脓液渗出，渗出物有恶臭味。自觉有痒感，常由于搔抓继发细菌感染，严重者可发展成为更大的损害，形成巨大尖锐湿疣。

尖锐湿疣疼痛不显著，若有深部感染则可有明显的疼痛。常并发有其他感染，如念珠菌性炎症；约 1/3 的患者还可并发其他性传播性疾病。尖锐湿疣一般可在数月内自行痊愈，个别患者可持续数年不愈。尖锐湿疣不但是性传播疾病，近年来研究发现与生殖器恶性肿瘤也有关。

根据临床症状和性接触史，尖锐湿疣的诊断并不困难。即使无其他症状，也需进行必要的检查，以排除这些疾病。由于尖锐湿疣的发生与全身免疫能力和性器官的卫生有关，所以要注意自身卫生清洁，不要与患有尖锐湿疣的人同用洗涮用具。避免混乱的性行为，避免性交引起的组织损伤，保持外阴的清洁干燥。患者要注意不要用手直接接触患病部位，以免病灶扩散。

尖锐湿疣如何治疗

尖锐湿疣目前还没有特效的方法，治疗后容易复发。治疗时主要根据损害的情况，如疣体的数量、大小及部位，采取适当的方法，治疗时也要尽量减少瘢痕。一般常用的方法有：

(1) 局部治疗：①可用 1∶8 000 高锰酸钾溶液清洗后撒布 10% 硼酸滑石粉。② 0.5% 足叶草脂毒素酊。每日外涂 2 次，一般皮损连用 3 日可使疣体脱落；或配成 25% 浓度，使用要小心，不能沾到正常皮肤。可有恶心、呕吐、发热、白细胞减少等不良反应，应该由医师掌握使用。③ 5% 5- 氟尿嘧啶软膏。每日外涂 1 ~ 2 次。④ 3% 酞丁胺软膏。酞丁胺软膏能明显抑制疱疹病毒的繁殖，每日外涂 1 ~ 2 次。治疗 2 ~ 4 周以上，治愈率可达 70%。

(2) 全身治疗：① 10% 水杨酸铋油。每次 2 毫升，肌内注射，每周 1 次。②博来霉素。每次 15 毫克，肌内注射，每 3 日 1 次。此外，可用干扰素、聚肌胞、胸腺素等肌内注射，以减少复发。

(3) 物理治疗：激光疗法适用于肛门处较表浅的损害。这种方法治疗率高，创面愈合快。冷冻治疗可用于阴茎及肛门尖锐湿疣。

（4）手术治疗：手术治疗适用于疣体较大者。

尖锐湿疣主要是通过性接触传播的，所以预防这种病的主动权应当掌握在自己手中，不要与患者或可疑的患者进行性接触，也要避免使用这些人的内裤、浴巾、浴盆。要注意外阴部位的清洁卫生。

什么是生殖器疱疹

生殖器疱疹是一种由单纯疱疹病毒引起的性传播疾病。在性交时，病毒可通过生殖器黏膜、皮肤破损处进入人体，后经血行或神经扩散。病毒侵入之后，一般经 3～7 天便开始发病。可有全身不适、低热，头痛及腹股沟淋巴结肿大等。后期炎症波及尿道、膀胱时，可出现尿痛、尿频、尿潴留等现象。患者可发生阴茎、包皮等处损伤，这时对性功能有一定影响。病变严重阶段能持续 6～7 天，以后逐渐缓解，3～6 周完全恢复。但病毒却可长期埋伏在体内，待时机成熟便东山再起，约有一半的人在半年内会再次复发。

生殖器疱疹是疱疹病毒感染引起的，当机体免疫能力减低或其他因素刺激时，易促使其发病。由于生殖器疱疹反复发作，有时疼痛较重且难以控制，发病时性交可传染给对方和无法彻底治愈等多种原因，使患者精神负担沉重，自尊心减弱，导致情绪低落、性功能障碍，妨碍家庭和睦，部分患者甚至发生抑郁症。

洁身自好是最好的预防。生殖器疱疹患者应暂时避免性接触，其被褥、衣裤要进行消毒。对患病的配偶也要同时检查治疗。

生殖器疱疹如何治疗

生殖器疱疹目前无特效疗法，也不能防止其复发，或控制潜伏性传播病毒，因此预防尤为重要。避免与发作患者性接触。复发性传播疾病患者在早期可口服阿昔洛韦预防，须避免日晒、发热、精神创伤等诱发因素。生殖器疱疹疼痛剧烈、患者烦躁不安时，可适当给予镇静止痛药物。如全身症状严重，出现发热、不适、食欲缺乏时，应该住院输液治疗。如局部溃破、疼痛明显和继发感染时，可用温热的稀盐水坐浴，每天 1 ～ 2 次。可试用牛痘疫苗、卡介苗等非特异性疫苗来提高机体非特异性免疫力，但效果尚不太可靠，对免疫抑制和有免疫缺陷的人不能使用。抗病毒药物治疗及转移因子和干扰素治疗有一定效果。常用的药物治疗方法有：

（1）局部治疗：注意卫生，可用 1：5 000 高锰酸钾溶液或 3%过氧化氢溶液清洗患部，然后涂以 2%甲紫液，或用 5%阿昔洛韦霜（外用可缩短病程和减轻疼痛）、0.25%碘苷、复方新霉素软膏等。

（2）全身治疗：①阿昔洛韦。本品为新型抗病毒药，有抑制病毒复制核酸的作用，对单纯疱疹病毒 1 型和 2 型均有效果。每次 0.2 克，每日 5 次，口服，连用 7 天。每年复发 6 次以上的患者可长期服用，维持量为 0.2 克，每日 3 ～ 5 次，连用 6 个月，停药后仍可能复发。严重病例可静脉注射，按每千克体重用药 5 ～ 7.5 毫克，每 8 小时 1 次，连用 5 ～ 7 天。②布洛芬。每次 0.4 克，每日 4 次，口服，连用 7 天。③利巴韦林。每次 0.2 克，每日 4 次，口服，连用 10 天。④聚肌胞注射液。能有效地抑制病毒繁殖，保护未受感染的细胞，可以隔日注射 1 次，一般 20 天为 1 个疗程。

什么是传染性软疣

传染性软疣是由痘类病毒的软疣病毒感染引起的一种接触性传染性皮肤病，软疣病毒呈椭圆形或砖形的大型病毒，300 ～ 310 纳米大小，在患者血清中可见有抗体，但它在免疫方面的作用尚不明了。

传染性软疣主要由直接接触传染，也可通过性接触传给性伴侣，多发于阴囊，亦可发生于唇、舌或颊黏膜及结膜或眼睑等处。据现代性传播疾病的概念，传染性软疣也被列入性传播疾病之一。此外，公共浴室或游泳池往往成为传播的场所。鸟螨及阴虱等昆虫也是可疑的传播媒介。

传染性软疣的潜伏期 2 ～ 3 周，其皮疹表现很有特征性，通常为粟米至黄豆大的半球形丘疹，中心微凹如脐窝，表面有蜡样光泽，早期质地坚韧，以后逐渐变软，呈乳白色、微红色或正常肤色。用镊子或钳子挤压损害的两旁，从脐凹部可挤出白色乳酪样物质，是由病毒侵犯的变性上皮细胞所组成称软疣小体，具传染性，通过搔抓或摩擦等因素自身接种于损害的周围以及身体远处部位，呈多个群集或散发各处，但各个软疣互不融合。无感觉或自觉轻度瘙痒。病情发展缓慢，可存在数月、数年，也有终身不愈者。在少数病例中损害异常巨大，称为巨大软疣，损害成为角状者，称角状传染性软疣。有些患者由于机体免疫功能增强的关系，引起损害的局部炎症反应，从此软疣可不治自愈。

传染性软疣如何治疗

(1) 1% 的 5- 氟尿嘧啶溶液外用，每日 2 ～ 3 次，连用 2 周。用时以棉签蘸药液少许，直接点于疣体的顶端。

(2) 70% 苯酚酒精局部外用，用吸有药液的小针管对准皮损逐个点药，点于疣体中央。一般一个疣体点 2 次即可，10 天后皮损可自行脱落。

(3) 酞丁安软膏具有抗病毒的作用，以之涂于疣体表面，每日 2 ～ 3 次，连用 3 周。如疗程结束后软疣仍不能消除，要刮除或拔出。

(4) 0.1% 的维生素 A 酸溶液外用，每日 2 次，连用 2 周。要注意保护周围皮肤。

(5) 在无菌条件下，挑破传染性软疣的顶端，可见到乳酪样的软疣小体，然后用镊子轻轻挤出；或直接用小镊子夹住疣体将其拔出，而后涂 2% 碘酊，压迫止血即可。

(6) 液氮冷冻，用冷冻器将液氮喷于疣体表面，解熔 3 次即可。一般 1 周后疣体脱落。

什么是艾滋病

艾滋病的全名为"获得性免疫缺陷综合征"，是由艾滋病病毒引起的人体免疫系统方面的疾病。人体感染艾滋病病毒后会使防御系统遭到破坏，因而病原体及微生物得以趁机经血行及破损组织长驱直入，身体中的一些不正常细胞如癌细胞等也同时趁机繁殖，发展成各类癌瘤。

艾滋病病情险恶，预后不良，死亡率高，有超级癌症之称。艾滋病主要通过性接触（尤其是同性恋）和用未消毒注射器静脉内注射毒品而传染，其次是治疗性输血和注射血液制品。分娩及哺乳可传染给婴儿。

诊断艾滋病的重要依据是检出艾滋病病毒及测定其抗体阳性。预防艾滋病，首先要加强这方面的科普宣传，提高对艾滋病危害性的认识，杜绝吸毒，避免使用进口的未经灭菌处理的血液制品；女性艾滋病患者禁止妊娠；发现艾滋病患者应立即进行隔离治疗。

艾滋病患者、艾滋病相关综合征、艾滋病病毒感染者，都是传染艾滋病的传染源，体内的病毒均可通过破损的皮肤和黏膜传染给他人。根据世界各国实验室化验结果，已从患者的血液、唾液、眼泪、乳汁、尿液和脑脊液中分离出艾滋病病毒，但从流行病学证据来看，只证明血液和精液有传播作用。因此，主要的传染途径是性行为接触和其他性接触；输入污染艾滋病病毒的血液和血液制剂；共用艾滋病患者用过的而未经消毒的针头和注射器；受艾滋病病毒感染的孕妇，通过胎盘血液传染给胎儿。一般社交握手不会传播，也无确切证据证明艾滋病可通过空气、水、食品、蚊子、衣服、理发、接吻等媒介或接触方式而传播。但手的皮肤若有破损又可能接触艾滋患者体液时，仍应戴手套和事后进行消毒处理。

艾滋病的症状有哪些

如果有人感染上艾滋病病毒不会立即发病，需要经过一定的潜伏期。潜伏期的长短要根据感染的量、重复感染机会及与传播方式有关，一般认为病毒感染后一个半月至 3 个月后可出现抗体阳性，而从感染发展到出现艾滋病症状的潜伏期约为半年至 5 年，因此潜伏期的时间长短很不一致，也有报道可长达 14 年以上。根据艾滋病的临床症状可分为三个时期或三个阶段，最初是艾滋病病毒感染，继之发展为艾滋病相关综合征、最后发展为艾滋病。

（1）**艾滋病病毒感染**：自感染病毒后没有任何症状，仅血里检查艾滋病病毒抗体阳性。约有 90% 新感染艾滋病的人不发展为艾滋病相关综合征或艾滋病，仅保持抗体阳性，但当身体抵抗力低下或身体遭到疾病侵袭或创伤时，则可以发病。

（2）**艾滋病相关综合征**：患者出现腹股沟淋巴结肿大以外，两处以上原因不明的淋巴结肿大持续3个月以上，并出现全身症状，如发热、疲劳、食欲缺乏、消瘦、体重减轻、持续性腹泻，夜间出汗（盗汗）等；至少有以上两种症状和两项艾滋病实验室检查不正常，可以诊断为艾滋病相关综合征。一部分患者可能会停留在这种状态，而一部分患者则会发展成严重的艾滋病。

（3）**艾滋病**：突出的表现为条件性感染，其中包括原虫、真菌、病毒、细菌感染，恶性肿瘤的发生如卡波西肉瘤、淋巴瘤等，以及找不到原因的细胞免疫缺陷。艾滋病患者主要有四种类型的临床症状：①肺型。肺部感染约占艾滋病症状的一半，可有多种病原体感染，其中卡氏肺囊虫引起肺炎约占80%，患者缺氧，呼吸困难，大多数的艾滋患者死于这种病。②中枢神经系统型。可由多种病原体感染中枢神经系统或肿瘤、血管并发症及中枢神经系统的脑损害，引起头痛、意识障碍、痴呆、抽搐，以及周围神经功能等障碍引起严重的后果。③胃肠型。主要为腹泻、水样大便，每天10～20多次，治疗无效，导致脱水死亡，主要为隐孢子虫及其他病原体的感染。④发热原因不明型。因病原体感染，常出现高热、不适、乏力及全身淋巴结肿大。

艾滋病主要因免疫功能丧失而引发多种疾病，使人体极度衰竭而死亡，因而死亡率很高。

艾滋病如何治疗

艾滋病的治疗目前尚缺少特效药物，原因在于人类目前对艾滋病病毒这类反转录病毒几乎没有特效的治疗方法。

目前，已经或将要用于艾滋病治疗的药物很多，已达到150多种，但大多数效果不佳；最普遍应用的药物有3种：叠氮胸腺嘧啶核苷、双脱氧肌苷和双脱氧胞苷。这三种药以叠氮胸腺嘧啶核苷最为人们所推崇，它能抑制病毒核心蛋白形成，并可通过血脑屏障透入神经系统。苏拉明可使体内艾滋病病毒一过性消失，但停药后可复发。利巴韦林用于治疗呼吸道病毒感染，具有广谱杀病毒作用。干扰素、白细胞介素 -2 等其他非特异性免疫增强剂可增强人体免疫能力。

中医药对艾滋病的治疗也出现了一些有希望的苗头。我国研究人员发现，某些中药如紫花地丁、黄芩等具有抑制艾滋病病毒的作用，人参、黄芪、当归等具有增强和调节艾滋病病毒感染者免疫功能的作用。但是目前都处于实验观察阶段。

如何预防艾滋病

在艾滋病预防工作中要注意做好以下几点：①掌握艾滋病知识，了解艾滋病的病因、危害性和传播途径。提倡使用安全套是降低艾滋病病毒感染的最经济且最有效的方法。②洁身自好，严禁嫖娼、卖淫、吸毒。③不用外国进口的血液及血液制品。④进行治疗或预防注射时必须做到每人一个针头和一个注射器，有条件的地方应尽量使用一次性注射器。⑤必须接受移植时，应确认提供者为艾滋病病毒检查阴性。⑥不与别人共用牙刷、剃须刀及其他容易传递污染血液的生活用品。

艾滋病病毒是一种非常容易变异的病毒，有不同的型及亚型，在同一亚型里不同毒株的毒力大小差别很大。HIV 是可以重复感染的，如果再感染上毒力更强的毒株，就可以促使艾滋病更快发作。因此，艾滋病病毒感染者都应洁身自爱，停止一切可能感染上艾滋病病毒的高危行为，避免再次受感染，以争取推迟发病。

什么是前列腺炎

前列腺炎是指前列腺特异性和非特异感染所致的急慢性炎症，从而引起的全身或局部症状。前列腺炎可分为非特异性细菌性前列腺炎、特发性细菌性前列腺炎（又称前列腺病）、特异性前列腺炎（由淋球菌、结核杆菌、真菌、寄生虫等引起）、非特异性肉芽肿性前列腺炎、其他病原体（如病毒、支原体、衣原体等）引起的前列腺炎、前列腺充血和前列腺痛。

　　由于精囊和前列腺在解剖上是邻居，精囊的排泄管和输精管的末端汇合成射精管，射精管穿过前列腺进入尿道，故前列腺炎常常合并有精囊炎。按照病程分，可分为急性前列腺炎和慢性前列腺炎，其中急性前列腺炎是由细菌感染而引起的急性炎症。

　　急性前列腺炎可有恶寒、发热、乏力等全身症状。局部症状是会阴或耻骨上区域有重压感，久坐或排便时加重，且向腰部、下腹、背部及大腿等处放射，若有小脓肿形成，疼痛加剧而不能排尿。尿道症状为排尿时有烧灼感、尿急、尿频，可伴有终末血尿或尿道脓性分泌物。直肠症状为直肠胀满、便急和排便感，大便时尿道口可流出白色分泌物。

　　慢性前列腺炎分为细菌性前列腺炎和前列腺病。慢性细菌性前列腺炎常由急性前列腺炎转变而来。前列腺病常由病毒感染、泌尿系结石、前列腺慢性充血等引起。性交中断、性生活频繁、慢性便秘均是前列腺充血的原因。

诱发前列腺炎的不良生活习惯有哪些

　　(1) 久坐：坐位可使血液循环变慢，尤其是会阴部的血液循环变慢，直接导致会阴及前列腺部慢性充血、瘀血。如果长期地较长时间保持坐姿，会对前列腺造成一定影响。这是因为会阴部、前列腺的充血，可使局部的代谢产物堆积，前列腺腺管阻塞，腺液排泄不畅，导致慢性前列腺炎的发生。

　　(2) 骑车：骑车与久坐的道理一样，可造成会阴及前列腺局部充血，血液循环障碍，长此下去则造成前列腺炎的发生。骑车较坐姿更直接压迫会阴前列腺部，尤其是长途骑车更是如此，可出现会阴部麻木不适，会阴疼痛，排尿时尿道痛，排尿困难，腰部酸痛等症状，这也是我国男性慢性前列腺炎高发的主要因素之一。因此在生活工作中要考虑到这一问题，尤其是已患了慢性前列腺炎的患者更应注意。一般持续骑车时间应在 30 分钟以内，若路途较长，应在骑车途中适当下车活动一下，休息后再走。

　　(3) 饮酒：酒进入人体内能加快血液循环，扩张血管，尤以扩张内脏血管最为显著。患前列腺炎，特别是急性前列腺炎时应绝对禁酒，以免使炎症扩散，引起其他的连锁反应。对原有慢性前列腺炎和前列腺增生的患者来说，大量饮酒是非常有害的。

(4) 吸烟：烟草是一种茄科植物，也是含生物碱最多的植物之一。吸烟所产生的烟雾中有大量有害成分，长期吸烟的人机体的免疫力降低，容易受到有害微生物的侵害，前列腺便可能是其中的受害器官之一。

急性前列腺炎如何合理使用抗生素

根据尿液或前列腺液细菌培养结果选择敏感抗生素，但由于治疗初期细菌培养未及时回报或无条件时，应及时选用足量、高效的广谱抗生素，以控制病情发展。目前多用头孢类抗生素，临床可用伏乐新，每次1.5克，每日2次，溶于100毫升液体中静脉滴注；或头孢唑啉，每次2克，每日2次，静脉滴注。

如不适宜应用此类药物者，可用磺胺甲基异噁唑 (SMZ) 与磺胺增效剂 (TMP) 的复合片剂，如复方新诺明，因在前列腺中能达到较高浓度，可为口服的首选药物。用法：每日2次，每次2片（每片含 TMP 80毫克、SMZ400毫克），口服。若细菌对该药敏感，经治疗症状好转者，可继续用30天，以防转变为慢性。

对于不能用复方新诺明者，可用庆大霉素3～5毫克／千克／日，或妥布霉素3毫克／千克／日，分3次肌内注射，再加氨苄西林1克，静脉滴注，每6小时1次，共一周，以后根据细菌培养和药敏试验选药，病情好转后可改用口服药物如诺氟沙星，继续治疗30天。

慢性前列腺炎影响性功能吗

慢性前列腺炎患者由于平时有尿急、尿频、尿道灼痛，睾丸、阴囊坠痛，小腹及会阴部不适等症状，会影响患者的性兴趣。在性兴奋前列腺充血时可引起局部疼痛，最剧烈的疼痛常与性欲高潮同时发生或者射精后即刻发生，前列腺痉挛性、疼痛性收缩并导致直肠、睾丸和阴茎头处的疼痛，还易发生早泄。

慢性前列腺炎患者一般不出现勃起功能障碍。因为慢性前列腺炎不会引起生殖器官解剖结构、神经、血管和内分泌的病变，因此也不会导致勃起功能障碍。但是，由于慢性前列腺炎患者病情迁延，性医学知识匮乏，加之对男子汉形象的自我否定，容易忧心忡忡，产生焦虑的情绪。有些人对射精痛"想"而生畏，害怕炎症精液危害女方，或者接受必须禁欲的错误指导，使得性生活次数减少，性欲下降。久而久之，可能发生继发性勃起功能障碍。

慢性前列腺炎的患者对疾病应采取积极求治的态度，尽管该病缺乏特效疗法，但只要采取综合措施，持之以恒，大多能够得到缓解和治愈。至于害怕传染给女方的顾虑，可以通过戴安全套解决。患前列腺炎需禁欲的观点不妥，因为前列腺液长期淤积不利于炎症消退，而每周应有一次排精以达到"流水不腐"的目的，也有益于消除紧张，减少前列腺充血。

总之，患有慢性前列腺炎的人应解除不必要的思想顾虑，学习有关的性医学知识，必要时接受心理治疗是非常有益的，有时甚至有决定性意义。

慢性前列腺炎如何科学治疗

慢性前列腺炎分为细菌性与非细菌性，细菌性慢性前列腺炎患者常是经尿道的逆行感染。多数抗生素不能透入前列腺，这是前列腺炎不易根治的一个原因。

米诺环素、多西环素均具有较强的穿透力，在前列腺泡内形成高浓度，达到抑菌、杀菌，起到治疗目的，因此被认为是首选药物。米诺环素每次100毫克，每日 2 次，口服，4 周为 1 个疗程。因为此药可能对肝、肾功能有一定影响，故患者服药期间应去医院检查肝肾功能，少数患者可有眩晕。同时每周检查 1 次前列腺液。此外，还可选用红霉素、罗红霉素、复方新诺明、利福平，有规律的性生活，忌酒、咖啡及辛辣食物，理疗、热水坐浴，可减轻局部炎症，促进吸收和改善血液循环，有助于慢性前列腺炎的治疗。

非细菌性慢性前列腺炎发病率比细菌性慢性前列腺炎高 8 倍，这类患者前列腺液检查正常，但有明显的盆腔、会阴部及尿道痉挛症状，称前列腺痛。发生原因可能为夫妇长期分居、盆腔充血、中断性交、长途骑车、经常坐位工作，这类患者治疗比较复杂。如致病菌是支原体、衣原体，可采用米诺环素、多西环素及碱性药物。如前列腺痛可用 α_1 受体阻滞药特拉唑嗪、哌唑嗪、哈乐等。特拉唑嗪，每次 2 毫克，每日 2 次，口服。哌唑嗪，每次 0.5 ～ 1 毫克，每日 3 次，口服。此外，辅以镇静药及心理治疗，前列腺按摩每周 1 次，热水坐浴每日 1 次，以及恢复有规律的性生活。

治疗慢性前列腺炎的有效药物有哪些

由于前列腺脂质包膜的屏障作用，大多数抗生素难以进入前列腺内达到有效的抑菌浓度，只有脂溶性高的碱性药物；与血浆蛋白结合少，离解度高的药物；对前列腺脂膜弥散性好的药物才有可能发挥较好的疗效。选择抗生素必须综合考虑，应该结合前列腺液细菌培养和药敏试验的结果决定用药种类，并根据临床治疗效果加以调整。目前医生较常采用的方案有：

(1) 米诺环素，每次 2 片 (0.1 克)，每日 2 次；或者泰利特，每次 1 片 (0.25 克)，每日 2 次，连服 15 天。

(2) 利福平与磺胺增效剂联合治疗，利福平 3 ～ 4 片 (450 ～ 600 毫克)，磺胺增效剂 2 片 (200 毫克)，每日 1 次，口服，用药 15 天后改为利福平 2 片 (300 毫克)，磺胺增效剂 100 毫克，用药 105 天，标准疗程为 4 个月。其缺点为利福平有肝毒性作用，而且用药时间长，患者多难以坚持到底。采取此方案治疗的患者应定期检查肝功能。

(3) 红霉素，每次 2 片 (0.25 克)，每日 4 次；或者四环素，每次 2 片 (0.5 克)，每日 4 次，连服 15 天；或者阿奇霉素，每日服用 1 次即可。优点为对支原体感染亦有效。

(4) 氧氟沙星，每次 2 片 (0.2 克)，每日 3 次；或者环丙沙星，每次 2 片 (0.5 克)，每日 2 次，连服 15 天。

另外，在口服抗生素的前提下，加服保泰松或糖皮质激素有加强抗生素对前列腺通透的作用，可以在医生指导下应用。

舍尼通能治疗前列腺炎吗

　　舍尼通（普适泰）是花粉制剂，由于其优良的特性和高科技提取技术（100%破壳和去除过敏源等）而成为治疗前列腺增生的一颗新星，那么舍尼通能不能治疗慢性前列腺炎呢？

　　回答是可以的。舍尼通由于具有明显的松弛平滑肌和一定的抗感染作用，因此对各类慢性前列腺炎均有一定的治疗作用或辅助治疗作用。而且，对非细菌性前列腺炎和前列腺痛可能有意想不到的良好效果。

　　舍尼通的活性成分为水溶性 P5 和脂溶性 EA10。动物试验表明，水溶性 P5 有抗感染作用，脂溶性 EA10 有抑制前列腺增生作用，而这两种活性成分都有松弛平滑肌的作用。

　　尽管在人体中舍尼通的药理机制尚未完全明确，但临床治疗中舍尼通对慢性前列腺炎，尤其是非细菌性前列腺炎和前列腺痛的有效率却是很明显的，据有关文献报告，其治愈率可达 30%，有效率达 70% 左右。只是用药时间较长，常需服药 3 个月以上才有效。

局部用药治疗慢性细菌性前列腺炎的方法有哪些

　　(1) 直流电药物导入法：即预先将一些抗生素灌在直肠内，利用直流电将药物离子经过皮肤或黏膜透入到前列腺里面，因为在直流电的作用下，药物中带正电或带负电荷的离子会分别通过直流电的阳极或阴极透入到组织中，从而发挥治疗作用。

　　(2) 输精管内药物注射：方法是先将阴囊部位皮肤消毒，然后隔着阴囊皮肤摸到并捏住输精管，经皮肤直接用注射针头朝输精管斜行穿刺，针头进入输精管后，即可将事先配好的抗生素缓慢地注入输精管内，这些药物会通过输精管流向后尿道，并通过后尿道前列腺排泄管的开口进入前列腺。

　　(3) 后尿道内药物灌注：采用这种方法需要将一种称为三腔二囊管的特殊导管插入尿道，这种导管上面有两个管腔分别通两个气囊，充气后，一个堵在膀胱开口处，不让注入的药物进入膀胱。另一个气囊堵在尿道中下段，防止药物朝尿道外流出，在两个气囊之间的导管壁上有小孔，正好对着后尿道前列腺排泄管开口处。这样，从另一管腔注入的药物既不能进入膀胱，又不会从尿道口流出，只能乖乖地从小孔处流入后尿道，并通过前列腺排泄管抵达前列腺深部。

（4）前列腺内直接注射药物：方法是让患者侧卧在床上，会阴部皮肤消毒后，医生戴上消毒手套，将一手食指从肛门插入，在直肠前壁摸到前列腺后定位，另一手从会阴部用长针头穿刺直到前列腺腺体，然后把含有抗生素、麻醉药、水解酶和糖皮质激素的混合液体直接注射到前列腺组织中。

慢性前列腺炎如何选用理疗

（1）热水坐浴，这是一种适合家庭应用的非常简易的理疗方法。患者坐浴在 42℃ ~ 43℃ 的热水盆中，每次 15 ~ 30 分钟，每天 1 ~ 2 次，坚持一至数月。

（2）超声波可以促进局部血液循环，加强新陈代谢和组织修复，而且还可以产生机械振动并产热，有抗炎和止痛作用。

（3）短波或超短波具有较强的穿透作用和杀菌能力。治疗时在臀部和下腹部各放一块电极板，短波或超短波通过电极板射向前列腺起治疗作用。

（4）微波治疗有经直肠发射探头和座椅式两种。经直肠微波需将探头插入直肠内 5 ~ 6 厘米处，隔着直肠前壁向前列腺照射。座椅式微波，患者只须坐在座椅上，微波发射管在前列腺处聚焦，每日治疗 1 次，10 天为 1 个疗程。未生育的患者不宜采用。

（5）直流电药物导入。

（6）磁穴疗法是用表面磁场 1300 ~ 1500 高斯的圆形磁片直接贴敷在穴位上。主穴为关元、中极、三阴交。配穴有会阴、足三里等。

（7）可用氦氖激光器会阴部穴位照射。

（8）机械振动，将特制探头插入直肠 5 ~ 6 厘米，通电产生振动，有理疗和按摩作用。

单靠理疗效果一般较差。最好在药物治疗的前提下，根据就诊医院的设备情况，由医生酌情选择一种理疗方法配合治疗。对无菌性前列腺炎来说，以选择超声波或者振动效果较佳。

什么是前列腺微波治疗

应用微波治疗仪治疗慢性前列腺炎时，微波治疗功率范围在 10～30 毫伏，此时主要表现为温热效应，经直肠透入与其毗邻的前列腺，使腺体内温度均匀升高，组织血管扩张，血运加快，改善前列腺的血液循环，增强白细胞吞噬功能，加速局部新陈代谢产物和毒素的排出，从而促进炎症的吸收，也可以使脓栓液化，瘢痕软化，脓肿消退，甚至可以直接杀灭腺体内的细菌。

目前市场上出售的微波治疗仪有多种类型，但都靠探头来发挥治疗作用，散发热量。

方法：患者侧卧位，髋膝半屈曲。用安全套套住治疗探头（以防污染），外涂以液状石蜡，轻轻经肛门插入 5～7 厘米，预热数分钟，将治疗仪的输出功率调到治疗范围，待探头温度升到 39℃时，开始计时，使探头温度维持在 41℃～43℃ 30 分钟，每周治疗 2～3 次，10 次为 1 个疗程，每 1 个疗程末查前列腺液以观察疗效。注意在使用微波治疗时，探头温度不可过高，以防出现组织变性坏死，观察询问患者使用探头治疗时感受，若有不适要进行针对性处理。偶有患者接受此项治疗后有欲大便感，总体来说，前列腺微波治疗是一种安全、无痛的治疗方法。

慢性前列腺炎患者怎样温水坐浴

慢性前列腺炎患者就诊时，医生除了给其开一些中西药外，还经常嘱其做温水坐浴，这是为什么呢？其实道理很简单，温水坐浴实际上是对前列腺局部的一种加温，通过温水坐浴可以使患者感到温暖舒适，从生理作用看，局部温度的增高能使肌肉松弛，血管扩张，血液循环加快。在前列腺有炎症的情况下，温水坐浴可以解除炎症引起的症状，帮助局部炎性渗出物的消散和吸收。

温水坐浴的方法比较简单，无须特殊设备，患者在自己家中就能进行。具体方法是：取 1 只大盆，里面兑上 40℃ ～ 42℃ 的温水，水的深度为盆高的 1/3 或 1/2，患者排尽大、小便后，臀部坐在盆中，使会阴部浸在温水里，每次坐浴 15 ～ 30 分钟，中途水温降低时，可再加入适量的开水以升高水温。每日坐浴 1 ～ 2 次，坚持到慢性前列腺炎彻底治愈。

温水坐浴简便易行，是治疗慢性前列腺炎的有效的辅助治疗措施。但是对未婚的慢性前列腺炎患者，通常不宜采用温水坐浴这一方法。因为睾丸产生精子必须有一个低温环境，正常男子阴囊内睾丸的温度要比体温低 2℃ 左右，如果长时间温水坐浴，会使睾丸温度升高，从而妨碍睾丸产生精子的能力，严重者还会使睾丸的功能一蹶不振。

按摩前列腺有何治疗作用

前列腺按摩是治疗慢性前列腺炎的标准方法，已经在临床上应用几十年了，并有再次受到广泛青睐的趋势。前列腺按摩可以缓解局部充血，减少分泌物淤积，清除前列腺腺管内的细菌和碎片，促进药物及炎症吸收，缓解会阴部症状，适用于因性活动减少造成的前列腺郁积者。按摩力量在患者可以忍受的范围内逐渐加大，一般每周 2 ～ 3 次，持续 2 个月以上。

具体操作方法：患者取胸膝位，术者以右手食指戴橡皮手套，涂润滑的液状石蜡先轻柔按摩肛周而后缓缓伸入直肠内，摸到前列腺后，用食指的最末指节对着前列腺的直肠面，从外向上向内向下顺序对前列腺进行按压，即先从腺体的两侧向中线各按压 3 ～ 4 次，再从中央沟自上而下向尿道外口挤压出前列腺液。一般一周按摩 1 ～ 2 次。按摩时手法应"轻、缓"，注意询问患者感受，切忌粗暴反复强力按压，以免造成不必要的损伤。另外，主张按摩完毕患者立即排尿，可使积留于尿道中的炎性分泌物随尿液排出。

本疗法的出发点是考虑到慢性前列腺炎的症状发生，主要由于腺泡及间质中脓性渗出物充胀，不易引流而设定。

本疗法的禁忌证：凡疑为前列腺结核、肿瘤的患者禁忌按摩。前列腺萎缩、硬化者不宜按摩。慢性前列腺炎急性发作期间禁忌前列腺按摩，以免引起炎症扩散，甚至引起败血症。

慢性前列腺炎在什么情况下要考虑手术治疗

手术不是治疗慢性前列腺炎的常规手段，而是在万不得已的情况下采用的一种治疗方法。这首先因为绝大多数慢性前列腺炎经过积极有效的非手术综合治疗都能获得治愈或明显好转，其次是如果慢性前列腺炎采用手术摘除前列腺，虽然可以彻底清除病灶，但随着前列腺的摘除也会带来生育能力及性功能的减退或丧失。再说，慢性前列腺炎手术比较困难，由于长期的炎症，前列腺与周围组织易发生粘连，手术时容易损伤邻近组织器官而引起并发症，况且要进行前列腺手术还须有一定的设备和技术力量。慢性前列腺炎患者一般不轻易选择手术治疗，但有下列情况之一时还是要考虑手术治疗。

(1)经过长期多种方法治疗病情不但没有好转，反而加重，患者十分痛苦，严重影响生活、学习、工作，并且对非手术治疗已完全丧失信心，又愿意放弃生育能力或敢冒妨碍性功能风险者。

(2)慢性前列腺炎伴有多发性前列腺结石，严重阻塞前列腺分泌液的排泄，前列腺内的病原微生物依靠非手术的方法无法清除者。

(3)严重的慢性前列腺炎病程较长，反复不愈。前列腺因此变硬、缩小，并且出现大大小小高低不平的硬块或结节，而这些硬结又有可能转变成前列腺肿瘤者。

(4)重度慢性前列腺炎引起患者神经衰弱或精神异常，患者有一种只有将前列腺切除才能治愈的强迫观念，对这类患者手术切除前列腺后，有望精神异常得以好转。

慢性前列腺炎为什么要强调综合治疗

慢性前列腺炎病因复杂、临床症状繁多，局部的病理改变又有其一定的特点，所以治疗本病如仅依赖单一药物或单一方法不免会有其局限性，因此医学专家提出了应采取有章可循的全方位、多途径综合治疗的主张。全方位应包括药物治疗、心理疏导和预防保健知识宣教等内容。多途径指内服、外敷、灌肠、推拿按摩、针灸、中药离子透入、超短波、直肠内药物直流电导入、磁疗等不同途径的治疗方法。在具体实施时，应着眼于从整体出发，提高机体的抗病能力，调整机体整体功能。祛除诱发因素，改善局部慢性充血，通畅局部引流。消除有害因素，促使炎症的吸收和病变组织的软化等。在治疗方法的选择上，应根据患者的具体情况和病变的不同阶段具体分析、运用，如对近期诊断为慢性前列腺炎、临床症状较轻、前列腺液化验异常的病例，采用口服中药，配合前列腺按摩和温水坐浴等方法，即可取得良好的疗效。对症状较重，患者难以耐受的，可选择物理治疗、中药保留灌肠、直流电药物离子导入等，常能很快缓解症状。对症状持续不能缓解，前列腺液常规化验白细胞（脓细胞）较多，细菌培养呈阳性者，可选择有效抗生素口服或前列腺内直接注射为主，结合其他疗法。对那些经过适当治疗，前列腺炎的客观指标已恢复正常，但主观症状不见好转的病例还须配合必要的心理治疗。只有这样，慢性前列腺炎的治疗效果才会不断提高。

前列腺癌的主要症状是什么

因为前列腺癌多发生于后叶，生长缓慢，所以早期症状不明显，一旦出现症状常属晚期。前列腺癌晚期主要表现为下尿路梗阻，或伴血尿及尿潴留，最突出的症状是疼痛。

（1）**排尿障碍**：80%的病人由癌灶引起进行性排尿困难、尿流变细或尿流偏歪，或尿流分叉、尿程延长、尿频、尿急、尿痛、尿不尽感等，严重时尿滴沥及发生尿潴留。血尿病人只占 3%。

（2）**疼痛**：腰部、骶部、臀部、髋部疼痛，骨盆、坐骨神经痛是常见的，剧烈难忍。可能由于癌灶转移至骨骼或侵犯神经或肾积水、肾感染所致。约31%的病人发生疼痛。

（3）**转移症状**：在前列腺癌病人中转移很常见。有 1/3 ～ 2/3 的病人在初次就医时就已有淋巴结转移，多发生在髂内、髂外、腰部、腹股沟等部位。

可引起相应部位的淋巴结肿大及下肢肿胀。血行转移多见于骨骼（如骨盆、骶骨、腰椎、股骨上段等）和内脏（如肺、肝、脑、肾上腺、睾丸等）。

（4）全身症状：由于疼痛影响了饮食、睡眠和精神，经长期折磨，全身状况日渐虚弱，消瘦乏力，进行性贫血，恶病质或肾衰竭。

如何早期发现前列腺癌

由于前列腺癌多发生于后叶，早期并无症状，即使有不适也不足以引起病人的重视，因此给早期诊断带来了困难。一旦临床上出现了明显症状，往往已属病变的晚期，预后不良。可见，早期发现前列腺癌显得十分重要。特别是对前列腺炎、前列腺增生的病人反复发作不愈，应十分注意病情变化，以防癌变。前列腺癌的病人在早期常会出现尿频及夜尿增多、排尿困难、尿流变细、尿程延长、排尿痛及尿潴留等症状，与前列腺增生相同，因此很难据此诊断前列腺癌，主要依靠直肠指检诊断。

直肠指检在前列腺癌的早期诊断中极为重要，其准确率可达50%～70%。很多学者主张在前列腺癌高发地区，对中年以上男性定期进行直肠指检，将使很多病人得到早期诊断及根治的机会。

必要时医生可采取经会阴、直肠穿刺，取活体组织检查，其诊断的正确率可达70%～80%。还可经直肠按摩前列腺，收取前列腺液检查，其阳性率可达90%以上。绝大多数病例可由此得到确诊。

值得提醒的是，尽管前列腺癌发生率不高，但它的症状酷似前列腺增生，若经治疗后病情越发恶化，就要想到前列腺癌的可能，应做上述检查，争取早发现、早治疗。

哪些化学药物能够治疗前列腺癌

临床用于治疗前列腺癌的化学药物较多，分为单药化疗和联合化疗两种形式，需在医生指导下根据病情选用。

(1) 单药化疗

① 5-氟尿嘧啶。每日每千克体重 15 毫克，10 日为 1 个疗程，继之每隔 1 周注入 2 500 毫克，均由髂内动脉插管注入。

②普卡霉素。前列腺癌血行转移者有效率为 60%。每日每千克体重 0.025 毫克，或每日 2 ～ 6 毫克，静脉注射，10 日为 1 个疗程。

③羟基脲。每次每千克体重 80 毫克，或每次 0.75 ～ 1 克，每周服 2 次，6 ～ 7 周为 1 个疗程。与放疗并用时，每日服 1 ～ 2 克，每周 2 次。

(2) 联合化疗

① HH 方案。羟基脲，3.5 ～ 4 克，口服，每周 2 次。溴乙酰己烷雌酚，10 毫克，每日 3 次，口服。连服 6 周为 1 个疗程，休息 3 周再行第二个疗程。

② HHFT 方案。羟基脲，0.5 克，口服，每日 2 次，第 1 ～ 2 日。5-氟尿嘧啶，500 毫克，静脉滴注，第 3 ～ 6 日。噻替哌，10 毫克，静脉注射，第 3 ～ 6 日。溴乙酰己烷雌酚，10 毫克，口服，第 3 ～ 17 日。每 3 周为 1 个疗程，间隔 2 ～ 3 周再行第二个疗程。

前列腺癌患者如何进行内分泌治疗

(1) 睾丸切除术：雄性激素能够使前列腺癌细胞增生活跃，故可采用双侧睾丸切除术治疗。临床常用于前列腺癌晚期转移癌病人，术后 5 年生存率为 31%，有转移者为 20%，睾丸切除术的优点是能去除体内雄激素的主要来源，不增加体内另一种激素，没有服用雌激素后所出现的贫血、心血管病变及偶然发生的肝衰竭等不良反应，不存在病人无法坚持长期服药的问题，能一次完成治疗。

(2) 雌激素治疗：雌激素能抑制前列腺体分泌，使其腺体处于萎缩状态，故临床用雌激素治疗前列腺癌。最常用的药物是己烯雌酚，开始每日 2 ～ 15 毫克，口服，用量逐渐增加，直至每日 30 ～ 50 毫克，显效为止；或者开始就用大剂量，每日 50 ～ 100 毫克，口服或肌内注射。大剂量服用时为防止水钠潴留，可酌情服用安体舒通，每日 100 毫克。其治愈率 25%。炔雌醇，每日 1 ～ 3 毫克，口服。聚雌二醇磷酸酯，80 ～ 200 毫克，每日肌内注射 1 次。

（3）**抗雄激素治疗**：常用药物很多，如 2α 次甲基氯地黄体酮醋酸酯、雌莫司汀、氨鲁米特、螺内酯等，但需在医生指导下应用，都有一定的疗效。

（4）**肾上腺皮质激素治疗**：因肾上腺皮质激素能够抑制肾上腺产生雄激素，故用于治疗前列腺癌能改善一般情况，可作为姑息疗法。

如何预防前列腺癌

我国居民前列腺癌的患病率虽低于国外，但随着人口的老龄化及居民生活水平的提高，前列腺癌的发病率有增长的趋势。我国医学专家的调查发现，家庭收入低、出生于农村、吸烟、饮酒、离婚（或丧偶）、经常喝牛奶、多吃蛋类和猪肉是前列腺癌的主要危险因素，吸烟、饮酒、喝牛奶三种因素在前列腺癌发病过程中呈协同作用，而吃青绿菜、水果和豆类食品则是重要的保护因素。

研究发现，肉类消费量少的地区，前列腺癌发病率较低。医学专家发现，素食者血中的一种多肽物质（被称为胰岛素样生长因子Ⅰ），比喜食肉者低9%，而这种物质与前列腺癌的发生有密切关系。肉食者与素食者血中雄激素水平是相似的。因此，素食降低前列腺癌发病率可能与这种多肽减少有关，而与雄激素无关。

体内正常的维生素 D 的水平每天应维持在 400 国际单位左右最为适宜。如果只靠食物摄入维生素 D 难以达到这个标准，最好每天还要有 10 分钟的时间，让身体接受阳光的照射来帮助人体自然地生成足够的维生素 D，这样就不容易患前列腺癌。不过，体内维生素 D 的水平过高也是有害的，这就如同过于强烈的日晒会诱发皮肤癌的道理一样。

运动对预防前列腺癌也有益处。研究发现，65 岁以上的男性如果每周进行 3 小时以上的剧烈运动，比如像跑步、骑脚踏车、游泳，那么被诊断出晚期前列腺癌或死于这种疾病的危险可降低近 70%，但对年轻爸爸却没有同样的效果。研究人员说，仍需要有更多的研究来了解运动是如何影响男性患前列腺癌的危险，但这些发现显示，剧烈运动可减缓老年男性前列腺癌患者病情的发展。

七、男人的运动健身

为什么说运动是男人的加油站

统计数字表明，在夫妻性爱中，男人占主动权的仍占主导地位。所以，作为性爱的主动或主导一方，男人充沛的体力和灵活的动作就显得更加重要了。那么怎样保证完美的性爱呢？已婚男人一定要有适量的运动。一般来说，只要每周运动 2～4 次，每次持续时间在 30～45 分钟，运动心率控制在 100～124 次／分，定会在性生活中享受到极大的愉悦。

合理的体育运动可大大地改善性生活的质量和乐趣，不仅可以减少勃起功能障碍的发生，而且可使性欲明显增强。人们对参加运动和不参加运动的两组已婚男人作了对比发现，每周进行 2 次健身、跑步或打网球的男人，所获得的性生活愉悦感比不参加任何健身运动的男性要高。其中，80%经常运动的男性表示，自从投身每周 2～3 次运动锻炼后，性生活方面的自信心大增，性行为变得更加积极。运动增强腹部、臀部的肌肉弹性，做爱时比以前更加容易使女方达到高潮。由于力量与速度的均衡保持，对自身控制力也大大加强，自身的性快感时间也明显延长。这对增进夫妻性生活之快感非常有益。

适量的健身运动之所以给人们的性爱愉悦带来帮助，是因为它可调节人体自主神经的功能，改善内分泌系统，从而使脑垂体分泌激素的功能得到明显的改善，从而使体内雄性激素、睾酮含量增多，性欲大大增强。

为什么运动养生要因病而异

（1）**哮喘**：跑步、球类、骑自行车等皆可诱发哮喘，医学上称之为运动性哮喘，而游泳、棒球、滑雪等运动可改善症状，尤其是游泳更为适宜，奥妙在于游泳不会因气温升高而使呼吸道水分减少，游泳时的水平运动又减轻了呼吸道的负担，所以有利于病情向好的方向转化。

（2）**高血压病**：适于做散步、骑自行车、游泳等运动，这些项目均为动态的等张性运动，可通过全身肌肉的反复收缩，引起血管的舒张和收缩，促使血压下降。运动量应为心脏负荷的 50% 左右为宜，即运动时脉搏保持在 110 次／分左右。每天 1 次，每次 30 ～ 60 分钟。

（3）**心脏病**：健康人要提高心脏功能宜采用较大的运动量，运动时脉搏至少达到 135 次／分以上并持续 15 分钟才有效。如果已患心脏病则应谨慎，应根据心功能受损程度来选择运动形式及运动量。一般来说，一、二级心功能不全的轻症心脏病患者可从事散步、慢跑、打太极拳、医疗体操等运动，运动时脉搏限定在 104 ～ 120 次／分左右。三、四级心功能不全或心绞痛发作频繁的病人不宜进行体育活动，以休息为主，也可适当做一些养生功等保护性轻微活动，原则是以不增加心跳次数为度。

（4）**糖尿病**：不少轻型糖尿病患者只需坚持体育锻炼并注意饮食控制即能康复。运动从轻微活动开始，逐渐提高运动强度，如散步、划船、跑步皆可。但注射胰岛素后，以及饭前或患有心绞痛时不要运动，以防发生低血糖或加重并发症。

（5）**肥胖症**：散步、做健美操、游泳、骑自行车等锻炼方式有助于减肥。以散步为例，饭后 45 分钟开始，以每小时 4.8 千米的速度持续 20 分钟，即可收效，饭后 2 ～ 3 小时再追加一次（20 分钟左右）效果会更好。至于肥胖儿童，以运动强度为最大氧耗量的 50%（脉搏控制在最大心率的 75%）、每天 1 小时、每周 5 天、长跑为主，配合球类、弹跳等为孩子乐于接受的方式为佳。

（6）**尿失禁**：10% 的女性患此种难言之症，合理的体育活动有助于康复。可选择强化骨盆肌肉的方法，施行的步骤是：先做骨盆收缩动作 10 秒钟，放松 10 秒钟，再做收缩运动 10 秒钟……如此循环交替，每天持续做 90 ~ 160 次。

(7) **性功能低下**：无论男女均可通过运动增进性欲，更易达到性高潮，从而获得性满足。一般每周 3 次，每次 45 分钟的运动即能达此目的，过量运动反使性欲减退。

为什么经常锻炼对男性至关重要

虽然生理上，很多人同意男性较女性强壮，但世界性的数字显示，男人们较短寿。美国波士顿的研究人员建议：男人应该每日跑步锻炼或者有规律地参加球类运动，这不仅有益于强筋健骨，消耗过剩的热能，还有助于男性避免突发心力衰竭。

一项对多名男性的研究发现，每周至少锻炼 5 次的男性在重体力劳作时的猝死率是较低的。实际上，在运动锻炼时突发性残废的风险特别低。锻炼对心脏病的益处远远超过暴死的风险。为了从运动中受益并使猝死的风险最小化，应该提倡有规律地锻炼，而不是偶尔地活动，并逐渐地建立一套保持自己旺盛精力的具体运动计划。

肾虚男性应该做些什么运动

俗话说："是药三分毒"。肾虚的人最好从加强体质入手，而不是迷信所谓的灵丹妙药。

(1) **太极拳**：太极拳是以腰部为枢纽的一项缓慢运动，非常适合体质虚弱的中老年人锻炼。

(2) **自我按摩腰部**：两手掌对搓至手心发热后，分别放至腰部上下按摩，有热感为止。早、晚各 1 次，每次约 200 下。

(3) **刺激脚心**：脚心的涌泉穴是浊气下降的部位。经常按摩涌泉穴，可益精补肾、强身健体、防止早衰。方法是：两手对掌搓热后，以左手搓右脚心，以右手搓左脚心，每日早、晚各 1 次，每次搓 300 下。

（4）缩肛：全身放松，自然呼吸。吸气时，做缩肛动作，呼气时放松，反复进行 30 次左右。能促进盆腔周围的血液循环，促进性器官的康复，对防治肾气不足引起的勃起功能障碍、早泄有较好的功效。

男性如何慢跑强身壮骨

研究表明，运动对保持骨骼健康很有帮助。美国疾病预防和控制中心的研究人员对 4 000 多人进行了研究，这些人都是国家健康和营养调查的参与者。

研究结果显示，总的说来，慢跑运动使男性体重减轻，慢性健康问题也较少。此外，这些男性腿骨的密度比不跑步者平均要高 5%，比任何运动都不做的男性骨密度要高 8%。研究表明，即使那些每月只跑步一次的男性，也比不跑步的男性骨密度要大。而每月跑步 9 次以上的男性骨密度最大。跑步的作用并不随着次数、强度的增加而一直上升，每月跑步 20 次以上的男性骨密度和少跑 12 次的男性差不多。研究人员认为，这可能有个最高限度，超过这个限度以后就很难再增加效果。

男性多锻炼会减少溃疡病发生吗

十二指肠溃疡多由幽门螺杆菌感染导致，生活方式如饮食习惯和压力也有一定影响。美国研究人员发现，定期锻炼能对抗所有这些危险因素，减少十二指肠溃疡的危险。

美国南卡罗来纳大学的一个研究小组对 11 000 多位男性和女性进行了研究。研究发现，爱运动的男性患十二指肠溃疡的危险仅为惯于久坐的男性的 $1/2 \sim 1/3$。

研究人员在考虑了包括年龄、压力、吸烟、饮酒和体重等其他因素后分析指出，每周至少步行或跑 10 英里的男性比不活动的男性患溃疡的危险少 62%，每周步行或跑少于 10 英里的男性比不定期锻炼的男性患溃疡的危险少一半。

虽然仍不清楚锻炼是如何预防溃疡的，但研究人员推测，可能是锻炼能帮助机体缓解心理紧张对身体产生的影响。另外，锻炼可减少消化道泌酸反应，还能增强免疫系统的抗感染能力。

醒来不爽如何旋转脚腕

早晨起床深感痛苦的男人多做此运动，相信会使你精神百倍，而且保证提高你的工作效率。早晨醒来即感到不爽快、动作迟缓，因此上班常迟到、无精打采、凡事都落在人后。尤其是低血压的人，睡醒后的难受程度要高于一般人。对于这些人可实施以下方法：醒来时，依旧躺在床上，然后两脚腕同时向外旋转30下，再向内旋转30下。脚腕运动是在关节处旋转，可使血液循环顺畅，头脑自然就清醒了。初做时会感到很辛苦，但习惯后，一觉醒来就会自然地旋转它。且对于因血液循环不良所引起的头晕现象，以及贫血、肩酸等，都能发挥效果。

不易清醒的人还要做另外的手腕旋转运动，能与脚腕旋转运动同时做效果更佳。首先挺直身体，举起双手（运动开始时，以距离心脏远的地方为原则），采用像是呼喊方式的姿势，然后手指微张的旋转手腕，先向内旋转，从1数到8，再向外旋转，也是8次。这样算一节，初期做二节，习惯后做4节，共计32次。连贯的旋转运动，太快或太慢都会降低效果。一般旋转以1秒钟为标准，并以8的倍数逐渐增加次数。手腕旋转运动在任何地方都可以做，而且极有运动效果。

这是因为，许多刺激全身的穴都集中在手、手腕、手臂之故。手腕、脚腕同时并用，更加促进血液循环至身体的每一个角落，使半睡眠状态中的头脑苏醒，以及内脏各器官的功能协调作用。

男人应多练哪些部位

男人在进行性行为时，腰、背、胳膊及手臂扮演非常重要的角色，因为在男女交媾动作中，这些肢体部位是主要着力点。因此，平日要注意上述肢体部位的保健和运动功能。想保持这些部位的运动功能，闲来最好多做有助这些部位的针对性运动，以下有一招简单的柔软运动，多做有助增进手臂及腰背支撑力，平日在床上或地上便可进行，最好每晚抽点时间做若干次，次数多少视个人不同体质而定。

（1）**俯卧舒展**：面部向地面并将身体尽量伸直趴下，双臂向前伸直，头部轻微抬起，双臂尽量向前伸展及双脚尽量向后伸展，每次伸展动作维持 10～15 秒，然后慢慢放松。

（2）**猫姿伸展**：顾名思义这套动作形如猫儿伸展般。首先，双臂向前伸展，手掌触地，然后将膝盖以上身体向后拉坐至臀部接触脚，双脚做跪状，双膝贴地，臀部贴脚，尽量舒展手臂、胳膊、头和背部，舒展动作维持 10～15 秒，然后慢慢放松，再重复整个动作。

（3）**曲背部掌上压**：姿势近似普通掌上压，不同的是膝盖贴地。双臂外支撑地面，然后双臂做弯曲伸直的掌上压动作。注意维持腰部成微弯，每次动作维持 10 秒，然后从头再做 1 次，但切记要量力而行。

男人如何做腹部体操

肥胖不仅有损男人的外表形象，而且对健康构成了极大的威胁，如被称为生活习惯性疾病的脂肪肝、高血压、糖尿病等很有可能会找上门来。为了切实防止体内多余脂肪的滋生，防止其在机体内兴妖作怪，日本的运动医学专家给男人安排了一组有效的简易徒手操，只要每周练习 2～3 次，下腹部易生成组织的部位会产生坚韧有力的肌肉组织来。这样，身体会变得健美，人会感到精力充沛，可以使人高效率地应付好每天的工作，具体方法如下：

（1）仰面平躺，双脚紧紧地并拢，且上抬 10 厘米，保持此动作约 10 秒钟，再把双脚放下，将这套动作重复做 50 次，若做 100 次效果会更理想。

（2）身体躺平，双脚并拢，膝关节弯曲，双手交叉放置脑后，旋转颈部，头部略向上抬，视线投向自己的膝部，头向上运动 50～100 次。

（3）面向前坐在椅子上，上身挺直，双手紧握椅子两端，双脚并拢，然后上提，将该动作保持 10～20 秒钟，然后放下，这套动作重复做 100 次为妥。

不同年龄的人如何采用不同的健身方式

人的衰老是不可避免的，各年龄段的人有不同的生理特点，锻炼也必须根据不同年龄阶段而有所不同。男人要保持健康而有活力的体魄，就要了解一下各年龄段进行锻炼的要领。

20多岁时，身体功能处于旺盛时期，心脏、肺活量、骨骼的灵敏度、稳定性及弹力等各方面均达到最佳点。20岁的人能为今后的身体健康储备"资源"。这个阶段一定要坚持锻炼，以保持体重，否则30岁以后再去减肥就很吃力了。锻炼可隔天进行1次，每次大约30分钟增强体力的锻炼，方法是试举重物，负荷量为极限肌力的60%，一直练到觉得疲劳为止（每次做10～12次）。必须使主要肌群（胸肌、肩肌、二头肌、三头肌、腹肌、腿肌）都得到锻炼。20分钟的心血管系统锻炼，方法是跑步、游泳、骑自行车，强度为脉搏150～170次／分钟。

30岁左右，此年龄段的人身体功能已超过了顶峰，为了使关节保持较高的柔韧性，应多做伸展运动。锻炼仍是隔天1次。20分钟增强体力锻炼，与20岁时相比，试举的重量要轻一些。但次数可多一些。20分钟的心血管系统锻炼，强度不像20岁时那样大，5～10分钟的伸展运动，重点是背部和腿部肌肉。久坐办公室的人更要注意伸展运动。方法：仰卧，尽量将两膝提拉到胸部，坚持30秒钟；仰卧，两腿分别上抬，尽量抬高，保持30秒钟。

40岁左右与20岁相比，40岁以上的人体力逐渐下降，肌肉逐年萎缩，身体开始发福。超过40岁的人选择运动项目不仅应有利于保持良好的体形，而且能预防常见的老年性疾病，如高血压、心血管病等，锻炼减少为每星期2次，内容包括：10～15分钟的体力锻炼，最好不使用哑铃，用健身器。25～30分钟的心血管锻炼，中等强度。5～10分钟的伸展运动，尤其要注意活动各关节和那些易于萎缩的肌肉，网球、游泳、慢跑、跳舞、散步等是可选的运动项目。

不同性格的人如何选择不同的健身方式

选择健身方式除了要考虑年龄、职业、生活环境等因素外，也要将个人的性格因素考虑进去。人的心理健康状况也受运动的影响，不同的项目对心理所起的作用不同。现实生活中，有些人缺乏正常人拥有的心理调节和适应能力，或是表现出明显的性格缺陷和情感缺陷，通过有针对性的适当运动，可以纠正不良性格缺陷，改善心理和精神状态。

下列6种类型的人应选择的运动项目：

（1）**紧张型**：有的人心理素质差，应多参加竞争激烈的运动项目，如足球、篮球、排球等项目。这些项目场上形势多变，紧张激烈，只有冷静沉着地应对才能取得优势。若能经常在这种激烈的场合中接受考验，遇事就不会过于紧张，更不会惊慌失措，从而给工作和学习带来好处。

（2）**胆怯型**：有的人天性胆小，动辄害羞脸红，性格腼腆。这些人应多参加游泳、滑冰、拳击、单双杠、跳马等项目。这些项目要求人们不断地克服胆怯心理，以勇敢、无畏的精神去战胜困难，越过障碍。经过一个时期的锻炼，胆子会变大，为人处事也就显得从容自然了。

（3）**孤僻型**：有的人性格内向、孤僻，不合群，不善于与人交往，缺少竞争力。这些人应选择足球、篮球、排球及接力跑、拔河等团队运动项目。坚持参加这些集体项目的锻炼，能增强自身活力和与人合作精神，逐渐改变性格。

（4）**多疑型**：有的人多疑，对他人缺乏信任，处理事情不果断。这些人可选择乒乓球、网球、羽毛球、跳高、跳远、击剑等项目。这些项目要求运动者头脑冷静、思维敏捷、判断准确、当机立断，长期从事这些活动将有助于人走出多疑的思维模式。

（5）**虚荣型**：有的人虚荣心强，遇事好逞强。这些人可选择一些难度较大或动作较复杂的运动项目，如跳水、马拉松跑等，也可找一些实力水平超过自己的对手下棋、打乒乓球或羽毛球等，以不断地提醒自己，万万不能骄傲。

（6）**急躁型**：有的人处世不够冷静沉着，易冲动急躁。这些人可选择下象棋、打太极拳、练习健身功、长距离散步、游泳等项目。这类活动多属静态、单独的运动，不会带来情绪的过于波动，有助于调节神经功能，增强自我控制能力。

男性健身要注意什么问题

(1) 晨练应从床上开始，醒后不马上起床，而要"赖床"5分钟，以使生物钟对由慢转快有个适应过程。此时可揉腹、叩齿、提肛及"梳头"（以五指当梳子，实为头部按摩），并进行心理沐浴，即想想愉快欣慰之事，以快乐来迎接新的一天，在快乐中起床。

(2) 晨起后应饮一杯水（凉开水或温开水），以稀释血黏度，排除体内聚积的毒素，起到"内洗涤"的作用。然后排便，以最大限度地减少大肠对肠内毒素的重吸收。

(3) 适当的晨练是"活力之源"，不要在空腹或饱腹状态下晨练，可吃些食物，如面包、牛奶、鸡蛋及水果，吃至半饱后到户外进行晨练。

(4) 有的人三四点钟即爬起来锻炼，然后再回去睡个"回笼觉"。这不但易受空气污染，还会使生物钟错乱，导致疲劳、早衰。因为日出前地面空气污染最严重且此时氧气也少。日出后绿色植物开始光合作用，吸入二氧化碳吐出氧气，空气方达清新。

(5) 早晨若气温过低，或气温突降不宜晨练，尤其是老年人、体弱者体温调节能力差，受冷易病，老年人还应注意御寒。

(6) 不宜在马路边、工厂附近、人群密集处晨练，因这些地方污染严重有害健康。

白领男性如何练习魅力形体操

这里为已有上述不良体形的男士们开个处方，推荐一套国外流行的、在办公室内操练的特殊健美操。

(1) 屈臂运动：将电话簿等有一定重量的东西放入手提包内，然后手握住包的提手，反复将其以屈臂的形式从腰部开始上提到肩部位置，左右手臂交替进行，各来回做 30 次。本运动可有效地刺激肱二头肌，使其结实发达。屈臂运动能锻炼上半身，告别单薄、瘦弱的上半身，扎扎实实地得到强壮的双臂及丰厚的胸腔。

（2）**俯卧撑运动 A**：将双手分别平放在离肩膀约一个拳头间隔外的二张椅子上，身体尽量保持一条直线，然后做俯卧撑。这一运动可锻炼上臂的肱三头肌。

（3）**俯卧撑运动 B**：运动前的准备姿势与 A 相同，只不过为加大锻炼的强度，将双足架在桌子上。伸直双腿，缓缓地做俯卧撑，这样可以使手臂外侧的肌肉群受到刺激，逐渐变得有韧劲。

（4）**下蹲运动**：双腿分开约与肩同宽，脚尖略向外，两腿略弯曲，双手抱住后脑部。然后，使臀部慢慢地下蹲，直到大腿与地面平为止。随后再慢慢地复原，注意不要伸直膝关节。

（5）**屈膝运动**：臀部略微接触椅子，双手紧握椅子边缘。让膝盖轻松地弯曲，双腿并拢，然后慢慢地使膝盖向胸部靠近，而后慢慢地复原。

（6）**侧身弯曲运动**：一手持有适当重量的手提包，另一只手的掌心贴在后脑勺。然后，手提包像被拉向地面一样自然下垂，身体跟着一起侧身弯曲。复原动作是：慢慢地将手提包上提，身体也慢慢地伸直。左右侧交替进行。

（7）**下半身的训练**：想使臀部紧收、大腿有劲，塑造一个理想的下半身的话，请做以下后屈运动：双脚分开与肩同宽，一手扶着椅子，让上半身保持固定，然后膝盖向前挺，而腰部则慢慢下落向后倾，保持这一姿势，直到较疲劳为止。这节操可使大腿部的前侧肌肉健壮、消耗臀部的脂肪。

男人三十如何减肥

办公室白领男性正在面临发胖的危险。长时间久坐办公，由于工作紧张而缺乏运动，因为心情抑郁而从食物或酒精中寻求安慰，这些都是白领男性们失去在大学校园身材的原因。而且体重和所承受的压力会形成恶性循环。

一般人在压力之下容易饮食过量、消化不良而造成体重过重，于是更易受压力的影响。有人认为"心宽体胖"，胖起来是一种无忧无虑的表现。从心理学的角度来讲，这种说法不无道理，这也就是为什么大多数的男性结了婚以后身体就像气球被吹起来一样迅速发胖的原因之一。尽管男性不崇尚"骨感美"，但日渐发福也并不是一件好事，至少会非常希望不借助镜子就能看到自己的腰带扣。

男性易发胖的部位与女性不同，"啤酒肚"便是年轻男士最头痛的事。一般男人的体内有大约300亿个脂肪细胞，而且随着年龄的增长，这些细胞就会重一些。因此，几乎每一个男人在30岁以后总是要比以前重一些。并且他的基因、激素和减慢了的新陈代谢都开始对他的腹部产生影响。但是，啤酒肚并不是不可避免的，去掉它你会更好看，精力会更充沛，也会更长寿。

减肥其实就是改变一下运动和饮食习惯。无论从事什么工作，仍然会有消耗热能的办法。骑自行车、跑步、游泳、散步等有氧运动是消耗体内热能的最有效办法，干什么没有关系，只要能使心跳加速至少持续20分钟。科学证明，减肥是全身性的，不可能只减掉某一部分，而其他部分保持不变，所以减肥不能心急。其实，锻炼的机会到处都有：把车放得远一点儿，可以享受散步的乐趣；走进大楼，不要乘电梯，自己爬上楼去；休息时毫不犹豫地去散步而不是去喝咖啡、可乐，因为散步比任何一种饮料都能使你头脑清醒。太胖了，病也来了，高血压病、冠心病、糖尿病等排着队走过来。所以，30岁以后的男人要适时减肥。

男人如何跑步

男人就应该无拘无束、自由自在地想跑就跑。不需要特别的场地、不需要昂贵的设备器材，"跑步"是男人最佳的运动良伴；但是想要跑得帅气、跑得出色，聪明的男人还是需要一点秘诀，才能享受驾驭凉风的跑步快感。

喜爱跑步的人都知道，想要顺利地热身几乎是不可能的事。只有上了年纪之后的中老年人才会了解热身的重要性。因此对年轻小伙子说来，在跑步的刚开始，先用走路热身，从慢走到快走，从快走到小跑步，从小跑步到大跑步，至少也是热身的一种好方法。

跑步最容易对下半身造成骨骼关节伤害，所以尽量选择运动专用地板、野外的草地，或是软质的泥土地或是沙滩，才能减轻对自己的运动伤害。

跑步过程所流失的水分超乎你能想象的程度；所以在短程的跑步过程后，略事休息，就应该补充适当水分。中长程跑步还要特别加强电解质的补充，才能让身体的新陈代谢保持正常。

前一天晚上没睡好则不要急着跑步，宁可好好地睡一觉，让身体休息，才能具有足够的弹性应付跑步的需求。不小心扭伤脚者不要急着跑步，宁可好好地治疗，让身体复原，才能让自己的跑步生涯够长够久。

跑步的迷人之处在于战胜自己的懒惰，提升自己的表现潜能；所以与自己做好比赛的约定，从每周跑步 3 次开始，增加到每周 5 次；从每次 1 000 米开始，增加到每周 3 000 米。

男人如何晨练

男性加入到晨练者当中可以使你一天的工作精力充沛。先在跑前活动一下手脚，甩甩手、压压腿、转转腰。跑的距离长短可以根据自身和客观条件而定，也可以在户外原地高抬腿跑或是使用街边跑步器。走动着叫身体舒缓下来，做做深呼吸就可以练有氧呼吸气功：双腿叉开与肩平齐，闭眼后全身放松，吸气入腹，憋气的 10 秒钟内从丹田运气经胸腔、咽喉、后脑至腰部脊椎，再缓缓呼出体内气体，这样循环做 20 ～ 30 分钟。

跳绳可以促进血液循环、供给大脑更多氧气和养分，起到通经活络、健脑和温煦脏腑的作用，提高思维和想象的能力。跳绳 15 分钟，而做操是为了平和情绪，让身体各部分肌肉都得到运动，所以也要 15 分钟为宜。

骑自行车上班也是不错的健身运动呢！你尝试过慢跑或步行上班吗？如果办公地点离家近的话。放一套西装在办公室，换上运动装和跑鞋活跃在路上，这是全球最流行的上班。

男人如何运动

一周工作下来，无论是对抗激烈的篮球赛还是相对温和的高尔夫，都能让身体上大大小小的"零部件"做一次放松休息。因此，经常进行伸展运动；严格控制体重，参加一个适合自己的有氧操培训班；每周末进行一次切实有效的增强肌力锻炼。

大多数男性的关节都不太灵活。在臀部和腓肠肌周围容易产生紧张的感觉，而正是这种紧张造成骨盆下垂，导致背部酸痛。减轻这一症状有一个好办法：平躺在地板上，用两手环绕左膝，并缓缓将膝部引向身体，持续10秒钟左右，接着是右膝。开始时每天做1次，以后每天增至2～3次。

学会正确地拾起物品。大多数人只是简单地弯下腰，抓住物品起身就走。但这是很不正确的，因为这会在你的背上产生过度压力，极易导致锐痛和慢性不适。正确的姿态应该是完全蹲下身去，抓住物品再缓缓起身。

向前凸起的"啤酒肚"会使男性威风不再，它使人重心前倾，加重背部肌肉的负担，导致肌肉酸胀。爬楼梯、游泳、步行、划船均能很好地帮助男性控制并减小腰围，从而将身体重心回复到原先的正常位置。

男人如何做简易健身运动

上班运动以强化肌肉，提神醒脑为主，须搭配伸展运动，可以减少运动后肌肉因乳酸堆积产生酸痛。下班后运动则以放松、伸展运动为主。每一种运动各做8～12次（1组）左右，休息30秒钟，重复做3～5组。视个人体力做调整。

(1) 屈膝上提：训练大腿前侧、下腹部肌肉。①坐在椅上（滑轮固定），颈部放松，背打直，肩靠椅背上。②双手握椅边撑住。③提气、挺胸、缩小腹，背打直。④先吸气，呼气时屈膝把脚往上抬（脚上提程度视个人体能而定）。注意背部挺直，大腿尽量与身体呈90°；或以单脚屈膝上提，较省力。

(2) 屈膝上提之伸展运动：①站在椅子背后（亦可改成墙壁、桌子前面）。

②单脚提起，以同侧手抓住脚踝，另一手扶住椅背。③持续 20 秒钟，感觉大腿前侧肌肉紧绷。④支撑脚的膝盖要稍微放松弯曲，可避免韧带受伤。身体打直不要前倾。

(3) **跪姿伏地挺身**：锻炼胸大肌及手臂。①屈膝跪姿，身体稍微前倾。②背打直，双手朝前扶住椅边。③吸气，重心往下压。④呼气，肘关节放松，将身体推上来。下去时的角度因人而异；椅子可改成桌子或推墙。

(4) **扩胸伸展**：①双手反抓住椅背，背部打直。②持续 20 秒钟。

(5) **下背伸展运动**：使下背部肌肉放松。①坐在椅上。②双脚打开与肩同宽。③颈部放松，身体弯下，手臂自然垂放两侧。④停留 10 ~ 20 秒钟，慢慢起来。

(6) **侧颈伸展运动**：放松颈部，减少颈部酸痛。①坐在椅上，背打直。②挺胸收腹。③先用右手将头慢慢往右倾。④放松，换左手重复。肩膀与地板呈水平，勿歪斜。腰杆打直，才会拉到肌肉。

白领男性伏案工作者如何甩手踢腿

在我国，白领工作人员即伏案工作者与日俱增，他们的健康状况由于体力活动减少也越来越引起人们的关心。其实，长期伏案者除经常起身打打哈欠伸伸腰外，多做些甩手踢脚的动作也是一种较好的运动项目选择。

甩手运动的基本要求是"上虚下实"和"上三下七"。对此，有十六诀之说："上宜虚、下宜实、头宜悬、口宜随、胸宜挺、背宜拔、腰宜直、臂宜摇、肘宜沉、腕宜重、手宜划、腹宜实、胯宜松、肛宜提、跟宜抬、趾宜抓。"每次甩多少下应视体力而定，一般以 25 ~ 50 次为宜，至全身发热，心情舒畅。也可以先行一手，也可以双手同时进行，但甩手次数必须相等。

一个人整天待在办公室内，坐的时间多，站的时间少，想的时间多，动的时间少，内脏都被挤压成一团，这对于保持身心健康极为不利。踢脚运动对此即可以起到"对症下药"的作用，具体踢法可以视个人体力情况而定，以双脚轮流踢为好，一脚先踢四五下，再换另一只脚踢四五下，如此反复地踢，直踢到自己满意为止。需要注意的是，在进行踢脚运动的时候，双手要叉住自己的腰部。

男性运动健身有什么禁忌

（1）**忌不做热身和伸展活动**：对肌腱、肌肉和关节说来，举重是一项十分剧烈的运动，所以在进行举重锻炼前一定要做一些适当的热身运动，让身体充分活动开，这样就不会使身体受到伤害。在举重前先用较轻的重量热热身，或者做做伸展运动，否则会对身体造成非常严重的伤害，轻者拉伤肌肉，重者损伤关节。不做准备活动对整个的锻炼也会有影响，那就是降低效率。在锻炼前热身就像开车前给车预热一样，是获得最理想效果的重要一步。

（2）**忌从不改变健身安排**：健身要有常性，不能今天练这个，明天心血来潮去练那个，应该制定一个训练计划，一旦定下来就要遵守这个计划去进行锻炼，可是这并不是说一旦制定了计划就一成不变了。有些人一年下来执行同一个计划而不改变，这是不对的。如果想有一个长久的效果，那么就应该每过两个月的时间就换一下训练计划，否则没有训练的多样性就不可能达到令人满意的效果。改变训练计划并不是说要改变每一个身体部位的每一次锻炼，如果一项锻炼效果很好，也适合你，你不妨就用它，只是简单地改变一下角度、强度或者时间长度，这可能会让你觉得更有趣，效果也会更好。

（3）**忌过度使用肩带和腰带**：当提重物时，肩带和腰带是不错的工具，但不能经常使用，否则会有相反的效果，有使你的肌肉不能平衡发展的危险，另外，过度使用也会造成严重伤害，所以要有节制地使用。

（4）**忌饮食错误**：饮食错误包括没有规律、挑食偏食、营养不均衡等，饮食方面的错误是一个人不能达到自己追求的锻炼效果的主要原因。蛋白质是增加肌肉的主要营养成分，另外，如果要想拥有并保持一个健康的体格，还要补充碳水化合物及其他必需的营养，比如每天要摄入足够的热能，喝大量的水。因为这个话题对健身来说十分重要，所以要多看一看有关常犯的营养错误方面的文章。

（5）**忌忽视身体部位**：要想通过锻炼塑造一个匀称而又健康的身体，那么进行全身锻炼就至关重要。不要只注意某一部位的锻炼而忽视另一部位的锻炼,如果那样的话就很难有一个理想的身材。比如说腿吧,腿上的肌肉占全身肌肉的 40%,可是人们往往忽视对腿部的锻炼,这就是为什么有些人有健美的上半身而两条腿却像双筷子一样支撑着身体的原因。

(6) 忌盲目练举重:每一个健身房里都能至少找出这样一个人来,他嗨哟嗨哟地努力举起超过自己能力的重量,这样做不仅会有得疝气、椎间盘突出、关节脱臼及撕裂肌肉的危险,还会牺牲自己的外形。良好的外形是塑造健美身材的关键,所以一定记住,不要因为举过重的重物而牺牲了自己的外形。

(7) 忌缺乏休息:如果缺少休息,那么就会发现自己的体力下降了,锻炼效果也不会太理想。保证每天晚上有 8 小时高质量的睡眠,这对于保证身体能够自我恢复是十分重要的。另外,要均衡地锻炼身体的每一个部位,不要让任何一个部位过度疲劳。避免在 24 ~ 48 小时内锻炼身体同一部位。

(8) 忌不增加强度:健身是一个循序渐进的过程,不能老是用同样的强度进行长期的锻炼,应该过一段时间就增加一点儿强度,把每一组锻炼都百分之百地做完,否则就没有意义。人们通常犯的一个错误是,每当做最后一组时,往往要节省一下体力,这真是一个大大的错误。

(9) 忌锻炼过度:比需要的时间更长、为一特殊身体部位做过多的锻炼或者过勤地去锻炼,这些都是锻炼过度的征兆。不管相信还是不相信,过多地锻炼与根本不锻炼一样对健身来说都是无效的。为了达到最佳的效果,要有规律地进行锻炼,而且保证非常平均地锻炼了身体的每一个部位。记住,无须过量锻炼,适当锻炼效果才最好。

为什么更年期老爸宜经常运动

更年期老爸参加运动可增强心血管系统的功能,爱好运动的人心肌收缩有力,排血量增加,营养心脏的冠状动脉的口径会增粗,心脏的供血将会得到改善。全身血管的弹性增强,动脉粥样硬化将会得到延缓;心功能增强,血压与心率对各种情况的适应能力也将增强。

运动可改善呼吸功能,人体在运动中需要吸进更多的氧气,排出大量的二氧化碳，因而肺活量增大，残气量减少，肺功能即可增强。呼吸功能好，有利于人体维持旺盛的精力，推迟身体的老化过程。

运动可提高消化系统的功能，人在运动时要消耗一定的热能，运动就增强了体内营养物质的消耗，并使整个机体的代谢增强，从而增强了食欲。运动还促进胃肠蠕动，消化液分泌，肝脏、胰腺的功能也会得到改善，使整个消化系统的功能都得到提高，为更年期老爸的健康提供良好的物质保证。

运动可以改善神经系统功能，运动是在神经系统支配下的协调活动，坚持运动的中老年人常表现得身体灵活、耳聪目明、精力充沛，这正是神经系统功能健壮的表现。

运动可促进脑的血液循环，改善大脑细胞的氧气和营养供应，延缓中枢神经系统的衰老过程。轻松的运动可以缓和神经肌肉的紧张，收到放松镇静的效果，对神经衰弱、情绪抑郁、失眠、高血压等都有良好的治疗作用。

运动使肌肉发达、骨质增强，运动本身就是对骨骼的牵拉，正确的运动可以提高肌肉的收缩与舒张能力，可使肌纤维变粗，肌力增强。运动可以改善全身的血液循环，肌肉、骨骼的营养也得以改善，骨骼的物质代谢增强，使骨骼的弹性及韧性增加，从而延缓了骨的老化过程，并可防止骨质疏松、骨关节退行性改变、关节酸痛等症。

运动对内分泌系统，特别是对调节新陈代谢起重要作用的垂体－肾上腺系统及胰腺等消化腺的功能影响更大，往往获得显著的改善。坚持长期锻炼所出现的身体结构和功能的良好变化，如肌肉的丰硕、骨骼的健壮、韧带的柔韧、血管的弹性、心肌的增厚、毛细血管网的增多等，无一不是在内分泌系统的调节下形成的。

更年期老爸如何锻炼腰腹部肌肉

(1) 立式锻炼：站立，双手扶椅背，一条腿站立，身体向前弯曲，一边呼气一边把另一条腿向后伸直，逐渐抬高至尽可能高的位置上，然后恢复原状站立，再交替做另一条腿的动作。如此反复进行，各做 10～15 次。每日做 1 遍。锻炼时最好采用腹式呼吸法，即用鼻子吸气，嘴呼气。这样的好处是能增大肺活量，把更多的空气吸入肺部，增加机体的含氧量；呼吸时横膈肌和腹部的一起一落，对腹部的脏器起着一种按摩作用，增加胃肠的蠕动，促进消化，并适当地减少腹部过多脂肪堆积。此项锻炼应注意收腹，支撑腿要挺直膝部；向后抬高腿部时，应举大腿，动作自髋部开始。

（2）**卧式锻炼**：仰卧，臀部放在床缘，双腿直伸并悬空，两手把住床沿；双腿并拢慢慢向上举，逐渐向上身靠拢，当双腿举至上方时，双手扶住双腿，使双腿能靠向腹部，最后慢慢地放下腿，恢复原来姿势。如此每日反复做5～10次。此项运动两腿要伸直，要用力收腹，以免影响锻炼效果。

为什么更年期老爸宜做防衰老锻炼

人的衰老通常可表现出脊柱和关节发生退行性变形、增生或萎缩，从而出现驼背、关节不灵活、步态不稳等老态和病态。预防衰老有三法。

（1）**前后弯腰**：双脚后跟离墙30厘米，向前弯腰手指着地，向后弯腰到头顶贴墙。

（2）**左右旋转**：脚后跟相距30厘米叉腿站立，双臂外展平行，腰左右旋转90°。

（3）**左右侧弯**：一手叉腰，一手上举，上臂贴耳向一侧弯腰，上举手指与对侧肘关节呈现垂直线，左右交替练习。

以上三法，每天早晚各做1次，每节动作反复做5次。

更年期老爸适宜做哪些床上保健运动

（1）**搓脸**：早晨睁开惺忪眼之后，很多人习惯用手背揉揉眼皮，这对清醒头脑有一定益处。揉眼后不妨再捂手搓搓脸。先用双手中指同时揉擦两个鼻孔旁的"迎香穴"数次，然后上行搓到额头，再向两侧分开，沿两颊下行搓到颏尖汇合。如此反复搓脸30次，有促进面部血液循环，增强面部肌肤抗风寒能力，有醒脑和预防感冒之功。天长日久，还有减少面部皱纹，永葆青春容颜之功。

(2) **梳头**：坐在床上，十指代梳从前额梳到枕部，从两侧耳部梳到头顶，反复指梳 3～5 分钟。可改善头部发根的血液营养供应，减少脱发，促进头发乌亮，并有醒脑爽神、降低血压的功效。

(3) **弹脑**：坐在床上，两手掌心分别按紧两侧耳朵。用三指（食指、中指和无名指）轻轻弹击后脑壳，可闻及咚咚响声。每晨弹 3～5 下，有防头晕、强听力和治疗耳鸣的作用。

(4) **转眼**：运转眼球，先左右，后上下，各慢慢转动 10 次。有提高视神经的灵活性增强视力和减少眼疾之功效。

(5) **叩齿**：轻闭嘴唇，上下牙齿互相叩击数十次，其间宜旋舌，以舌尖舔动上颚数次。能促进口腔、牙齿、牙床和牙龈的血液循环，增加唾液分泌，从而收到清除污垢，提高牙齿抗龋能力和咀嚼功能的作用。

(6) **挺腹**：平卧，伸直双腿，做腹式深呼吸。深吸气时，腹部有力地向上挺起，呼气时松下。反复挺腹 10～20 次，可增强腹肌弹性和力量，预防腹壁肌肉松弛及脂肪积聚腹内，并有健胃助消化之功效。

(7) **提肛**：聚精会神用力做提肛门动作，每次放松 10 秒钟再进行下 1 次，如此反复 10 余次。有增强肛门括约肌力量，改善肛周血液循环，预防脱肛、痔疮之功。

(8) **猫身**：趴在床上，撑开双手，伸直并拢双腿，翘起臀部，像猫儿拱起脊梁那样用力拱拱腰，再放下高翘的臀部。如此反复 10 余次，可锻炼腰背、四肢的肌肉和关节，促进全身气血流畅，并有防治腰酸背痛之功。

八、男人的性心理健康

什么是性心理

"性"有两方面的含义，一是男女性别，二是性欲。

"心理"是人脑对客观现实的主观反应。它是感觉、知觉、记忆、思维、情感、性格、能力等的总称。心理是在生理的基础上发展起来的，比如思考问题是在大脑中进行的，而大脑是生理的器官，思考必须借助大脑才能进行。人的心理活动是丰富多彩的。人们在学习、劳动、社交、娱乐的过程中都有心理活动，或低级，或高级，或简单，或复杂。人在活动过程中，通过感觉、知觉、记忆、思维、想象，实现着对客观世界由浅入深、由现象到本质的认识。在这个过程中，总是伴随着喜、怒、哀、乐、悲、恐、惊等各种各样的情感，并根据自己的或社会的需要采取亲近或疏远的态度，这就是心理的情感过程。

"性心理"是指人在两性间性行为过程中的心理活动和情感反应。人的性心理变化是由性生理发育的变化决定的，幼儿时期性器官尚未发育成熟，没有性欲，也就不存在性欲冲动的心理表现。进入青春期以后，性器官发育完善，在性激素的影响下，男女不仅在生理方面发生了显著的变化，在心理方面也产生了性欲宣泄、求偶等方面的要求。

什么是性别角色的心理分化

每一个人都有自己的个性特点，比如性格、爱好、兴趣等各人均有不同。但是，作为男人或女人这一不同的性别角色来说，他们在心理素质、气质、性格等方面有不同的差异。俗话说男性有阳刚之气，女性温柔如水，这概括了两性间心理素质的差别。男性一般比较好动，爱冒险，喜欢竞争，独立性较强，权欲心较重；而女性则一般比较好静，有害怕心理，有极强的不安全感，依赖性较重，比较顺从。男性不太注意修饰外貌，女性则爱整洁，善于打扮自己。男性感情不易转移，女性则容易流露感情。正是因为男性和女性有这些不同的气质和心理差别，才会在心理上起到互补作用，相互产生吸引力，美化了男女之间的关系。

从解剖生理学方面看，男性和女性的区别是极其简单的。婴儿呱呱坠地，父母首先关心的是生儿还是生女，接生员从生殖器的外貌即可正确回答。但从心理学方面看，男女性别角色的心理特点并不是从婴儿时期就有差别的。心理上的性别差异是随着人的成长过程，在生理变化的基础上，受环境、教育等方面的影响，逐步学习而分化形成的，并伴随着人的性生理发育、性成熟的过程而逐步加强。对于父母、教师、亲友来说，了解男女性别角色的心理分化对怎样培育男孩和女孩具有健康的性别角色心理是十分重要的。

心理性别的发展过程有哪些

心理性别的发展过程大概可以分为三个阶段。

（1）**第一阶段为朦胧时期**：即道德发展前期，大概是 3～6 岁。这时儿童尚不具备性别常识和性别的自认概念，其思维方法主要从具体形象出发。比如对"妈妈"的理解，只停留在我的妈妈，小朋友中你的妈妈、他的妈妈，只从妈妈是留长发的、年轻的、穿花衣服的具体形象去思考，而不会从"有生育的妇女"这一抽象概念上思维，也就不知道哪些事是男性应做的，哪些事是女性应当承担的。在这一时期的儿童心目中，男孩和女孩没有什么界限。

（2）**第二阶段为道德发展时期**：大概是学龄儿童初期，即 6～9 岁。这时儿童的抽象思维开始发展。儿童知道了男孩和女孩有区别，知道了自己的性别角色，并认识到性别角色不可改变之后，在心灵上引起触动，对同性别的孩子产生好感而对不同性别的孩子产生排斥心理。在小学校中常常见到儿童玩耍时，男孩和男孩做伴，女孩和女孩同伙，男女的界限显得十分分明。

（3）**第三阶段为道德观念确立时期**：大约从 9 岁到青春期，即由童年过渡到有生殖能力的时期。这时性别心理角色的观念进一步确立。同时，由于社会习俗和家庭教育的影响，儿童头脑中建立了两性间应遵守的道德观念。到青春期，由于性腺的发育成熟，对异性的态度由儿童时期的排斥心理转变为爱慕心理，而这种爱慕之心又受到头脑中道德观念的制约。

男性性心理的发育有何特点

男性性心理是围绕男性性征、性欲与性行为而展开的心理活动，其中由性意识、性知识、性情感、性观念、性经验组成。

(1) **婴儿期（出生至 1 岁）**：婴儿对外界事物很少反应和感觉，若刺激其性敏感部位如阴茎，可见一些不寻常的反射动作。此期性活动的最明显特征是：冲动并不指向其他人，而是在自体身上寻求满足，即婴儿时期的性感是原始的、本能的。

(2) **婴幼儿期（1 ~ 3 岁）**：此期能控制排便的能力，使肛门部位成了继口唇之后的第二个能获得性快感的地方。随着性器官的发育，这种性快感区逐渐转移到阴茎。

(3) **幼儿期（3 ~ 7 岁）**：此期开始对自己的阴茎感兴趣，出现了性的意识，男孩的手淫也往往是这时开始的。

(4) **青春期**：此期是一个人性心理活动的重要转折期，青春期一般从 12 岁开始，遗精是男子进入青春期发育的信号。此期男孩还长出体毛，骨骼变硬，肌肉发达，对异性有爱慕之情，最常见的性欲意识便是手淫，这是青少年在生理功能与错综复杂的性心理活动的结果。

(5) **中老年期**：此期包括中年人对婚后性交的性意识；老年人面临性衰老，男人进入 50 ~ 55 岁阶段，由于睾丸等生殖器官功能减退，进入更年期，出现神经过敏、疲劳、激动、思想不易集中等现象，性生理功能退化而衰退，但性的要求并不一定下降，出现了性心理与生理的不平衡。其一是对性生活能力下降产生焦虑不安，甚至恐惧；二是性要求的多样化。

触觉对性心理有什么影响

触觉是一切动物求爱时最占上风的一条途径。人是智能动物，人的触觉器官主要是皮肤，皮肤同性功能保持着反射联系，性爱者之间的皮肤接触可触发两性间特别的快感感受，它补充了视觉、听觉感受的不足。一般而言，异性间肉体接触的方式有触摸、拥抱、接吻和性交四种。

(1) **触摸**：异性间的触摸一般先从手部接触开始，进而是躯体，特别是乳房、腋部，最后发展到敏感的性器官部位。当手触摸到所爱异性的皮肤时，会感到一种异性温暖所带来的幸福。有时，虽然是皮肤的部分接触，比如触摸到乳房等性敏感区，可以产生生理快感和感知性爱的传递，既有皮肤的性感，又有心理的欢乐。

(2) **拥抱**：拥抱是触摸的进一步强化，对刺激性欲冲动有更直接的意义。在拥抱中，异性双方寻求最多的肉体接触，形成不可分离的整体感受，同时引起性感美的享受，这种享受在交合过程中始终存在。

(3) **接吻**：接吻在性刺激和性爱表达中占有重要的地位，通常是男女最早分享性爱的体验。性刺激和性爱的表达方式多种多样，唯有接吻是夫妻做爱中周而复始重复的一种方式。它无休无止，永不生厌。舌头伸入对方口中称为深吻，类似性生活中的交媾活动。在口唇相交的过程中，双方交流着欲望、温顺和允诺。

(4) **性交**：性交是性爱的最高表现，是做爱的最终目的。

性生活和谐的心理条件有哪些

大多数性生活不和谐是由心理因素引起的。克服了引起性生活不和谐的心理因素，具备了良好的性生活和谐的心理条件，夫妻间感情也会增强，家庭也就幸福。

性生活要达到和谐，首要问题是要做到尊重对方，互相体贴，破除男尊女卑心理。性的交媾本是一般雌雄异体动物都具有的本能，但对人类来说，由于人的神经系统发展到最高阶段，它成了人类所特有的两性间心理和躯体达到满足的最高形式，这就需要两个人有共同的意愿和相互密切的合作，才能很好地完成。

性交次数过多，不仅影响身体健康，而且性的和谐也会降低。一般来说，男性对性交要求较强，女性较弱，但通常相差不会太大。性交的时间最好是在夜晚入睡以前，性交以后感到疲劳就很快入睡，次日体力容易恢复。切不可在女方十分疲劳的情况下男方强行性交，这样不会获得性的和谐。

在性交的过程中，男性和女性在启动性欲、产生性兴奋、生殖器交合产生快感、达到高潮、最后结束的整个过程，在时间上男女有很大的不同。为了使男女双方性高潮期处于一致或接近，就必须缩短女性性欲的发展过程和延长男性性欲兴奋的过程。为达到这一目的，双方在交合前应充分做好调情工作，拥抱、触摸女性乳房、阴蒂、阴唇等应当成为调情的主要内容。

性幻想是投资最少的催情剂吗

夫妻在性交过程中可借延长性交时间、加强性刺激的强度来激发性欲和性感受，如果在做爱时不妨幻想出一些不切实际的五花八门的性爱内容，或跳出夫妻关系的影响将自己和伴侣充当幻景或影视中的角色，这样便可通过性幻想来提高性生活的情趣和品味。事实上，对于那些功能性性高潮障碍、境遇性性高潮障碍和对性生活感到单调乏味的夫妻来说，性幻想具有积极的治疗意义。

人到中年后的男性，性生活质量逐渐下降，有的夫妻甚至好长时间不过性生活了。这固然与两个人的年龄、性能力和身体状况密切相关，但性生活缺少新意、单调乏味也是很重要的因素。其实，要使沉闷的性生活出彩，适当激发出一些性幻想是最简单、最有效的方法之一。

什么是男人婚外恋心理

社会对男子性越轨行为的认同较女子宽容，然而男子总是更看重自己的社会角色和事业价值，婚外恋常常只是他们七彩人生中的一段浪漫小插曲，假若能两全其美、相得益彰的话，他们自然奢望鱼与熊掌兼得，不想游出这令人陶醉却又险象环生的旋涡。一旦与声名、事业发生冲突，他们常权衡利害急流勇退、忍痛割爱，很少有为情人而牺牲自己好丈夫、好父亲的名誉，甚至背负违反家庭道德的罪名以至于自毁前程的痴情男子。

男子的性价值观虽倾向多元、开放和博爱，但他们在做决定性选择时往往较女子更理智、更现实。他们向往浪漫、刺激的婚外恋，却更难舍踏实、清淡的婚内情，家花或许不如野花艳媚、醇香，但却不失温馨、素雅，也往往更耐看、受用；情人虽能给自己带来如痴如醉的新鲜感，然而这种罗曼蒂克的爱虽沁人肺腑，但毕竟太缺乏安全感。况且有妇之夫在偷尝禁果时，大多没有与情人结为并蒂莲的预期目标。

由于男子未必在婚姻危机时才误入禁区，不少人只是自控力较差、一时冲动而"失足"，因此他们对婚外恋人大多只是"动情"而没有"动心"，也较少全身心地投入感情。况且现实生活中称职的妻子远多于丈夫，有妇之夫在家庭中大多并不缺少基本的生理和心理满足，也不缺少甜蜜、幸福，当他们在情人处头脑发热或出于无奈做出"休妻"的承诺后，回到家中面对现实，又常因妻子胜任家庭角色而自知理亏，欲言又止。

一旦东窗事发，妻子往往把攻击目标指向第三者而宽恕丈夫，甚至以加倍的柔情去感化丈夫，这更让丈夫汗颜、愧疚，以至于幡然悔悟并"弃新恋旧"。其中，也有些丈夫虽与妻子性情不合，但由于妻子平时含辛茹苦充当贤内助又无甚过错，或者妻子曾为自己做出过牺牲，而如今自己地位变化，不忍伤害处于弱势的发妻，或迫于规范压力，无勇气冲出婚姻围城。

手淫是性自我调适的手段吗

90%以上的男人在一生之中都有一个时期手淫的。但必须指出，即使对于健康的人，过度手淫依然会产生轻微有害的结果的。我们必须永远记得，手淫虽可能有害，但恐惧心理本身为害也不浅。

如果将手淫当成一种犯罪，手淫后就有一种显著的负罪感及伤害身体感。

而不少人受性冲动和性快感的驱使，又使他们不得不去通过手淫来发泄性欲，手淫导致的心理负担和恐惧有增无减，会成为了一种恶性循环。事实上，从性心理性生理的角度看，手淫是自我解决性冲动的一种方式，非但不是犯罪，而且可避免或减少犯罪。对个别频繁进行手淫的患者可适当进行一些治疗，这种治疗无非是镇静安神疗法，使之在手淫未发生之前入睡，就会减少手淫次数。

性活动的自我调节原则是："让手淫存在，不要想方设法去消灭它，压制它。"遗精、梦遗和性梦也可以使人获得性高潮，基本上属于正常的性活动，因为它是另一种自我安慰行为。应该说，如果消除了手淫的心理负担之后，遗精带来的心理负担就十分容易解决。虽然遗精不像女性"月经"一样纯属生理现象，因为它毕竟有性感受，有性高潮，但它也应被视为一种男性的生理现象——精满自溢，一个月有数次遗精是正常的，自然没有必要担忧及疑虑。

性活动的自我调节对人的一生举足轻重，各式各样的障碍究其原因，往往是不善于调节性活动所致。

影响勃起功能障碍患者的心理因素有哪些

正常性交除了要求配偶双方生理基础（神经、血管、内分泌）健全之外，还要求心理上无异常。如果配偶双方缺乏密切的配合，性刺激不适或不充分，以往有不良的性经历，存在减弱性刺激和性兴奋反应的抑制或分散心理因素，则可能破坏正常的性活动反应，导致性功能障碍。

(1) **日常关系的不协调**：配偶之间关系不亲密，不和睦，甚至相互厌恶，必然会导致性生活不正常。性交是配偶双方密切合作才能完成的事，一方对另一方或双方都不密切配合，就使得性生活的完整性遭到破坏，以致性交不能顺利地进行。男方可能由于女方的不合作或厌恶而得不到应有的刺激，也可能因对性的忧虑造成勃起失败。

(2) **性刺激**：如果男性在性交过程中得不到他所喜欢的性刺激，或刺激不充分，那么便不能产生足够的性兴奋使阴茎勃起。治疗这种勃起功能障碍要求配偶双方改变彼此的偏爱嗜好，增加性交流。

（3）**性经历**：对性的看法是从文化背景、家庭行为、个人体验，以及配偶的性反应各方面总计而来的。宗教信仰和文明性行为的影响，与性有关的书籍和窥见的性事件也构成各种各样的性经历。

（4）**抑制因素**：一系列情感因素也影响勃起功能障碍。在工作、社会、家庭压力下，许多人出现疲劳等肌肉张力和心血管功能方面的改变所引起的生理、情感症状，以及从信念、认知、环境中产生焦虑和抑制因素。

引起早泄心理因素有哪些

早泄指男性射精提早，即在女性尚未获得性满足时就进行射精。早泄大多数是由心理因素造成的，常见的心理因素有：

（1）**患者婚前有手淫的习惯**：手淫时由于环境的限制，怕别人发觉，因而急于在短时间内玩弄生殖器，尽快射精以获得性满足，有的人长此以往就形成了匆忙射精的习惯。婚后性交时，这种习惯难以改变就出现早泄。如果妻子不满，加以责备，更会促使男方出现自卑感和焦虑感，自卑和焦虑又会使患者心情紧张，射精时间更难以控制。

（2）**有的患者生殖器官对性的刺激过于敏感**：有的男性在观看具有性刺激的书籍、影像，甚至在拥挤的公共场合触及女性都易引起阴茎勃起、射精。这种人婚后也容易发生早泄。

（3）**恐惧情绪**：新婚夫妇性欲冲动旺盛，特别是初次性交往往出现早泄，难以达到和谐，这是难免的，但有的男性因此而怀疑自己生殖器有问题。另外，有的人认为自己阴茎短小，怀疑自己发育不全，婚后不会有正常的性生活，难以满足妻子的性欲要求。所有的这些都会导致心理恐怖，而引起习惯性早泄。

对属心理性早泄的大多数患者，应强调心理治疗。心理治疗的目的在于引导患者认识自身疾病的原因，解除顾虑，主动与医生合作，积极进行自我锻炼。治疗需要夫妻双方共同协作，特别是妻子一方要对丈夫多安慰和谅解，男方要有信心。在双方密切配合下，采取的措施有：①降低性刺激的强度。

②增强意念控制。③去除恐惧心理。

引起不射精心理因素有哪些

不射精或称射精困难，指在性交过程中，阴茎能保持勃起坚硬状态，也能插入阴道，但达不到性高潮，也不引起射精，而平时则有遗精史。

不射精的原因有的属于器质性，如泌尿生殖器疾病、先天畸形等；有的由性交姿势不当造成；大多数是心理因素影响所造成的。造成不射精的心理因素大概有：以往性交中受到过外界的突然干扰，产生恐惧，精神上受过创伤，对妻子敌视或有不满情绪。

治疗不射精，首先应找出其原因，进行对症治疗。如属心理性障碍，应找出其致病的消极因素，在精神科医生的指导下进行"脱敏疗法"，逐渐消除其以往形成的不良的消极条件反应。

治疗心因性性功能障碍要注意什么

心因性性功能障碍必须在训练有素的专科医生指导下，采用心理疗法进行治疗。有的患者盲目采用壮阳滋补药物如海狗肾、虎鞭等，实际上效果不大。有的患者服用雄激素治疗效果也不明显，弊端却多，尤其是易使前列腺肥大老年患者病情加重。有的患者不愿意他人知道自己患有这方面的疾病，而去找一些江湖医生。这些江湖医生虽大肆宣扬能治各种性病、肾虚、勃起功能障碍，实际上无论从医术上还是心理素质上都不具备治疗性功能障碍的能力，患者找他们治病极易上当受骗，病未治愈，却饱受敲诈，内心又有不愿告人之隐，这更加重心因性障碍而致病情更加严重。因此，性功能障碍患者在求医问题上要十分慎重。

治疗性功能障碍的医生必须具备广泛的医学和社会学知识，又有良好的医德，才能指导患者克服性功能心理障碍。在进行心理治疗之前，患者也应具备治疗的基本条件，首先是要有足够的信心。经过体格检查，排除了器质性病因后，患者就要相信自己的性生理功能是可以恢复的，性功能障碍是由复杂的性心理因素所致，只要消除了不利因素，性功能便会自然恢复。夫妻双方应同时参加心理治疗。一对夫妻是一个治疗单位，尽管有些人的病患不一定与配偶有关，但夫妻双方对这个问题的态度和行为常会影响对方，夫妻中健康的一方对患病一方应持谅解和宽慰的态度，随时观察治疗效果，有时还要充当治疗者的角色。

什么是恋母情结

说恋母情结之后会变成轻微的性变态好像有些过分，但实际情况确是如此。

恋母情结的男性不能与女性平等的来往。但是，他们也有性的欲求。无法与成熟女性交往的恋母情结者性关心的对象移向小女孩身上，以小学低年级还没有女人感的小女孩为性欲求的对象，所以，这种欲求必须借着与小女孩游戏的方式来升华自己的欲望。

现在，年轻爸爸中的这种轻微变态确实有增加的趋势。有的虽然没有表现出来，只要有这种潜意识，在印象中缺少光明正大，在行动上被认为缺乏个人主张。这种情况的男孩子为数已经不少了。

不管是恋母情结，或是轻微变态者，在他们成长过程都不太正常，缺少了一些成年人应该培养的特质，这也意味着他们是一种有缺陷的人类。发现性能力有障碍时，这也是原因之一。

什么是性幻症

又称性白日梦或性爱的白日梦，是把性幻觉作为性兴奋或性欲满足的主要手段，并成为习惯的一种性变态。患者在日常生活中经常出现无法摆脱的性幻觉，有时幻影可成为患者倾心的性恋对象。

男女自青春期开始即出现性幻觉，18岁以后至结婚前这一时期内，约半数的人性幻觉在心理上时常萦绕不去。那些温文尔雅而想象力特别丰富的青年男女一方面限于环境不能结婚，一方面又不愿意染上手淫的癖习，便往往在性幻觉上用功夫。这种性幻觉的产生是一种常态，也是性冲动活跃的一种无可避免地结果。不过如果过分发展，无疑会以常态开始，以病态告终，在想象力丰富而有艺术天才的青年特别容易有这种危险，性幻觉对这种人的诱惑力也很大。结婚后性幻觉便停止或大为减少。

就枕以后，入睡以前，对于编排连环故事的人是最神圣的一段光阴。但有人白天也为梦境所缠绕，以至于妨碍日常的工作。假如白日梦做得太多，甚至到了成人的年龄还不能摆脱，则是一种不健全的状态。对他来讲，梦境替代了现实，整天处于失魂落魄的状态，对实际生活渐渐失去适应能力。

什么是性焦虑

性焦虑是对性行为产生焦急、忧虑和不安的情绪状态，同时还伴有心慌、出汗等自主神经症状和肌肉紧张、运动性不安。性焦虑患者在性交时（甚至只要想到性交），便会出现身不由己的紧张和焦虑，有时只要与异性接吻、拥抱或被抚摸时也会触发焦虑。此时出现的心跳加快、出汗等现象与性行为本身产生的生理反应不同，因为它带有明显的不快与无奈。

大多数情况下，性焦虑患者均具有正常的性兴奋和性高潮反应，并且也有性的欲望。只是由于莫名其妙的焦虑反应使他们不能满意地完成正常的性交，或者是为了避免焦虑而减少性交活动。防治性焦虑，必要的性知识教育非常重要。对于症状严重、已导致性生活不和谐的患者，可使用双人直接快速疗法。这种疗法的特点是夫妇双方同时接受治疗，心理医生会让患者学习与性有关的一些解剖生理学知识和性心理学知识，然后帮助他们在性接触时学会通过语言或行为交流彼此的感觉，最后安排不同等级的"性作业"，逐步达到减轻或消除性焦虑。

除了上述具体的治疗措施以外，更重要的是让患者从内心感到性生活是一种乐趣，而不是一种操作负担；性生活是一种自然功能，每个人都可以自然地进行而不必有太多的焦虑。

什么是性厌恶

性厌恶是一种非功能障碍的性问题，患者对于性生活或谈及性问题时，表现出一种憎恶反应。性厌恶的致病原因很多，男女皆可发病。

性厌恶患者的病态表现有多种，有的表现为性生活次数减少，有的表现为性生活被动，对性不感兴趣，有的甚至谈性色变，对性十分反感。在某些病例中，性厌恶还伴有生理反应，如周身出汗、恶心、呕吐、腹泻或心悸等。

性厌恶一般不是对性的审美性厌恶，也不是对某种性活动方式特别反感。只是对性反应持有的一贯病态的憎恶。性厌恶患者一想到性交就毫无道理地感到忧虑，常常是一次接吻、拥抱或抚摸即可诱发这种反应。有些性厌恶综合征患者在性生活中暴露身体和触摸爱人往往比性交更困难。事实上，性厌恶患者的性唤起多未受损，故男性性厌恶患者性交、射精活动无异常。

对于性厌恶患者，应着重进行心理治疗，因为这类人大多数有正常的性反应，只不过因为心理障碍而厌恶性活动罢了。首先应帮助患者挖掘引起性厌恶的心理根源。在此方面可运用自由联想的方法，一方面发掘被压抑的潜意识，另一方面也起到治疗的作用。其次，对性厌恶患者进行科学的性教育。向他们宣传性爱的意义和对人带来的益处，让患者从畸形的性观念和性意识中解放出来。最后，应适当运用行为疗法。有些性厌恶患者往往同时伴有性感缺乏问题，并由此形成性交厌恶的恶性循环，对此，运用行为疗法往往可以奏效。

什么是性罪恶感

性罪恶感实质上是对自己的性心理和性行为的自我惩罚。它常被埋藏在意识的深层不为当事人所觉察。这是由于性罪恶感太痛苦，直刺人的良心痛处，当事人遂采取各种所谓防御机制加以掩盖、转移或歪曲。

在中国几千年的封建社会中一直宣传"万恶淫为首"，其中的"淫"字不仅指错误的淫乱行为，也指所有与性有关的意念、欲望、情感和思想，实际即是宣扬性为万恶之道。性罪恶感即渊源于历史上这种长期流传下来的思想观念，并至今仍影响深远。现在的许多家庭中，当孩子提到关于性的问题时，往往受到斥责，把这些事视为"肮脏、可耻、下流与罪过"。这实际上是一种"性耻感"教育，同时也在孩子的心灵上蒙上了性即罪的阴影，并在日后不断受到强化。

深藏在内心或潜意识中的性罪恶感，后来可导致若干性功能障碍后果，包括心因性勃起功能障碍、性欲低下、性快感缺失，引起夫妻性生活的失谐等。对这类患者可通过心理分析治疗或"性感集中训练"疗法而获得恢复。

什么是性恐惧

对正常性活动感到恐惧的性心理障碍。当患者进行甚至仅仅面临性交时，即产生强烈的恐惧情绪，同时可表现出心悸、恶心、全身出汗等生理反应。

性恐惧大多是继发性的，是条件反射在起作用。已经发现，一些性恐惧的患者常常缺乏最基本的性知识。由于对性的无知、讳忌和神秘感，因而对性交产生恐惧。其次，早年的性创伤经历也是引起性恐惧的重要原因，如被强奸者、被性骚扰者，性的活动与痛苦反应已紧密相连，形成牢固的条件反射，一旦涉及性交等性活动，令人不寒而栗的不幸经历便会在脑中回现，同时也产生相应的恐惧及生理反应。夫妻之间不正常的性生活亦可引起性恐惧，如性交时一方施虐或过于强暴的举动，致使另一方受到身体损伤或心理损伤，便有可能发展成为性恐惧。性恐惧也常常是某些性功能障碍或性心理障碍的症状之一，如勃起功能障碍、早泄者都可能出现性恐惧。一些与性发育和性取向有关的心理及行为障碍也可伴发性恐惧。不敢进行正常的性活动或性活动次数明显减少是性恐惧的必然后果，因此常常影响到婚姻关系的稳定。除此之外，性恐惧者可以保持完全正常的工作能力和社交能力。

最基本的预防措施是加强对性知识的学习和了解。对于继发于性功能障碍的患者重点在于治疗原发病，如勃起功能障碍、早泄等，原发病治愈后性恐惧很可能随之消失。针对性恐惧本身，亦可以采用系统脱敏法，即首先训练患者学会全身放松，因为放松可以消除轻微恐惧，然后将性活动从接吻拥抱到性交分成若干等级，逐级脱敏。例如，开始让患者与其配偶接吻，使之产生恐惧（但很轻微），然后全身放松；平静之后再次接吻，恐惧之后再次放松；如此反复多次，直到接吻不再恐惧；按此逐级脱敏，直到性交。

男人的性恐惧包括哪些

(1) **害怕妻子计较性器官的大小**：男性对自己性器官大小的担心，同女性对自己乳房大小的担心是一样强烈的，未婚的男性因为没有性体验，为自己阴茎大小产生担心并不奇怪，而已婚男性担心自己阴茎过大或过小的也不在少数。

(2) **害怕不知道妻子什么时候需要更多的爱抚和刺激**：从女性获得性高潮的难易度来说，女性自我的刺激自然比丈夫的抚摸更容易获得生理上的性满足，但是做爱是双方的事，相互的爱抚、相互的刺激，共同完成性生活的全过程，远远要比独自进行完美得多。所以，明智的妻子应该多给丈夫指引。

(3) **害怕勃起不够强**：18 ~ 25 岁这一段是男性性欲最旺盛的时期，迈过而立之年的男性都会感到性冲动减少了，但控制性的能力增强了。所以，这时候妻子的态度最为重要；如果妻子用猜疑、埋怨或者讥笑的口吻说丈夫，只会使问题更加严重。最好的方法是：选择丈夫情绪比较好，或者在勃起功能良好的晨间，爱抚他的性器官，也可让他进行阴道刺激，这样丈夫就不会再为勃起功能担心了。

(4) **害怕妻子伪装高潮**：妻子在做爱时获得性高潮，就可以使丈夫更强地得到性刺激，也会让他有一种男性的自豪感和成就感。但是，倘若知道对方的性高潮仅仅是一种伪装，这时就会极大地损害他的自尊心。

(5) **害怕自己做爱时间不够长**：做爱时间的长短没有标准可言，男性往往觉得时间越长越好，他们认为时间越长说明自己性功能也越强、性技巧越高，同时，时间越长也越能使妻子满意，因而男性在相互比较性能力时常常吹嘘自己性交时间如何之长久。其实，性交时间大多在 5 ~ 9 分钟。所以，男性不要迷信于性交时间越长越好，如果你觉得不能持续到你妻子满意，那么增加前嬉和后戏的时间，或在性爱中加入一些新的成分，尝试新的方式，性爱同样会让你妻子满意。

什么是性道德

性道德是指调节人类性行为的道德规范。异性相吸，性爱、性冲动和性行为是人类的一种本能，但因为涉及第二者，并产生生物学、社会学后果，为了协调双方及与周围人的关系，必须有性道德。

在不同的国家和地区，不同历史阶段、不同的家族和社会文化氛围，性道德是不同的。

人，能够同禽兽区别开，成为真正的人，其中的一个重要的标志就是道德。人们的各种行为都有各自的道德准则，人们的性行为必须遵守性道德，否则要受到法律制裁和道德谴责。道德是约束人们行为的内在力量，法律是约束人们行为的外在力量。

人类的社会生活可分为三大领域，即家庭生活、职业生活和公共生活。与此相对应的，用以调整和指导人与人之间、个人与社会之间关系的整个社会道德规范也分为三大部分，即婚姻家庭道德、职业道德和社会公德。人类的性关系是婚姻家庭关系的一个重要内容，因此性道德也是婚姻家庭道德的一个重要组成部分。

性道德是社会道德渗透在两性生活方面的行为规范，调节人们生理功能与社会文明之间的矛盾，是人们性行为的标准，也是衡量人类两性关系文化发展水平的重要标志。性道德是一种社会形态，它和其他社会上层建筑的社会意识形态一样，有着各自的特点，发挥各自的作用。

性道德有哪些调节手段

性道德也同样需要各种手段来加以调节、制约。目前较为统一的看法是，作为性道德的调节手段主要有以下几个方面。

（1）羞耻感：是一个人对自己的行为或他人的行为感到害羞与耻辱的一种感觉。在对待性行为中，羞耻感更为突出和特殊。羞耻感是性行为正常进行的保证。

(2)义务感：是指结婚的两性分别具有对对方在性生活、社会生活应尽义务的自觉性。这包括性生活的相互满足、婚姻关系的相对稳定，在经济、疾病、灾害方面的相互扶助。性的义务感具有一种自我控制的调节作用。

(3)责任感：指男女两性的性活动不仅要相互负责，而且还要对家庭、对社会负责。性行为从个人角度是获得性的快感，而从社会角度是视为子女的繁衍、人口的增加。所以，婚前性行为造成怀孕、非婚子女的增多，都是缺乏性责任感的表现。

(4)良心感：是个人道德意识最基本的调节手段，用以调节在各种道德背景条件下复杂的道德关系。当两性关系处于难以解决的冲突时，如喜新厌旧，重金钱地位、轻感情等，良心感就是一种内在的、自己心中的道德法庭。

(5)嫉妒感：在一般道德关系中是一种消极的、有害的调节手段，但在性活动中，嫉妒感则具有两重性质或两种嫉妒感，一种是积极的性嫉妒，一种是消极的性嫉妒。积极的性嫉妒是指通过正当的、合理的竞争方式战胜对手而获得所爱异性的认可和协同。消极的性嫉妒是采取各种不正确手段，通过打击、中伤、残害竞争对手的做法来实现的。

(6)道德感：在两性关系表现出现的道德感与个人的信仰、追求和对幸福的理解等多种因素有关。不同的社会阶段人们的道德感也不相同。不同的民族、不同国家、不同地区的风俗习惯，可使人们的性道德感有所不同。

(7)贞洁感：贞洁感不能只针对女性，对男子同样有贞洁问题。有的男子自己可以胡搞，却对爱人严格要求"贞洁"。这实际是把女方当作自己的奴仆和工具，毫无道德可言。

如何调适乏味性生活的心理

许多夫妇常为性生活的不和谐、不美满而苦恼，严重者甚至危及婚姻关系。除了夫妇身体疾病所导致的性生活不和谐外，究其原因，主要是对性生活缺乏基本的知识和了解，而且大部分是属于心理因素方面的。为此，自感性生活乏味的夫妇应从以下几方面加以调适。

夫妻性生活的目的不仅仅是生儿育女，同时也是夫妻整个爱情生活中的一个重要组成部分。做爱的目的就是为了分享和表达对对方的爱。至于做爱能否出现性高潮并不是最主要的。

夫妻间的性生活有如从事体育活动一样，你不要只对最后的结果感兴趣。应该对体育活动的过程更感兴趣。不然的话，就会造成夫妻间做爱过程的紧张，反而达不到性高潮。

夫妇做爱时沉默寡言，互不表露自己的感受，那是很糟糕的。做爱时要及时互相吐露自己的性感受，帮助对方了解敏感部位及获得性快感的技巧。

千篇一律的性生活方式会使人产生单调乏味感。其实，每对夫妇表达情爱的性欲方式是可以多种多样的。就像人的胃口需要不断变化翻新一样。这样做可以提高性生活的新鲜感和吸引力，使性生活更为和谐和富有魅力。

夫妻过性生活应该像节日旅游度假一样，要事先做好准备，如事前洗个澡、打发孩子早点入睡等，还要多谈论些与做爱有关的使人兴奋的话题。

一次令人愉快的交欢，是夫妇双方共同合作的结果。为此，夫妇双方应阅读一些性知识基础之类的书籍，了解男女性心理和性生理的不同特点，以便互相配合，互相激发，使性生活美满愉快。

男人如何化解性自卑

有着恋母情结的男人对于女性难免怀有恐惧之心，在恐惧的支配下，他们常常不知应如何跟女性保持适度的来往，同时，他们对于女性的态度和兴趣也始终积极不起来。他们不但在异性关系方面的表现如此，而且在工作方面也缺乏独立自主的意识。这种人总喜欢结交年纪比自己大的人，这样他们才会有安全感。

另外一种情形就是性的自卑感。在性方面怀有自卑感的人也有两种完全不同的极端表现。第一种表现就是不断地邀约女性，在半开玩笑的方式下，向对方吹嘘他自己的好色，同时故意表现自己如何喜好女色，乍看之下，俨如风月场中的老手，其实这种人是怀有性的自卑感，而故意装出相反的态度来。老实说，在一群故意表现好色的男人里，也有不少属于同性恋的人呢？

由此可见这种男人俨如一只外强中干的纸老虎。

男人把性看作是一种表达爱的方式吗

当一个男人被他的女人拒绝发生性关系后，他就会认为这个女人不再爱他了。对男人来说，性爱是一个衡量爱的尺度。男人把性爱看作一种表达爱的方式。他们总是认为，只有拥有了性爱，男女关系才有了真正的开始。很多男人把性爱视为一种接近女人的方法，甚至是一种令女人愉悦的方法。

女人在与男人的关系开始时，会被男人强烈的性爱吓住，而不是被男人的魅力所吸引。在女人对性爱感到惬意，或感觉这个男人是一个合适的爱人之前，这种男女关系就失去了进一步发展的机会。尽管女人对于男人很重要，但是她们却生活在另一个让男人不能也不想理解的神秘世界中，这是一个充满月经，小孩，丰富情感甚至泪水的世界。

喜欢性爱的女人大多不是漂亮的女人。虽然她们没有迷人的身材，但是她们喜爱自己的身体。锻炼对于她们来说是一件很必要的事情，并不是为了减肥，而是为了塑造体形。她们知道怎样通过肢体语言使自己和伴侣感到兴奋。

一个沉迷于女人感情世界的男人，比一个沉迷于自己感情世界的男人更糟糕。

为何男人会见异思迁

有人说"英雄本色"这句话是在比喻因为英雄浑身充满精力，所以喜好女色。因此，就产生了"见异思迁是男人本性"这么一个理由充分的借口。

然而，不是英雄、没有男性本色的男人也会见异思迁，所以见异思迁当然不能说是正当的反应。就见异思迁这句话来说，之所以会有内疚心虚的感觉，是因为见异思迁的男性所拥有的"男性本色"的这个后台不再存在的缘故。

结了婚还对妻子以外的女性有性方面的想法是为什么呢？首先，第一个理由就是因为和妻子相处不和睦，所以对其他的女性予以关心、留意，这种大概是不得已的见异思迁吧？第二种情况就是男方有恋母情结，他不把妻子当成是女性来看待，而一直把她看成是母亲的替身。因此，他会主观地认定，就好像自己见异思迁，自己的母亲也会允许那般，妻子应该也会允许自己的见异思迁才对。也许，有恋母情结的男性会觉得和代理母亲的妻子发生关系有罪恶感，因此他才与其他的女性发生关系也说不定。第三种见思异迁的类型就是他们认为应该还有比妻子更好的女性存在才对，所以总是不断地在搜寻女性、见一个爱一个。"结婚是恋爱的坟墓"，有这种悲观思想的男性，他们内心深处会羡慕、期望着：不是还有更特别的生活方式吗？

男性为什么性冷淡

青春期的男子确实比女人更富于性幻想，他们往往容易将感情需要和性需要混为一谈，有时只是想通过性来满足情感需要。但随着年龄增长、工作压力和家庭负担会使青春期那种旺盛的性渴望减弱。当然也有少数男人性欲一直比较强烈，不能一概而论。调查发现，在性生活不和谐的夫妻中，产生性冷淡的一方往往是丈夫。

步入中老年的男人有时候需要的只是一个拥抱、一个轻吻或亲昵的耳语，纯粹意义上的性交对已婚男人并无多大吸引力。男子持续或反复地对性不感兴趣，缺乏进行性活动的主观愿望，包括性梦和性幻想，缺乏参与性活动的意识，即使剥夺他的性活动，他也无受挫感时，我们称之为"性冷淡"。

有多种心理和生理因素会造成男人的这种状态：①性知识匮乏。②不良生活及性爱方式，如作息时间不规律，居住条件差，性生活缺乏新鲜感，以及性需求、性感受的交流不够，夫妻间缺乏共同兴趣和彼此信任，男性经常为不能满足妻子感到抑郁和焦虑，都会让男子性欲低下。③年龄因素，男子的性欲高潮期通常在 30 岁以前，之后就开始走下坡路。而他们的伴侣可能刚刚摆脱对性的羞涩态度，出现了更强的需求。④内分泌系统疾病。⑤性功能障碍。另外，全身性疾患，如肿瘤、慢性疾病、神经疾患、营养不良、过度疲劳等，均可能造成性欲低下。营养过剩、过度肥胖也可让男人没有"性"趣。某些药物如某些降压药、镇静药或精神类药物，以及酗酒、抽烟、吸毒等均是造成性欲低下的原因之一。

事实上，男人同女人一样，做爱时对方主动一点儿，能够唤起他们更多的性兴奋。

妻子性冷淡丈夫怎么办

应当说性冷淡是男女双方都会遇到的情况。作为丈夫应当特别注意自己的配偶是否存在性冷淡，而且更应当学会怎样来对待性冷淡的妻子。

实际上，妻子有没有性冷淡在新婚之夜就可以觉察到。发现妻子有性冷淡后，丈夫的怀疑、不满、咒骂以至于殴打只能使情况越来越严重，千万做不得！作为挚爱妻子的丈夫应该从生理和心理两方面做工作。从生理上来讲，既然新婚第一夜已经对妻子造成些创伤，休息几天是必要的，要等待妻子局部创伤逐渐愈合。

从心理上来讲，丈夫要有思想准备对妻子做比较长期、耐心和细致的工作。在获得妻子性冷淡的第一手资料后，丈夫要以十分同情和理解的态度来对待妻子，千万不要用鄙视、嫌弃的言语刺激对方，否则肯定会导致性冷淡加重。真心爱妻子的丈夫应该用灼热的爱情来融化妻子心中的冰块，用宽广的胸膛和有力的双臂来遮挡和驱去笼罩在妻子心头上的阴影，使妻子感到有一位可以信赖的、贴心的、强有力的守护神在身旁，对丈夫产生依赖、信任和感激之情，觉得能和这样的男人生活在一起是一种幸福，这样才会逐渐有性的要求和欲望。

在日常性生活中，丈夫要多做爱抚动作，哪怕是卧室的布局、卧具的色调、声光的配合等，都要有利于双方的性生活，要避免采取妻子厌恶的性姿势和行为，挑选她所喜爱的渴求的方式，也可适当用些润滑剂使性生活更容易，更舒畅。注意讲究一些性的技巧，尽量使妻子的性感达到高峰。

性冷淡很少是永久和持续的，如果丈夫能持之以恒地从生理和心理上体贴、关怀、呵护妻子，性冷淡变成性兴奋是指日可待的事情。

男人的"硬"道理是什么

阴茎主要功能是排尿、排精液和进行性交，是性行为的主要器官，阴茎皮肤极薄，皮肤下无脂肪，具有活动性和伸展性，阴茎海绵体的血窦可以附入血液。在男性的性生理上，大部分的男性同胞都非常在意自己的阴茎是否合于标准，而且有许多人甚至认为阴茎的大小关系着与另一半间的感情好坏。

硬度是男性在性生活中最基本的要素，如果阴茎没有硬起来，接下来的事就很难了。在性医学中，对于男性性器官硬度要比长度重要得多，也因此经常可以听到如勃起功能障碍、不举等病症而鲜少听说阴茎太长或太短的问题。"伟哥"之所以一炮而红就是因为它解决了硬度的问题而与长短无关。

要保持阴茎的硬度，在生理的因素上最关键的是让阴茎勃起保持充血的状态，也就是阴茎的海绵体让血液进入的多而流出的少。在心理方面，担心、忧虑、害怕、分心等等也会影响到阴茎在勃起时的坚硬程度。

许多男性会有房事上的障碍大多是在心理层面有问题，但是却误以为是与长短或是其他生理因素有关。如果是生理的问题，就应该找医生就诊；如果是心理因素，就应该找心理医生了。

阴茎勃起虽说是一种生理现象，但在勃起的时机、持续时间方面都有大致的规律，如果勃起过于频繁，或者勃起持续过久，则可能是某种疾病作祟的结果。无论如何需要在乎的应该是硬度而不是长短。

男人对性生活也有疑虑吗

在夫妻生活中一般都是丈夫主动，绝大多数妻子常因沉重的家庭负担搞得筋疲力尽，加之一些心理和生理因素的影响而处于被动，甚至有的妻子把夫妻间的性生活作为一种"条件"或"惩罚手段"，也有的只是单纯地为了满足丈夫而作为一项任务来完成，事实上男人们对性生活也有不少的疑虑。

正常男性在情绪焦虑抑郁时，或过度劳累而身体衰弱状态下，或过度酗酒、吸烟后同房，阴茎容易出现勃起不坚的现象，甚至可出现暂时性的勃起功能障碍，这本是一种生理的现象，然而有些男士并不知道这一点，于是便担心自己会不会发生了勃起功能障碍，以致无精打采，忧心忡忡，而这种心理负担恰好就是导致勃起功能障碍的主要元凶。

性欲强弱本是千差万别的，自然也会有女方略强于男方的，因而女方性要求的次数多于男方，于是有些男方感到自己少了男子气，或者误认为自己的性功能不如其他男子强，因此，常使妻子在性生活上不能感到满意。还有一种情况是男方经常早泄，虽然也给以抑制，但在时间上总是比女方快，久而久之便不能激发女方的性快感，为此大为伤感而内疚。

矮小瘦弱的男子常常担心由于自己的阴茎短小而满足不了女方，如果再遭到妻子的冷嘲热讽，就更加重了这方面的担忧。事实上，松弛状态下的阴茎大小各异，但海绵体充血勃起时大小就基本一样了，而且女性阴道壁神经感觉细胞多集中在阴道的外 1/3，所以这种担心是多余的。

夫妻结合是爱情升华的必然，婚后的性生活是夫妻感情交流的纽带，爱，还必须要有正确、全面的性知识，健康稳定的心态，才能获得比较美满、和谐的夫妻生活。

为什么男人不喜欢女人太主动

夫妻、伴侣之间停止性爱生活的一个主要原因就是：男人不再求爱或者女人求爱过度。如果一直是女人在求爱，不只她自己会渐渐受到挫折，男人也会开始对性爱失去兴奋的感觉。

女人一般都不了解，假如她们追求男人胜过男人追求她们，男人最后会变得非常被动。有一点追求的动力对男人来说是很好的，这可以让他知道何时是追求女人的好时机；相反的，若一直都是女人在求爱，男人就会不再兴奋，并且不知道为何会如此。

如果女人太过积极地求爱，男人就会慢慢失去追求的兴趣与动力。当女人的主动追求太过于凸显，男人被动接收的阴性特质就会慢慢加强，这种不平衡状态会逐渐侵蚀掉双方对婚姻的热情。

一般来说，男人不会明白他为什么会逐渐失去对伴侣的热情，他会误认为是他不再具有吸引力。但如果女人能用间接方法向他求爱，正如同我前面点出的，他会重拾他的男性特质。

大部分的男人无法接受伴侣太过主动的性爱出击，这最终会让男人失去欲望。有些男人刚开始的时候会喜欢女人的主动出击，可是不久之后他就不再受这种方式的吸引，而且发觉别的女人比较有吸引力。也许在刚开始的时候，主动求爱的女人会让他感觉很舒服，因为他可以免除被拒绝的压力，可是不久之后，他的热情就会减少。

许多女人也会抱怨她们不想一直主动地求爱，我的建议是：女人应该将焦点放在如何让男人放心地向她求爱，而不是她们直接去求爱。

当然，女人偶尔主动的求爱并不会造成问题，可是当女人经常主动地求爱，那就会出问题，男人会因此减少求爱次数，甚至完全失去兴趣。

男性也会有产后抑郁症吗

通常而言，所谓产后抑郁症是指妇女单方面的问题，但也有不少研究显示，产后抑郁症正在不断扩散到男性身上。男性产后抑郁症可以产生很严重的后果，比如造成家庭的破裂，乃至伤亲害儿；比如误入歧途，劫掠赌博等等。其直接原因往往是作为一家之主的男性为了解决家庭经济问题，而做出各种意想不到的事情来。还有一些不为人所注意的变化，导致男性产生产后抑郁症。一般来说，女性产后或多或少都会把相当部分的精力花费在婴儿身上，精神依托也会由丈夫转移到婴儿，从而淡薄了对丈夫的亲切和柔情。这样的变化对于女性来说或许是无可厚非，但对于男性却是一种打击。

对于男性产后抑郁症，只有从其原因寻找缺口，才能彻底解决。办法有：①失业的要努力寻找工作，尽早解决经济支柱的问题。有时在解决这一问题后,其他的症状会随之全部消除。②多与亲人朋友沟通,畅言自己的心病何在。有时点滴的温暖足以救援一颗不断被冷冻吞噬而堕落的心。③主动找心理医生辅导，从心理学上找出症结所在，可以少走好多弯路。

男性如果不幸患上产后抑郁症，并且出现终日困扰不堪，精神恍惚，食欲减退等症状，应尽快咨询医生的意见，寻求早日解决问题的办法。一味自暴自弃对于解决问题并无益处。

男性产后抑郁症似乎尚未引起人们的重视，甚至有人单纯将之归入精神病的范畴，而忽视了详细地分析其病变原因。因此，不论病人或医生都应对这一类疾病持以关心、认真和积极治疗的态度，才能更快更好地取得疗效。

男性为什么在外人面前会故示冷淡

男人只有在两人独处时才会温柔体贴，一旦有别人在场，他马上又变得寡情漠然。到底哪一种才是他的真面目？到底他是不是爱你？难怪你会有疑问。

其实，男人常常因立场的不同而改变自己的态度。一般而言，男人在公共场合或他人面前不太愿意对自己心爱的女人表示亲热，因为他们极在乎别人对他的眼光。男人们大都不认为温柔是男性气概的表现，虽然近年来温柔的男性已有增加的倾向，但温柔即是懦弱的观念至今仍深入人心。因此，罔顾于社会眼光的男人们，多不愿意在别人面前表现他们的体贴温柔。

这种心理在某些方面来说是东方男性所特有的。因此，在家附近不愿和妻子牵手走路的丈夫，出去旅行，到了陌生的地方就可能和妻子揽腰挽手；平常温顺如猫的丈夫，一有朋友到家里，就可能独裁得犹如暴君。这些都是为了要维持他的男性尊严所做的防卫本能。

男人为何渴望妻子的崇拜

无论男人还是女人都喜欢被人赞许和恭维，只不过与女人相比，成功男人更渴望被尊重、被崇拜。别看他们在外面得到了许多尊重和崇拜，但是回到家里，依旧希望得到妻子的崇拜。结婚十年左右的夫妻已经进入到审美疲劳阶段，夫妻之间说话无遮拦，丈夫说话更无所顾忌。尤其是成功丈夫自认为由于自己的努力，为家庭的经济做出了很大的贡献，让妻子在同龄人和亲戚朋友面前很自豪、很体面，所以充满了自信和张狂，说话越说越直，常常不经过大脑思考就脱口而出，对于相濡以沫的妻子一点情面也不留。但是女人却不这么想，她们认为夫妻之间就应该互相尊重、平起平坐，况且男人在家里基本上是衣来伸手，饭来张口，更应该给足妻子面子。

有的家庭由于男人和女人都没有意识到这种差异，导致丈夫为了保持家庭尊严，与妻子一较真，妻子就不买账，甚至反驳丈夫胡搅蛮缠，不知足。长此以往，"战争"不断升级，男人越渴望在妻子面前显示尊严，妻子越毫不留情地与丈夫争吵。吵架其实是一种危害家庭和谐的毒品，吵架暂时获胜的一方是最大的受害者，无论是丈夫占了上风，还是妻子"说服"了丈夫，由于本质问题没有解决，很可能使夫妻之间距离越来越大，火爆的战争逐渐变成冷战。有的家庭由此出现难以弥补的裂痕，最终导致婚姻破裂。

丈夫只有在妻子面前得到尊重才是最真实的、最可信的他们内心非常渴望妻子的崇拜，但由于男人又重视面子，不好意思说出来。所以，当妻子面对丈夫的挑剔和指责的时候，多包容他、理解他，把这种挑剔当成信任，甚至可以当成想在自己面前撒娇吧。

男人的心理压力有哪些

（1）**持续的工作压力**：一般人正常工作时间不能超过 10 小时，这是人体健康的负荷量，持续到 12 小时以上会造成严重的心理负荷。

（2）**失落感**：对事业、感情等方面的悲观失望，被挫伤的自信等是笼罩着都市男性的挥之不去的阴影。

（3）**竞争高压**：今日男人生存在时代造就出的严峻竞争之中，不安全和不安定的感觉始终侵蚀人的内心。

（4）**家庭危机**：由于家庭成员社会价值观的不一致，感情好恶取向不同等都可能造成家庭环境的不和谐，即使是没有理由的情况下，压力也会通过父母、妻儿隐隐的传递到你的头上。

（5）**疾病打击**：在你承受着压力的时候，身体状态不可能旺盛，疾病随时侵入，又会加重忧虑感，而忧虑反过来又继续破坏着本来已经非常脆弱的健康，造成恶性循环。

（6）**过度欲望压力**：如果对权力、金钱心存过多期望，心脑神经系统总处于紧张状态，形成与正常生理节奏不协调的节拍，造成精力透支，早衰不可避免。

男人生活中的心理恐惧有哪些

男子自古以来就是与"刚毅""勇敢"这些词汇相联系的。其实，男性也有许多心理上的恐惧与忧虑。归纳起来，男性生活恐惧主要有5种。

(1) 由于男性在家庭经济来源中所占的比重较大，再加上"挣钱养家"的传统观念影响，所以男性的最大恐惧是在职业和经济方面。

(2) 对于失去身体健康的恐惧。男性最怕的另一件事就是失去独立自主的能力，必须依赖别人的照顾。通常这种情况往往是在身体有病的时候容易发生。

(3) 很多男性时常会怀有被人舍弃的担心。男性在中年之后会特别害怕妻子或子女的轻视或离弃。所以，一遇到家庭成员对自己态度不恭就会反应很敏感。

(4) 对子女的不成才产生忧虑。望子成龙的心理，男性往往比女性更为热切，中年男子通常深恐子女们不能达到他们的期望，形成一种经常性的精神负担。

(5) 男性对自己体力衰退，性能力减弱的担忧要比女性强烈得多。

对于上述种种心理现象，心理学家称之为灰色心理病。灰色心理病一般多发生于进入中年期的男性，主要表现为：精神萎靡不振，郁郁寡欢，焦躁不安，但自己又否认有任何心理变异。

灰色心理病的发生与多种因素有关。从身体功能来说，中年人的动作敏捷性已从顶峰状态开始下降，常会感到做事力不从心。从心理功能来说，大部分中年人的学习、记忆能力开始衰退，而且缺少变化的生活环境使他们易产生枯燥乏味感。从家庭负担来看，中年人往往上有父母，下有子女，各种琐事的应酬耗费了大量的时间和精力，因此常使他们觉得压力太大，难以应付。

那么如何克服上述心理恐惧，防治灰色心理病呢？首先，男性要特别注意身体的健康，保持生活正常化和规律化。其次，不要做无谓的冒险，要让自己的精神处于相对稳定状态。此外，要学会应对压力，面对来自家庭与社会的巨大压力，要学会化解压力，这样才可以减轻心理负担。

男人苦闷的根源有哪些

心理学家认为，在家庭中，许多男人生活苦闷，问题大多出在自己身上，与他人无关。他们发现以下18种行为乃生活苦闷的根源。

(1) 对生活上的事情大多以抱怨态度对待。

(2) 心胸过于狭隘，经常怀疑妻子的行为和态度背后的动机。

(3) 拒绝尝试新事物，如一些未吃过的食物。

(4) 说话时语音单调，缺乏起伏高低和感情。

(5) 企图取悦所有的人，不懂得拒绝任何人，但往往不讨好，还弄得使自己做人做到很烦的地步。

(6) 做人没有主见，没有原则。

(7) 自我中心太重，希望全家围着他转。

(8) 经常生活在角落里，不肯投入生活，就像一个电影演员躲在角落里看别人的生活，自己则被别人牵着走。

(9) 经常说同一句口头禅。

(10) 不用认真的态度对待任何事。

(11) 经常背后说别人的坏话。

(12) 巴结，希望别人会照顾自己。

(13) 身体出现毛病，就重复地向不同人讲述入院经过、手术过程和病后生活。

(14) 在别人讲一件事或笑话时，打断对方的话并说自己已听过。

(15) 像一个万事通，什么事都装作专家。

(16) 经常烦闷。

(17) 喜欢在别人面前吹牛和自夸。

(18) 懒惰。

男人潜藏的性心理有哪些

身为男人，许多人都不怨自己的软弱，如恐惧、孤立无助、失望等等，就常常把性作为这些内在情绪的发泄方式。在这种时候，如果这时妻子想要得到更多的温存就只能感到失望。因为，丈夫虽然在生理上得到发泄，但并未消除内在的紧张感，而妻子就会感受到侮辱，感觉自己是专供丈夫发泄怒气的工具。其实，在男人感到恐惧、失望、紧张时，都希望有个忠实的伴侣在身边，所以性是他们重新获得信心和感到宽慰的有效方法。因此，当妻子感到丈夫紧张不安，就应想办法与他共同分担，让他有安全感，把心里话对你说出来。这样夫妻两人才会感到更亲密，随之而来的性生活也会更动情难忘。

许多女人认为丈夫并不真正关心她，夫妻间的谈话常是集于他的兴趣，而不是她。然而，有个显而易见的事实是，女人大都有意"降低自己"，从而让丈夫感到他是一家之主。女人们常常忽略的是，天性愉快的男子通常都喜欢与其有共同品质的女人。绝大多数男人都认为，自信心强的女人对他们感染力更强，所以妻子在丈夫面前不可过谦。

妻子越是扮演丈夫母亲的角色，丈夫对待她就越像是对待自己的母亲，而不是深情的爱人。孩童时观察母亲操劳，女人学会了喂养孩子、无私地奉献、注意他人的要求。当和一个男人共结连理，她会下意识地照此去做。最初男人需要这种关心，但是，女人扮演母亲的角色越是热心，男人就越难以用情爱的方式去回报她。因此，女人不要把丈夫当孩子，而应把丈夫当作一个有能力的可信赖的朋友。开始这会遇到很多麻烦，但丈夫最终会明白妻子的良苦用心，重新把妻子作为精心挑选的女人来对待。

在性爱中，男女是有差别的。女人注意温情，男人则更欣赏自己有乐趣的性生活。由于这种差别的存在，女人常抱怨丈夫只注意性，她不过是个工具，而男人则埋怨妻子的兴趣只在谈情说爱。要解决这个矛盾，可以尝试调换角色，让男人来谈他爱的感受，女人竭力去体验身体的快感，这样妻子便能理解，丈夫的性要求其实是他表达爱的极致。

　　许多丈夫在过完性生活后倒头便睡，妻子以为是丈夫在有意疏远，而丈夫则称需要休息。无数妇女都有这种经历，但她们不理解的是，男人这样做是为了控制感情。对多数男人来说，一个强有力的自我形象是至关重要的，完全丢掉防卫意识会对他造成心理上的威胁。

九、老爸的更年期保健

老爸何时迎接更年期

　　一般认为，男性更年期的实际发生年龄比女性稍推后，可在 50 ~ 65 岁这一阶段。现在多数学者认为，人的衰老变化从 40 岁后就逐渐明显了，但真正影响到工作、生活、学习各方面的时候，应该是在 60 岁以后或 65 岁以后。

　　很多国家规定 60 岁或 65 岁为退休年龄是有一定道理的。现在不少国家，特别是发达国家都规定 65 岁以上为老年。亚洲太平洋地区由于许多国家的平均寿命较低，1980 年 12 月，在世界卫生组织召开的工作会议上正式提出亚太地区以 60 岁以上为老年人。我国中华医学会老年医学会常委会经过研究，建议我国将 60 岁以上称为老年（符合我国以"六十花甲之年"为老年的传统习惯），把 45 ~ 59 岁称为老年前期，60 ~ 89 岁为老年期，90 岁以上为长寿期。目前，我国 60 岁以上的老年人已达 1 亿以上。据预测，2025 年将达 2.8 亿；2045 年达到高峰，平均每 4 个人就有一位老年人。根据年龄和平均寿命增长的趋势，结合我国男性的生理结构和特点。可以认为，我国男性的更年期在 50 ~ 65 岁。

什么是男性更年期综合征

　　被忽视的更年期综合征已成困扰男性健康最严重的疾病，且这些病症已有低龄化趋势。男性进入中年后，随着生理功能的逐渐减退会出现内分泌功能紊乱的一系列表现，俗称"男性更年期"。

　　男性更年期的实质是雄性激素（睾酮）部分缺乏症。其实，这种症状在男性青春期就可能潜伏下来，只是在青春期时不被人们重视罢了。到了中年期后，更年期体征越来越明显，加之慢性病出现及吸烟、酗酒等不良生活习惯的养成，才会被诊断为雄激素部分缺乏症，进行针对性的治疗。

由于男性更年期综合征并不影响生活和工作，所以应该重在预防和调理，主要体现在建立健康的生活模式、保持良好心境和均衡饮食几个方面。总之，如果能注意好身心保健，正确、均衡地处理饮食，大部分中年爸爸都可以顺利平稳地应对更年期所带来的变化。

男性衰老的标志有哪些

（1）**大脑功能**：集中注意的能力和语言技巧随年龄增长改变不大。存储和提取信息的能力从 20 岁起虽不明显但稳步下降。

（2）**心脏反应能力**：20 岁以后，心脏的加速知应力开始下降。每分钟最高心率平均每 10 年降低 10 次。

（3）**有氧耐力**：由于身体供氧能力下降，工作能力降低，70 岁时工作能力只及 20 岁时的一半。

（4）**身体脂肪**：75 岁时体脂比例比 25 岁时增加 1 倍，大部分增加在肌肉和心脏器官中。

（5）**肌肉和骨**：随年龄增大，肌肉萎缩，肌力减弱，但这种变化可通过体育锻炼加以补偿。骨衰减虽是老化的普通特征，但衰退速度可通过锻炼加以减缓。

（6）**头发减少**：随年龄增长，头皮上毛囊数目减少，余下的头发生长速度也会变慢。

（7）**听力**：耳鼓增厚，耳道萎缩，难以听到纯音（正弦波音）和高频音，尤其在接近 60 岁时更明显。

（8）**肺功能**：由于胸壁硬化，呼吸肌负担加重，每次呼吸后肺内残留空气增多。

（9）**性冲动频率**：性冲动次数减少因人而异，但因为性激素水平降低和活力减少，性冲动次数减少是不可避免的。在 30 岁达最高值后，每 10 年约降低 30%左右。大量的临床资料显示，前列腺炎、前列腺肥大、睾丸炎、附睾炎、鞘膜积液、遗精、早泄、阳痿、不射精、阴茎癌等，是危害男子健康的常见病，它们折磨着众多的男性。

(10) 阴茎勃起角度：一般情况下，阴茎勃起角度在 30 岁达最大值，以后随年龄增长阴茎向上勃起角度逐渐下降。最大下降幅度是在 50 ~ 70 岁。造成这种变化的主要原因是血管的老化。

男人更年期有哪些预警症状

在男性更年期症状中，最明显的就是性功能的衰退，男性可以通过自我评定表进行自测。男性更年期又称中老年男性部分雄激素缺乏，是指男性雄激素分泌在青春期达到高峰后逐渐下降，并由此引起一系列生理变化及临床症状。尽管不是每个男性都会面临更年期的烦恼，但是 55 ~ 65 岁的男性如果出现以下四类症状中的部分或全部，就应考虑是否进入更年期。

这些症状是：①精神心理症状，如健忘、注意力不集中、焦虑、抑郁、缺乏自信。②血管舒缩症状，如心悸、潮热、出汗。③生理体能症状，可以出现失眠、食欲缺乏、骨骼与关节疼痛。④性方面的症状，表现为性欲、勃起及射精的障碍。其中，性功能衰退是男性更年期最常见的症状。据国外统计，其发生率在 90%以上，主要表现为性欲减退、淡漠或消失等。

男性更年期发生性功能减退，首先是由男性更年期生理、病理学改变所致，其次是由于受社会心理和性心理的影响。另外，男性进入更年期，心脑血管疾病、糖尿病、肿瘤等患病率明显增加，这些疾病及治疗药物亦可引起性功能衰退。

男性更年期症状因何而产生

男性体内 95%的雄激素是由性腺器官睾丸分泌的（其主要起作用的成分为睾酮），其余的 5%则由人体内另一器官"肾上腺"分泌。 睾酮是雄性激素的主要成分，在人体内的生物效应极为重要。雄激素除了维持男性的特征

（如促进精子的生长、发育和成熟，刺激生殖器官的生长发育，促进男性副性征出现并维持其正常状态，维持正常性欲），还对身体的新陈代谢发挥重大作用。例如，促进蛋白质合成，特别是肌肉和生殖器官的蛋白质合成，同时还能促进骨骼生长、钙磷沉积和红细胞生成等。随着年龄增长，性腺的功能逐步下降，也使维持机体重要功能的性激素水平开始下降。

低水平的雄激素在相对的短时间内，会导致男性性征的错乱及功能障碍，比较容易让患者发现的有性欲减退和勃起功能障碍，这时如果检测精液中的精子水平，可以发现精子的数量有所减少；另外一些相对没有特异性的症状包括容易疲劳、抑郁和思维混乱等类似抑郁的精神症状，以及自觉发热、面部潮红、盗汗（睡觉时出汗）等功能消耗症状。以上的情况往往会让人们觉得这是基于社会、家庭等压力下的心理失衡而引起的身心病变，于是忽视了真正的原因——雄激素。若体内的雄激素持续下降，生殖系统以外的其他器官也会逐渐受到损伤，出现包括骨质疏松、贫血和心血管病变等。男性更年期可能演变抑郁症。

此外，由于雄激素可以刺激造血系统生成红细胞，因此过低的雄激素可引起贫血。轻度的贫血不会导致人们不适。但中、重度的贫血将会引起器官供氧障碍和心血管疾病的继发。

男性更年期有哪些症状

（1）**精神神经症状**：神经过敏、急躁、爱发脾气、倦怠，常有压抑感，记忆力、思考力和集中力减退，睡眠减少、失眠、兴趣减少，常有麻木、刺痛感，常有不安或恐怖感，常有孤独感、缺乏自信心、易纠缠琐事、眩晕、耳鸣、眼花、感觉迟钝。

（2）**自主神经症状**：烦热不安，头晕胸闷，心悸气短，头痛，眼前有黑点，也有人觉得四肢发凉。

（3）**性功能减退**：常见的有性欲淡漠或消失，勃起功能障碍，其机制由脑内多巴胺和5-羟色胺水平降低，即中枢神经系统递质传递能力的改变，多为机体生理方面的原因，更年期的男子性功能衰减就是向老年过渡和随后各器官衰退的征象。

（4）消化系统症状：口干、善饥或食欲缺乏、腹泻或便秘等。

（5）泌尿系统症状：尿频、夜尿次数增多、尿后滴沥。

（6）新陈代谢性症状：脂肪代谢紊乱，体内脂肪堆积，血中胆固醇增高可使血管发生粥样硬化；水钠代谢紊乱可致水及钠潴留而引起水肿；骨质吸收加速，活动量减少，造成骨质疏松，表现腰酸软及隐痛，腰骶、胸背及足跟疼痛、四肢无力等。

（7）皮肤改变：皮肤营养障碍，易发生各种皮肤病如皮肤瘙痒症、神经性皮炎、更年期皮炎、阴囊湿疹等。

男性更年期性功能有何变化

更年期由于性激素水平的降低，诱发了性功能的一系列变化。主要表现为以下三个方面：

(1) 激发性欲的速度减慢。55 岁左右男子需要较长时间的性刺激阴茎才能勃起，且勃起硬度较青壮年差。

(2) 射精方式改变。年轻时射精之前会有少量黏稠液体从阴茎流出，随着年龄的增长，这种现象逐渐消失。青壮年射精过程可分为两个阶段，即短暂而激烈地射精预兆和接踵而来的实际射精。更年期男子这两个阶段已经合二为一了。而且射精的力量与速度发生改变，射出的精液量也越来越少。

(3) 勃起消退速度加快。更年期男子射精后，勃起的阴茎消退速度比青壮年快，即使再次性刺激也无济于事。随着年龄的增长，再次勃起所需的时间会越来越长。也就是说，不应期相应的延长了。处于更年期过渡阶段的男子既不要背什么包袱，也不要勉强自己，应该顺其自然，夫妻谅解，共同渡过更年期。

男性更年期前要补锌和铁吗

现在单纯的低脂肪、低胆固醇和高蛋白食物的摄入，已经不是最佳的营养补充。男性更年期之前(18 ~ 50 岁)的饮食应着重注意以下几点：

(1) **补锌**：锌是酶的活性成分，虽然含量不多，但对调整免疫系统、促进生长十分重要。应该多吃海产品、瘦肉、粗粮满足人体对锌的需求。

(2) **补铁**：大多数男性不会真正缺铁，如果他出现缺铁性贫血则说明他可能隐藏着内脏慢性失血或造血功能障碍的隐患。

(3) **适当补充维生素**：有助于对抗冠心病，预防胆固醇过高等疾病。

男性到了 50 岁以后就会出现头痛、全身不适、抑郁、心悸等症状。因此，更年期老爸要注意饮食：①吃一些虾、羊肉、核桃等能改善和增强性腺功能的食物，因为改善性腺功能，可以从根本上减轻男性更年期的各种症状。②多吃核桃仁粥，掺枣饭等有助于改善神经功能和心血管功能的食物，因为这些食物有助于安神养心，减轻神经系统和心血管疾患症状。③要多吃新鲜的蔬菜、水果和粗粮，保证日常饮食中的膳食平衡。

更年期老爸内分泌会有哪些改变

内分泌系统在更年期的变化比较显著，其中最重要的是性腺，男性最大的性腺器官就是睾丸。睾丸组织自 30 岁以后就逐渐有退行性改变，表现为曲细精管基底膜增厚，部分曲细精管闭塞，精子数量减少等。但产生雄激素的间质细胞则位于曲细精管之外，其变化则不完全与曲细精管改变同步，其功能衰退较女性缓慢。虽然随着年龄的增高，睾丸可萎缩、变软，睾酮的分泌尽管有所下降，但较平缓，从而使性腺与下丘脑，垂体之间的关系有较为充分的重新调整机会。故男性更年期因性腺与内分泌功能失调致严重症状者较少，此为其原因之一。

另外，人至中年后期，甲状腺、肾上腺及胰岛、胸腺等内分泌功能也都有不同程度的改变。但一般来说，与维持生命有关的促肾上腺皮质激素、肾上腺皮质激素的变化不大，而三碘甲状腺原氨酸(T3)、游离三碘甲状腺原氨酸、有活性肾素则随年龄增长而有缓慢减少趋势。中年人血中生长激素(GH)的基础水平与年轻人相比虽无明显改变，但年轻人在深睡时正常出现的生长激素释放峰至中年以后则不再出现，而且生长激素对精氨酸或胰岛素引起的低血糖反应减弱。以上证据足以说明，随着年龄的增长，生长激素的释放和活力亦在逐步下降。

更年期老爸的皮肤与毛发有什么改变

更年期的皮肤色泽逐渐变暗、变黄，光泽减少，失去弹性。皮肤皱纹逐渐增多加深，皮肤皱纹最早出现在额部，以后眼角、口周、面部出现。皮肤的皮脂腺分泌亦渐减少，使皮肤变干、脱屑、粗糙和难以忍受的瘙痒。皮肤组织内水分减少，手指、足跟易有干裂。皮肤固有的酸碱度失衡，而使皮肤抵御外界细菌侵扰的能力日渐减弱。皮肤对冷热的反应，对体温和水分的调节也有减弱，因而适应生活环境的能力减低，易出现中暑。在 40 岁以后，皮肤上常常会出现棕色的色素沉着斑，这种斑点叫老年斑，一般好发在两前臂及面部，同样也随年龄的增长而增多增大。这些斑点可以增生到突起的程度，形成赘生疣。但这些变化对健康没有什么妨碍。

随着年龄的增长，头发逐渐变白，一般先从两鬓开始，由少到多，在变白的过程中也逐渐变软、变细、变脆、脱落。50 岁的人几乎都有白发出现，到 70 岁白发已占"统治地位"了。到 60 岁时约有 80%出现秃发。胡须也随着年龄的增长渐渐由黑变白。阴毛、腋毛生长缓慢，渐稀疏、减少。但往往出现眉毛、鼻毛和耳毛的过度增生，也为增龄现象。

男性怎样知道已进入了更年期

更年期既然是从壮年进入老年的过渡阶段，是一个不以人们的意志为转移的客观规律，是人体必经的变动时期，那么在进入更年期之前必定有某些可寻的征兆。

男性更年期出现得晚，症状多不明显，常被人们忽视。一般男性更年期的先兆是心理功能减退，体力渐衰，常常感到"力不从心"，需要更多地休息，甚至怀疑自己的工作能力。并且开始察觉到性功能下降，性欲、阴茎勃起、性交、射精、情欲高潮等一系列功能开始出现减退现象。睾丸体积开始缩小，血浆睾酮水平低于正常等。由于神经内分泌平衡的失调，自主神经功能紊乱，相应的精神、心理亦有改变，有些人可表现为多疑、猜忌、精神无法集中、易怒、血脂改变、心悸、口干、多汗、水肿等。

只要男性年龄已过 50 岁，而又出现了以上种种生理与心理等方面的反应，就应该考虑已进入了更年期。

更年期男性睾丸与附属性器官有哪些变化

男性进入更年期，睾丸先有退行性变化。自 40 岁之后睾丸重量就开始逐渐减轻，50 岁以后其体积也缓慢缩小，至 60 岁以后就较明显缩小，这可在一些更年期男子的睾丸活检中得到证实。不过，睾丸组织生理性退化的年龄与速度常常是因人而异的，早的 40 岁以后就开始了，迟的 50 岁以后才出现，并随年龄增长而加重。衰老使曲细精管的固有膜和基底膜增厚，以后生精上皮变薄，曲细精管直径变小，管腔闭塞。细胞周围间质逐渐发生局部纤维性变，使相邻的曲细精管有的完全纤维化，有的仍正常。70 岁以后明显退变，生精功能下降，但仍然不断有精子产生，并不像女性那样存在着育龄界限。自 50 岁后，间质细胞对促性腺激素反应、分泌雄性激素的能力减退，会使睾酮（雄激素）减少。射精量、精子总数也随年龄增长而渐减少，无活力、异常精子百分比增多，精浆的质量也有所下降。

更年期男性精囊腺黏膜皱褶数目减少，管壁肌层萎缩，为结缔组织所代替。十几岁时，精囊腺的分泌量为 1.8 毫升，青壮年期增到 5 毫升，更年期后降到 2.3 毫升。在更年期后，前列腺上皮细胞由柱状变为立方形，组织内肌纤维消失，代之以致密的胶原纤维，某些小叶出现明显的萎缩性变化。这可用前列腺的组织学改变来证明。40～50 岁前列腺上皮细胞开始变化，50～60 岁腺叶出现萎缩，腺体分泌减少，直至消失，60～65 岁后细胞萎缩，淀粉小体增大，数量增多，平滑肌组织萎缩，结缔组织增生，前列腺可由栗子样大小增生致鸡蛋大小或鹅蛋大小，可使尿道部分或全部阻塞。前列腺的变化是男性更年期的标志。

确诊男性更年期综合征时为什么要特别谨慎

男性更年期综合征是一组多症状的症候群，当出现类似症状时，决不可轻易下结论说这是男性"更年期综合征"的表现。因为男性更年期又是躯体各脏器好发器质性疾病的时期，如脑动脉硬化症、高血压病、神经衰弱、抑郁症、严重的慢性贫血、胃肠道的恶性肿瘤等。这些疾病也有类似男性更年期综合征的症状，若不经仔细的诊断，盲目下结论，就有可能延误其他疾病的诊断和治疗。

为明确诊断可以测定血清睾酮水平，如果血清睾酮显著低于正常指标就可能是更年期综合征。也可以做试验性治疗，方法是使用丙酸睾酮 50 毫克，隔日肌内注射 1 次，治疗 2 个月内症状得到缓解，即可诊断为男性更年期综合征；如果睾酮水平不低，或者有一系列典型症状伴有睾酮降低，虽用激素治疗但无显著效果，那么首先应排除其他疾病后，方可诊断为男性更年期综合征。

更年期老爸的性心理常有哪些改变

(1) **性淡漠**：主要表现为对性产生淡漠之感，这与受旧的习惯势力的影响关系很大。大多数人认为，现已儿孙满堂，性关系已不再是夫妇生活中的一个组成部分，认为此时如再有性生活就是"老不正经""没出息"，在思想上自我抑制了性兴奋，而造成性淡漠，久之可以造成性的心理性损伤及性功能的失用性衰退。这类人年轻时一般也很少有性激情，到更年期性兴趣就更下降。

(2) **性厌烦**：这部分人往往与身体状况不佳、情绪不愉快或者是在性的实践过程中缺乏创新和探索有关，这些人在既往的性生活中往往不能获得更多的性乐趣，到更年期性功能本身已有减退的表现，因而对性生活更失去了兴趣甚至产生反感。

(3) **性的心理性损伤**：人在更年期丧偶，从而孤独孑身，想找个老伴欢度晚年，又惟恐受到社会舆论和子女的反对，于是整日心情沉闷、寡言少语，对周围的一切事物都感到不顺心，尤其是见到青年男女相亲相爱时缠绵的情景，就似有无名火燃在心头。这样做的结果不但使自己没有感情交流的伙伴，还可带来心理上的损伤，久而久之，性功能也受到了损伤。

更年期以后男性的性功能就丧失了吗

更年期性生理反应与其青壮年时期相比有一定的改变。表现在获得阴茎勃起时间要长些，常常要在直接刺激阴茎后才容易引起勃起，其硬度也稍有减弱，容易消退。射精时间较前延长。但仍能被激起性兴奋，得到性的满足。并不像一般人认为更年期性功能衰退是老年人的自然规律。

一部分男性更年期会出现性欲减低，有的出现阴茎勃起能力下降，就自以为没有性能力了，传统的观念也认为老夫老妻没有什么性生活可言了，男60岁，女55岁后似乎性生活就中止了。男性更年期后出现的性衰退，除睾丸功能衰退引起体内激素不平衡这一原因是自然过程外，另一个重要原因是心理因素。有的老年人常常认为自己衰老，不如年轻时健康，加上环境、意识和社会道德标准及传统的看法与偏见等因素，都使自己主动避免有任何的性表露、要求和接触。这样常被认为是性功能减退或丧失，而自己也不惊奇，被认为是衰老的必然结果。

然而许多更年期的老人除了生理上的原因外，由于受社会偏见的影响，确实出现了许多性功能衰退的现象。主要表现为性淡漠、性厌烦、性心理损伤、文化意识的抑制和性功能失用性衰退等。这种类型的人在年轻时代就很少有性激情，也没有得到过性的生理和感情方面的充分满足，因而在老年期就出现性淡漠现象。严重者随着其他衰老现象的出现，如自信心减退、文化意识的抑制、性功能的变化，甚至可以导致性厌烦。

更年期老爸如何自测

如果以下 12 项中有 4 项以上为肯定的话，那表明自己已进入更年期。

(1) 使用原来的近视眼镜已无法阅读书报，摘下眼镜放近处看反而清楚。

(2) 眼睛容易疲劳，看书久了感头痛、头昏。

(3) 睡眠比前减少，早睡早醒。

(4) 饮酒者酒量大不如前。

(5) 听力明显减弱。

(6) 牙齿松动，咬不动较硬的食品，有假牙者要经常换假牙。

(7) 对食物口味改变，爱吃甜、酸、辣、咸等重口味饮食，说明味觉有减退。

(8) 嗜吃零食，特别是蜜饯类，这也与口味减退有关。

(9) 性欲减退。

(10) 记忆力减退。

(11) 开始怀念童年往事。

(12) 学习与工作精力不如前，甚至有力不从心的感觉。

男性更年期综合征常用哪些方法治疗

(1) 精神治疗：了解更年期综合征的出现是一般的生理过程，以消除紧张心理。经过医生耐心细致的解释及心理咨询与心理治疗，更年期老爸的心理状态会得到改善，从而增强战胜疾病的信心。病人自己应注意加强营养及体育锻炼，以增强体质，进行自我调节，从而逐渐适应这一变化过程。

(2) 西药治疗：可选用镇静药及对神经有调节功能的药物对症治疗。如有明显的抑郁、忧虑、烦躁不安和失眠等，可用地西泮 2.5 ～ 5 毫克，每日 2 ～ 3 次；或氯氮平 10 毫克，每日 3 次；苯巴比妥 15 ～ 30 毫克，每日 3 次，以消除精神紧张和促进入睡。头痛、背痛、关节痛可服索密痛片等；记忆力减退、神经过敏等，可服谷维素 20 毫克，每日 3 次。另外，可配用维生素类药物，如 B 族维生素、维生素 E 及维生素 A 等。可根据病情增减药物，调整药量，或者停药。

(3) 激素治疗：主要是补充雄激素，纠正体内雄性激素不足引起的病变，有利于调整内分泌平衡，并能控制许多症状。对症状严重并伴有性功能减退者，可在医生指导下试用甲基睾酮或丙酸睾酮进行替代治疗。

(4) **中医治疗**：中医学认为，本病多因肾气不足、天癸衰少、精血虚亏、阴阳平衡失调造成的。男性更年期综合征在中医学属于"眩晕""心悸""失眠""虚劳"等范畴，在治疗上中医常将本病分成心肾不交、肝胆郁热、脾肾阳虚、肝阳上亢等多种证型进行辨证施治。

如何看待激素补充疗法

目前认为，雄激素部分缺乏、其他众多的激素水平改变、许多相关的疾病、精神心理、环境等因素，均与男性更年期综合征的发生有关。而雄激素部分缺乏是男性更年期综合征的主要病因，有人将其称为中老年男性雄激素部分缺乏综合征(PADAM)，也叫作迟发性性腺功能低下，一种出现在生命后期的获得性的性腺功能低下的表现形式。

在临床，经过专门的问卷调查结果明显异常，在排除糖尿病、高血压等全身性疾病及前列腺疾病后，可以诊断为男性更年期综合征。如果此时验血发现血清雄激素水平明显低于正常水平，可以诊断为中老年男性雄激素部分缺乏综合征，是男性更年期综合征的一种特殊形式。

雄激素的应用主要是杜绝滥用问题。对于血清雄激素水平绝对低下者，可以采用激素补充疗法；而血清雄激素水平可疑低下者，可以进行试验性治疗并定期随访。但是雄激素补充疗法有4大禁忌证，即前列腺癌、男性乳腺癌、红细胞增多症、过度肥胖伴睡眠呼吸暂停综合征者不宜采用雄激素补充疗法。

男性如何轻松度过更年期

除了年龄，环境污染、吸烟、喝酒、劳累等因素也会影响男性雄激素的分泌。因而，进入更年期的男性更须关爱自我，注重保健，建立合理的生活方式，保持乐观心态。此外，还可以采取激素补充疗法。除此之外，当男士出现睡眠障碍、沮丧、抑郁、缺乏精力、性功能障碍、失去性欲等问题，要判别是否源于更年期，医生亦须检查是否因其他问题所致，如发现心脏病或其他原因，则要先解决这些问题。

更年期是中年走向老年的时期，体力、脑力及健康状况均易使人感到"不如从前"，应对可能发生的中老年常见病要有一个良好的心理准备，减少许多不愉快的心理变化。

更年期性能力减退是不可避免的，需努力发展其他形式的感情联系。有些更年期老爸会怀疑妻子是否对己不忠，个别人甚至千方百计寻找各种证据去证明这一点，这是一种很不健康的心理状况。

更年期老爸很易出现一些情绪变化，如忧郁、焦虑等。因此，更年期老爸要讲究精神卫生，适应工作、生活习惯的改变；正确地对待身体、生理走向衰老的过程，经常求得精神卫生工作者的帮助。

家人关怀、理解、贴心最重要。妻子是丈夫最信赖和依靠的人，更要多给丈夫一些安慰和劝导。一旦察觉到丈夫进入更年期，要尽可能地体谅，不要无端地指责。如果刚好赶上夫妻都处在更年期，那就更需要互相理解和扶持，首先要认识到对方发脾气是病态反应，然后再慢慢调节。

更年期老爸如何做好心理调节

保持心理的稳定，消除不必要的紧张。更年期的男性应该学一点更年期常识，了解自己生理和心理发生的某些变化，然后泰然处之，不必惊慌。应学习一些更年期的生理知识，以便正确认识更年期的必然性，懂得如何应对更年期出现的各种症状，从而能理智地控制自己的情绪。

由于雄性激素的作用，男性容易发怒。在更年期由于内分泌紊乱，更容易发怒。发一次怒在单位会破坏良好的人际关系，在家庭容易破坏和睦的家庭气氛，对自己也会连续几天心情不得安宁。所以，更年期的男性一定不要随意发怒，要学会运用种种方法来"制怒"。

多进行一些户外活动，不要没事一个人闷在家中，有条件的话可以参加一些体育锻炼，如打打康乐球、太极拳等。户外活动不仅可以呼吸到新鲜空气，而且还可以通过各种活动来调节自主神经，达到心理愉悦的目的。

遇到令人头痛的事情产生不良情绪时，不要憋闷在心里，而应想办法将其发泄出来。心理疏泄有两种方法，一种方法是自我劝导，自我解脱，就是换一个角度思考可以得出一个完全新的结论。另一种方法是借助他人进行情绪释放。

吃饭，睡觉，活动都要讲究科学性。吃饭要规律，不可暴饮暴食；饮酒要适量，不可贪杯；睡觉最好是早睡早起，晚上看电视要有选择性，不要一坐就是数小时，在看电视过程中要多活动。早晨不要睡懒觉，要尽量早起，到室外参加一些活动。事实表明，规律性的生活习惯不仅有助于人的身体健康，而且有助于培养自己的良好心境。

更年期的男性如果碰上自己的配偶也处在更年期，那么一定要多给妻子以安慰劝导。夫妻相互安慰，体贴，有利于共同顺利度过更年期。

怎样饮食调理男性更年期综合征

有些更年期老爸会出现消化系统功能紊乱，如食欲减退，消化不良，便秘，腹泻和腹胀。男性更年期在体态方面的表现为，肌肉不如年轻时强健，皮下脂肪积聚，体重增加，这是由于体内新陈代谢功能紊乱而造成的，因此在饮食方面，要减少食用含糖量高的食物，多吃富含蛋白质、钙质和多种维生素的食物，如鸡、鱼、兔肉等。因为豆类中不仅含有大量植物性蛋白，而且还是人体必需的微量元素的"仓库"。新鲜蔬菜可作为主要菜谱。饮食结构要低盐、清淡、荤素适度，不暴食，晚餐不要过饱，最好每天喝 1～2 汤匙蜂蜜。

大部分男子进入更年期后会出现性功能衰退，性欲减弱。可以在饮食方面多吃一些能增强性腺功能的食物，如虾、羊肉、羊肾、韭菜和核桃等。男性更年期还多表现有精神心理方面的症状，如烦躁易怒、失眠头痛、记忆力减退、紧张倦怠、心血管功能差等，因此，要多吃一些改善神经系统和心脑血管功能的食物，如猪心、山药、核桃仁、大枣、龙眼肉等，实践证明，以上各种食物对治疗头痛、头晕、乏力、心悸、气短、手足麻木等症均有良好效果。

在日常饮食中要特别注意膳食平衡，适量吃些新鲜蔬菜和粗粮，并且要有丰富的水果。合理的烹调可使食物色、香、味俱佳，减少营养物质的破坏。素食及淡食有益于养生，久食肥甘厚味之人易生湿、生火、生痰，导致糖尿病、高血压、脑卒中、心血管疾病等。

更年期老眼昏花怎么办

老视眼即我们平时所说的"老花眼"。一般来说，人们进入更年期以后大多数人会出现这种情况。这是由于随年龄增长，晶状体核逐渐硬化，使晶状体的弹性逐渐减低及睫状肌衰弱，因此眼的调节作用也随之减退，从而对阅读或看近目标就感到困难，视物模糊，不能坚持阅读，有时感到眼后压痛及眉弓处钝痛。这种由于年龄增长所致的生理性的调节减弱，称为老视。一般来说，人过 40 岁眼睛调节力逐渐减弱，这时即使正常眼，也应佩戴凸球镜即老视镜以补偿调节不足。75 岁以上时，眼的调节力几乎完全消失，看书写字等近距离活动感到困难，则需借助大度数花镜。

老视的矫正方法为，用凸球镜即俗称老花镜以补偿调节作用之不足。所需要的凸球镜的度数与年龄及原有屈光状态有关，一般规律对正视眼在 40 ~ 45 岁开始戴 1 个屈光度（即 +1.00D) 的凸球镜，以后每增加 5 岁可酌情加 0.5D 凸球镜。

临床上矫正老视时，除了解患者年龄之外，还需了解患者原来屈光状态，以及平素习惯的近工作的距离。例如，40 ~ 45 岁患者有 +1.00D 远视，阅读时则需 +2.00D 镜片；若患者原有 −1.00D 近视，此时阅读就可以不用镜片，可以此类推。总之，患者有老视眼后，在医生的指导下，通过准确的验光、配镜，老视眼即可得到矫正。

更年期怎样调适夫妻关系

更年期是人生当中的情绪不稳定期，这是一个生理过程。首先，夫妻双方要对这一过程中的生理与心理变化有所了解。如果双方对此期的心理特点、生理特点不了解，对对方由此引起的烦躁、猜疑、发无名火的表现不理解，就会造成许多误解，产生许多不应有的矛盾。

更年期夫妇不仅要懂得人的生理特点，还要学一点心理学，这对调适夫妇关系，正确处理生活中发生的矛盾，防止悲剧的发生极为重要。如能这样，在遇到更年期异常反应时，就会采取正确对策，对他宽容大度，主动照顾、体贴关心，从正面积极配合他渡过这个不适应阶段，从精神到行动帮助他顺利度过更年期，那么一切就会恢复正常了。

其次，老夫老妻更需要互相的体谅和关照。人处在精神状态极佳的情况下，能促进体内分泌出有益于机体的物质，这些物质能把体内血液的流量和神经细胞的兴奋程度调节到最佳的状态，这对人们的身体健康是大有裨益的。相反，如果夫妻感情不和，整天闷闷不乐，充满忧郁，则会造成这些有益物质分泌紊乱，使体内的生物化学平衡发生剧烈的冲突，从而导致高血压、动脉硬化、代谢障碍等一系列疾病。所以，更年期夫妻要相互体谅，相互照顾，相敬相爱。

第三，利用空闲时间多干一些家务活。这样做既可以解除心理上的寂寞无聊感，减少对身心健康不利的影响；又可以增强体质，保持旺盛的精力；更重要的还在于融洽和老伴的感情，使之觉得对方知冷知热，家庭里有温暖感。

男性防止衰老有何诀窍

（1）要相信自己性功能是正常的、强壮的，是富有生殖能力的。在精神上立足于不败之地，这对中年人往往是至关重要的。

（2）要注意外表的年轻化。老年人追求年轻的心态，会使机体也随之年轻；相反，害怕衰老，常自叹"老矣"，在精神上做了衰老的俘虏，则很快会跌入衰老的境地。

（3）经常运动，特别是慢跑或步行，着重锻炼下半身。性功能兴衰的"关键"在腰、足。

（4）饮食方面注意营养，可适当多吃些海味类食物，因海味含"锌"多，对于增强性欲是有益的。

（5）要有事业心，对工作充满热情。有些人向往退休后的安逸生活，满足于抱孙子，其性的早期老化是必然的。即使退休，也应该寻找一些能引起自己兴趣的公共事务。

(6) 在专一不二地爱妻子的前提下，要持有爱慕女性的心气，这样便能刺激性腺激素的分泌，保持不懈的性功能。

(7) 生活要幽默。幽默和诙谐是保持青春不老的最大秘诀。

(8) 性格开朗，不为身边区区琐事而烦恼，胸怀开阔是不老的诀窍，精神抑郁会导致勃起功能障碍。

(9) 力戒烟、酒、赌，保持充足睡眠。

(10) 每天坚持服用维生素 E 胶囊，它可延缓身体衰老与性衰老。

更年期男性如何安排性生活

从生理角度而言，男女双方在更年期仍然有充分的性生活欲望。如果性生活安排不当，房事不节，则会给自身健康带来不利影响。

那么更年期的性生活应当如何安排呢？对此，国内外不少学者曾作了专门的研究，认为更年期早期性生活以每周 1 次为宜。这个数字适合大多数人，但少数人也有感到过频或不满足的。国外有关学者分析了 628 名 20 ～ 90 岁的男性，他们从 60 岁以后性交次数呈 5 年递减规律，即 60 ～ 64 岁每周 0.7 次，65 ～ 74 岁每周 0.4 次，75 ～ 79 岁每周 0.3 次。这个性交频率表明，人类随着增龄，性欲下降，性交频率也逐渐减少。

更年期的性生活安排要合理，也要因人而异。一对夫妇性生活的适当频率应以性交后次日双方都不会感到疲劳为原则，但对性生活也要有一个适当的节制。性生活的本身就是一种体力消耗。有人做过统计，性交一次，大概等于爬一次五层楼的体力消耗，在兴奋时，心率可以增加到 140 ～ 180 次／分，血压上升 20 ～ 40 毫米汞柱，心脏负荷加重。国外资料表明，在猝死者中有 0.6% 是发生在性交时。应该强调，更年期的性生活不一定都以性交来满足，夫妇之间的亲昵感情，相互抚爱和心灵的交流，都可视为性生活之列。

为什么更年期要定期进行健康检查

对中老年人进行定期健康检查在许多地区和单位已形成了一种制度，通过健康检查，对于早期发现某些疾病与及时采取某些防范措施有着十分重要的作用。可仍有不少中老年人认为自己身体不错，没有必要去进行健康检查。持这种观点的人在现实当中不仅是有，并且还比较多。事实上对中老年人定期进行健康检查是必要的。当人们进入更年期，体力逐渐下降，各种疾病会偷偷向机体袭来，加之中年人社会事务多、任务繁重，无暇顾及自己的身体，又因有些疾病的体征和症状不明显常常不能引起人们的注意，如果没有详细的临床资料和及时的观察对比，许多疾病是不容易发现的。因此，每年定期进行健康检查是早期发现疾病的有效手段。每年定期身体检查，至少应包括以下项目：

一般情况：包括身高、体重、血压等。内科、外科、耳鼻喉科、五官科、眼科、神经科等都要进行全面检查。其中包括直肠指诊、前列腺检查、乳腺检查等。

辅助检查：应包括 X 线胸片、心电图、肝脾超声波等，必要时做肺功能、胃镜、CT。还应检查血常规、大小便常规、痰常规，以及血沉，大便隐血，尿、痰中找癌细胞；血液生化测定方面包括血脂全套，肝、肾功能，血糖等。特殊情况还可以根据病情需要临时增加检查项目。

更年期自我按摩哪些穴位可改善睡眠

（1）**运百会穴可定神安眠**：百会穴位于头顶部正中线上，距前发际 5 寸；或两耳尖连线与头部正中线之交界处。运百会时取卧位，两手轮流以食、中指指腹按揉百会穴 1 分钟。手指用力不能太重。

（2）**按颞侧可疏利少阳，安神催眠**：坐位，两手拇指按压两侧风池穴（位于项后枕骨下两侧凹陷处，在斜方肌和胸锁乳突肌之间凹陷中），两小指各按在两侧太阳穴（位于眉梢与外眼角连线中点，向后约 1 寸凹陷处）上，其余手指散放在头部两侧，手指微屈，然后两手同时用力，按揉局部约 1 分钟。

(3) 揉神门可宁心安神：神门穴位于掌后腕横纹尺侧端，尺侧腕屈肌腱桡侧缘凹陷处，揉神门穴时可以取坐位，左手食、中指相叠加，按压在右手神门穴上，按揉 2 分钟，然后再换手操作。

(4) 按脘腹：卧位。左右手分别横置于上腹部中脘（位于腹部正中线脐上 4 寸处）和下腹部关元穴上（位于腹部正中线脐下 3 寸处），配合呼吸，呼气时按压中脘穴，吸气时按压关元穴，持续操作 2 分钟。

(5) 抹眼球可调养心气：卧位，闭眼，将两手中指分别放于两眼球上缘，两无名指分别放在眼球下缘，然后在目内外眦之间来回揉抹 20～30 次，用力要轻。

(6) 推胫骨可和运脾胃，宁心安眠：坐位，两手虎口分别卡在双膝下，拇、食指按压阳陵泉（位于小腿外侧，腓骨小头前下方凹陷处）和阴陵泉（位于小腿内侧，胫骨内髁下缘，当胫骨内侧缘和腓肠肌之间的凹陷处）穴，然后向下用力推动，在过足三里（位于小腿前外侧外膝眼穴下 3 寸，胫骨前嵴外侧一横指处）和三阴交（位于内踝尖直上 3 寸，胫骨内侧缘后方凹陷处）两穴时加力按压，这样一直推到踝部，反复操作 10～20 次。

(7) 按涌泉可交会阴阳，平衡气血：涌泉穴位于足掌心，当第二跖骨间隙的中点凹陷处。按涌泉穴时取平坐位，两手中指指腹分别按压在两足涌泉穴上，随一呼一动，有节律按压。该法操作 1 分钟。

更年期老爸的居住环境有哪些注意事项

人类虽然不能轻易地改变外界气候，但在室内模拟一个适宜的气候环境还是可以的。最简便的是备一支干湿球温度计。室温以 16℃～24℃ 最为适宜，夏季可升高到 21℃～32℃。相对湿度以 70% 左右为好，夏季湿度过大，人体散热困难，就会增加中暑的机会；冬天湿度过大，会加速热的传导使人倍觉寒冷。与此相反，房内湿度过低，常会觉得口干舌燥，甚至咽喉疼痛和鼻出血，对健康不利。湿度过高时加强自然通风，湿度过低时要增加湿度。

室内空气的流速要适当，达到通风换气的目的就可以了。房间的通风主要是通过开窗来实现的。什么时候开窗是有一定学问的。清晨或雨后开窗换气是最理想的时机,空气新鲜,含氧浓度高,污染物及尘土少。夏季早晚应多开几扇窗,中午应关闭窗户以免室外热空气进入;春秋选择清晨开窗最佳;冬天选择上午、中午开窗换气最好。通风不仅可以调节室内的温湿度,还可清除室内的烟气、汗臭、呼吸的废气等污浊空气,增加室内空气的清洁度。

昏暗的房间容易使人产生疲劳感,造成精神萎靡。如果居室内有合理的采光和照明可以使人心情舒畅、精神焕发。住处应有透明窗户,日光灯的瓦数能使房间全面照明即可。墙壁和天花板的色彩要调和,色调要随个人爱好而设计安排。

噪声不但能损害听力,影响睡眠,还能给病魔带路,对健康有很大影响。影响人体自主神经的功能,刺激中枢神经系统,使大脑皮质的兴奋和抑制失调,产生头昏脑涨、心慌等症状,甚至可使人的器官功能产生紊乱,发生胃溃疡等疾病,因此居室临街的窗户密封性应好些,最好加上隔音效果较好的厚窗帘。

进入更年期后,人们对居室的装饰多讲究实用。事实上,将居室简朴地做一下装饰更显得庄重。室内的陈设装饰也宜简朴,只要整洁美观,实用就可以了。

更年期老爸如何做口腔保健操

(1)**揉穴**:用手指揉按两侧的下关、颊车穴,以促进唾液分泌,改善因口中唾液减少而有助细菌滋生的状况。

(2)**叩齿**:两目虚闭,心绪稳定,轻叩上下牙齿。先叩后牙,后叩前牙,以增强牙周组织的抗病能力与咀嚼能力。

(3)**搅海**:用舌尖往返舐舌两侧的牙龈,促进血液循环,预防牙龈疾患。

(4)**漱津**:一手按摩上颌,一手按摩下颌,至口中唾液分泌量较大时,就如同漱口一样用唾液鼓漱,然后咽下。具有清除口内污物、减少口中细菌的作用。

(5)**下颌运动**:即速度缓慢,用力轻微地做张口、闭口、前伸、侧转的运动。

具有增强下颌关节活动能力和固齿的作用。

更年期老爸不能轻视哪些小毛病

（1）**发热**：正常体温 36.2℃～37.2℃，高于正常则为发热。高热常是体内感染的一个重要标志，长期低热是结核、肿瘤等疾病的表现。

（2）**疲劳**：疲劳是人体的一种警告。如果在一个相当长的时间内出现持续而原因不明的疲劳，并有发展严重的趋势则应提高警惕，表示体内"消耗"大于"补偿"，兴奋和抑制的平衡遭到破坏，要及时去医院做全面的检查。

（3）**疼痛**：身体任何部位发生剧烈或反复发作的疼痛，应该予以重视，不要先用止痛药来减轻症状以免掩盖病情，首先应查明原因。

（4）**失眠**：长期失眠会影响精神和食欲，削弱抗病能力，促使体内隐患复萌，有损于健康，因此必须查明原因，认真对待。

（5）**消瘦**：如果在短时间内明显消瘦，伴有食欲缺乏、消化不良或心慌、咳嗽等症状时，应仔细检查。一般情况下，结核、甲状腺功能亢进、严重贫血、肿瘤等消耗性疾病常使体重出现严重的下降。最近国外一项调查报告表明，死亡率最高的是最瘦的而不是最胖的人。

（6）**肥胖**：超过标准体重 20% 称肥胖。标准体重的测量多选用下列公式：身高（厘米）－105＝体重（公斤）。肥胖有单纯性肥胖和疾病引起的肥胖之分。单纯性肥胖是摄入热能超过身体消耗的热能而引起的；内分泌功能亢进、遗传因素、消化功能亢进等疾病均可引起肥胖。肥胖是导致冠心病、高血压、糖尿病等老年性疾病的祸首。过胖应采取相应的措施减肥。

（7）**水肿**：发现衣着、鞋袜等发紧，应该联想到是否全身或局部有水肿。心、肝、肾疾病是引起水肿最多见的原因，如各种原因引起的心力衰竭、肾炎、肾盂肾炎、肝硬化腹水、各种营养不良等。此外，还有一种功能性水肿对健康危害不大，不必忧心忡忡，必要时找医生治疗。

（8）**出血**：发现皮下有点状或片状的出血斑，或身体孔道如鼻孔、口腔等持续性流血，或痰中带血、大便带血、肉眼血尿等等，都应及时查明原因。

（9）**消化不良**：如果经常出现，不要急于使用助消化药物来治疗，应先查明原因，更不要淡然处之。

(10) **皮肤的变化**：身体任何部位的黑痣突然增大、破溃、出血，以及经久不愈的溃疡、肤色的改变和新生物等，都应及时检查治疗。

(11) **性格改变**：如果一个人性格突然改变，出现不正常的坐立不安，注意力不集中，行为变为攻击型或羞涩型等，应请精神科专业医师检查，以明确有无中老年人常患的各种精神病。

(12) **眼花**：看东西模糊不清或有重影或周围出现彩环，甚至伴有眼球胀痛、流泪、恶心、呕吐、头痛等，要及时诊治，以明确有无青光眼、白内障、视神经萎缩或脑内肿瘤。

(13) **肿块**：任何部位出现逐渐增大的肿块必须提高警惕。

(14) **气急**：安静或活动后觉胸闷，气不够用，深吸气为快，大多是心肺方面的疾病，应及时去医院检查。

(15) **咳嗽或声音嘶哑**：最近一个时期持续出现刺激性的干咳或声音嘶哑，应请胸内科或耳鼻喉科医师进行详细检查。

(16) **喉痛**：持续一个时期没有好转的喉痛，应进行必要的检查。

(17) **吞咽困难**：只能进水或流汁饮食，进软、硬食即有一种堵塞感或食入即吐，应到医院去进行食管钡餐透视。

(18) **腰背酸痛**：特别是伴有尿频或尿痛的腰背酸痛，常提示泌尿系统发生了异常。

(19) **各种眩晕**：无论是感到四周环境随本人而转或本人感到自身在环境内旋转，都应及时找医师诊治。

(20) **大便习惯的改变**：不要看成是不值一提的小事，它往往是一些疾病的信号，如结肠癌、直肠癌的早期可有便秘、腹泻交替出现的情况。

以上介绍的这 20 种需要警惕的信号，并不能代表所有疾病的症状，但是如果能注意这 20 种症状，及时找医生检查、诊断，防止疾病的发展、恶化，就可以早期发现许多更年期易于发生的问题。

更年期老爸为何易患牙周病

　　牙周病是更年期常见的一种牙病，是导致牙齿过早松动、脱落的重要原因，对食物的咀嚼和消化有很大的影响。据统计，中年人患牙周病的也很多，不过，这种慢性病早期症状不明显，进入更年期以后，身体抵抗力逐渐降低，牙周病也发展到晚期，有的牙齿也开始松动了。

　　引起牙周病的原因很多，主要有局部因素和全身因素，但局部不良刺激因素较多见。最常见的局部不良刺激是牙垢和牙石。牙垢是附在牙面上质地较软的污垢，是由食物的残渣、唾液里的黏液素和脱落的口腔上皮细胞混合而成，里面有大量的细菌生长繁殖。牙石则是唾液中含有的可溶性钙盐，分泌到口腔后附着沉积在牙垢里，钙化变硬的硬团块。若不讲究口腔卫生，牙垢与牙石长期黏附于牙面上，一方面能对牙周组织造成持续性的机械刺激，使邻近的牙龈受到损伤出血；另一方面，牙垢、牙石里的细菌大量繁殖，放出大量的细菌毒素，也对牙周组织进行持续有害的化学刺激，便引起了牙周组织的慢性炎症，造成病变。在全身因素方面，有些人患慢性消化不良疾病、贫血、结核病、肾炎、内分泌功能紊乱、营养不良、维生素缺乏症、糖尿病等，也都与牙周病的发生有着内在的联系。

更年期老爸如何防范牙周病

　　刷牙是清洁口腔、洁净牙齿、按摩牙龈、保持牙齿和牙周组织健康的有效方法。但是一定要使用合格的牙刷和正确的刷牙方法。目前市场上出售的牙刷品种繁多，式样不同，大小不一。一般刷头过大，刷毛过硬，毛束排列过密的牙刷不宜选用，应选用软毛的保健牙刷为宜。对陈旧的且刷毛已弯曲的牙刷要及时更换，因为这样的牙刷非但不能清洁牙齿，反而会磨损牙齿，擦伤牙龈。睡前一定要坚持刷牙，做到每餐饭后都要漱口。

　　不良的口腔习惯：①长期用一侧牙齿咀嚼食物，另一侧的牙齿就会有牙石的堆积。②进食过快，未待食物嚼碎即将食物吞下，会加重胃肠负担，影响消化与吸收。③进食时发生食物塞牙之后，千万不要用不清洁的火柴棍、发夹或缝衣针等剔挖嵌入食物，应该用市售的牙签或牙刷清除，也可用小镊子夹出。④刮舌苔、咬坚硬物、叼烟斗等这些不良习惯都损害口腔组织的健康，都应戒除。

按摩牙龈可以增强牙龈角化，使上皮增厚，还可促进局部血液循环，改善组织代谢，提高牙龈组织对外界刺激的防护能力。叩齿可增加恰当的生理刺激，促进局部血液循环，从而增加牙周组织的抵抗能力。方法：每日晨起和晚间，空口咬合 10 次，要叩击得铿锵有声才能奏效，而且要长期坚持。

更年期老爸便血为什么要仔细查找原因

人们进入更年期以后，正是许多器质性疾病的高发病期，单就便血来说，这一症状的出现往往是一个"警号"，如果不予以注意，延误诊断，就会失去治疗时机。大便带血有许多原因，直肠和肛门的许多疾病可造成大便带血。如果是痔疮就可不必紧张，如果是直肠癌出血就必须及时治疗，二者的预后截然不同，而直肠癌根治的关键则取决于能否早期诊断。如延误半年以上，往往付出沉痛的代价。痔疮便血，血色鲜红，血液与粪便不相混，便血一般只发生在排便时，呈喷射状流出，或在便后滴出，病人伴有肛门异物感或肛门疼痛。直肠癌便血，初期只有少量血液附着在粪便表面，随病情发展血量增多，粪便常混有脓液、黏液，有特殊腥臭味，并逐渐出现腹泻，里急后重等症状。二者症状是不同的，只要病人仔细观察，并为医生提供详细而客观的材料，是不难鉴别的。更重要的是医疗保健部门要认真对待每一个病人，详细了解病史，认真检查，其实只要做一个简单的肛门指诊，大多数直肠癌病人都可确诊；还可进一步借助直肠镜或乙状结肠镜检查，以利于明确诊断。

凡年龄已进入更年期，出现频频便血，都应及早到医院进行详细的检查，以免贻误治疗时机。

更年期老爸为何容易患冠心病

冠心病发病多在 40 岁以上，此后该病的发展较快。据国内统计，40 岁以上发病的占 87%～96.5%，男性多于女性，但 70 岁后女性发病率大于男性。男子平均发病年龄为 57.9 岁，发病年龄高峰为 50～59 岁。

更年期冠心病发病突然，病前多有诱因，更年期老爸冠状动脉粥样硬化性改变一般没有老年期严重，动脉血管的狭窄程度可能稍轻些，而且由于患病时间较短，侧支循环多没有完全建立，在日常的工作状态下，或休息时，尚能够满足心肌对氧和热能需要的供应。但在某些特殊情况下，如情绪激动、强烈刺激、负重劳累、暴饮暴食、饮酒、吸烟、寒冷等诱因作用下，心脏负荷增加，而冠状动脉血流量不能随之相应增加，则心肌处于缺血状态，应激能力下降，导致心绞痛的发作。故更年期心绞痛的发作常在某些诱因的作用下突然发病，缺少先兆。一旦发生心绞痛，症状比较明显，疼痛程度重，因侧支循环形成不充分，易导致心肌梗死。

更年期冠心病典型症状常表现为：突然出现胸骨后或心前区（胸骨左侧 3～4 肋间）绞窄性疼痛，或压迫感、紧缩感、窒息感，甚至濒死的恐惧感，其中以中、上胸骨后区出现剧痛为最多，疼痛可放射至左肩、左上肢，发作时间短暂，一般持续时间 30 秒～10 分钟，多数为 1～5 分钟。用亚硝酸异戊酯吸入，或口含硝酸甘油片，一般都可迅速缓解。

更年期老爸患有冠心病如何保健

冠心病患者首先要起居有常，劳逸结合，保持良好的情绪和精神状态。其次是调节饮食结构，注意少食动物脂肪和高胆固醇食物，如肥肉、卵类中的蛋黄、动物内脏、无鳞鱼（如鳗鱼的皮胆固醇很高）；限制甜食和含糖饮料，以免转化为脂肪；食用油以植物油为主，蔬菜水果常不断；饮食不宜过饱，实验证明，胃扩大可引起反射性冠状动脉收缩，所以应"留三分饥与寒"。

更年期冠心病患者一旦发生心绞痛或心肌梗死，病情往往比较严重，常伴有心跳加快、脉搏不齐、欲动不能、面色苍白、出冷汗、头晕。服用硝酸甘油片如不能缓解，多为心肌梗死。发作后疲乏无力，应休息至康复，避免再次发作。对于更年期冠心病的防治，要求社会给予足够的重视；要求患者与家人应密切配合，携手共渡难关，家人应给予患者关心与理解，患者也应了解和掌握更年期冠心病知识，消除顾虑，增强信心，同时注意营养，参加适度运动，这样就能减轻症状。

得了冠心病，除了及时服药治疗外，还应注意以下几点：①调整生活方式，去除不良习惯，戒烟，忌烈性酒。②控制易患因素（高血压、高血脂、糖尿病、吸烟、肥胖等）。③适度的体力活动，避免过劳。④节制饮食。

更年期老爸为何容易患高血压病

随着年龄的增长，动脉壁顺应性逐渐降低，进入更年期后，血管阻力每年可增加1.11%，加之神经系统调节功能的紊乱，易产生高血压，进而发展成持续性高血压，导致心脏、肾脏、脑部及眼睛等发生严重病变。高血压的起病一般都比较缓慢，绝大多数是在不知不觉中起病的，早期只是在情绪激动或失眠后血压升高，以后又慢慢降低；也有的人血压不稳定，忽高忽低。患高血压以后，患者常常出现头痛、头晕、失眠、健忘、注意力不集中、心悸、多尿等症状。但是，症状的轻重并不与血压的高低成正比，也就是说，症状重的不一定血压很高，而症状轻的也不一定血压不很高。

随着医学的发展，科学家发现心理矛盾和情绪不稳定是引起高血压的重要原因之一。因此，胸怀开阔、心情舒畅能起到良好的降压作用，它比服药更重要。高血压患者在安静、优美的环境中眺望远景15～30分钟或欣赏旋律轻松、柔和的音乐，都具有降压作用。平时要保持情绪稳定，无论喜怒哀乐，都要适当控制，不可让精神受到刺激。生活要有规律，节制房事，保持良好睡眠。饮食中应低盐、少糖，应注意多吃新鲜水果和蔬菜等含维生素丰富的食物，做到不吃和少吃动物脂肪。起居要有规律，注意劳逸结合，每天保证充足的睡眠，安排适当的运动锻炼，控制体重，防止肥胖。

更年期老爸患高血压病时如何预防急性心肌梗死

(1) 患有高血压和冠心病的中老年人要在医生指导下坚持进行治疗，服用中西药物，如复方丹参滴丸、肠溶阿司匹林、血管紧张素转换酶抑制药、β肾上腺素能受体阻滞药等。如何服用应遵医嘱。

(2) 控制高血压，是防治冠心病和预防急性心肌梗死的重要措施。据我国临床试验的综合分析结果显示，收缩压每降低 9 毫米汞柱和舒张压每降低 4 毫米汞柱，冠心病减少 23%。高血压患者必须根据各自的实际情况，选用适合自己的降压药，并坚持服用，将血压控制在 130/80 毫米汞柱为宜。

(3) 注意收看天气预报，根据气候的变化增减衣服，在早春要防寒保暖。

(4) 坚持参加适度的体育锻炼，有利于增强心肺功能，使营养心肌的冠状动脉建立起侧支循环，保证对心肌的血供。

(5) 生活要有规律，劳逸结合，每晚睡 8 小时，午睡 30 分钟或 1 小时。

(6) 饮食合理，以富有营养且清淡饮食为宜。

(7) 不要吸烟。

(8) 高血压伴有血脂异常、糖尿病者，应积极治疗，并控制好血压、血脂、血糖，力争达标。

(9) 注重心理平衡。高血压患者应尽力避免过度紧张、激动、焦虑、抑郁等不良情绪的刺激。

更年期老爸为何要防低血压

随着心脏的一缩一舒，动脉血管有规律地搏动，通常一个健康人的血压是比较稳定的。更年期老爸如果在安静状态时收缩压低于 90 毫米汞柱，舒张压低于 60 毫米汞柱，则称为低血压。

通常所说的低血压系指慢性持续性低血压。这种血压有两种情况：一是与体位有关的称为体位性低血压；二是与体质有关的称为体质性低血压。人进入更年期后，较多见的是体位性低血压，是由于循环系统有所改变，血管硬化引起的。这些改变通常从 40 岁以后就已经开始。随着年龄的增长，动脉硬化的程度以不同的速度加重，心肌和血管壁肌肉层发生不同程度的萎缩，心输出量减少，脑供血不足，使自主神经中枢调节和稳定血压的能力降低。由于血管硬化，大动脉弹性降低，当血压变化时，位于主动脉弓和颈动脉窦处的感受器对血压变动的感受能力降低，不能及时稳定血压。由于肾动脉硬化，分泌肾素的量也减少，不能及时升高被降低的血压。尽管体位性低血压对人的生命没有什么危险，但在发病时会出现跌倒，容易导致骨折及其他外伤（如颅外伤），可能会引起严重后果。因此，要积极预防，并采取必要的治疗措施。

更年期老爸患低血压时如何保健

更年期老爸发生低血压时，首先查找病因，如降压过度者应暂停服降血压药，患有贫血、慢性胃出血等病时要及时诊治；如果患的是体位性低血压，在起立或起床时要使动作尽量缓慢，不可操之过急，每变换一次体位要休息 2～3 分钟；体质虚弱者宜加强营养。

低血压患者要坚持锻炼身体，增强体质，增强心血管和神经调节功能。有位学者说过："锻炼身体可以代替许多药剂，但任何药剂也代替不了锻炼身体。"低血压的老年人可根据自己的体力情况，选择适合自己的锻炼项目。

在饮食方面应注意增加营养，可适当增加盐的摄入量，为正常食盐量的 2～3 倍，即每日 20～25 克。多摄入盐后还要多喝水，较多的水分进入血液可增加血容量，从而升高血压。选用滋补药调节血压，可每日服用龙眼肉 6 克，可在医生指导下服用人参，也可用肉桂、桂枝、炙甘草各 9 克，沸水浸泡，当茶饮，连服 10～20 天，效果也很好。

更年期老爸患糖尿病应怎样控制饮食

更年期胰岛分泌胰岛素功能有所下降，情绪紧张、交感神经的过度兴奋，也使胰岛素的分泌减少，糖原分解增多，从而血糖升高。此外，更年期体力活动减少，使糖的氧化利用率降低，也容易引发糖尿病。因此，临床上若出现"三多一少"症状即饮水多、尿量多、进食多而体重减轻，应想到糖尿病的可能。

(1) 视病情轻重制订节食方案：轻型病人往往肥胖，适当节制饮食是主要疗法。采取低热能饮食，主食的限制可采取递减或骤减的方法，骤减可及时减轻胰岛细胞的负担，一般效果更好些。如饥饿感强烈，可选食含糖量少的蔬菜充饥。每日用三餐者，膳食热能的分配按：早 1/5、午 2/5、晚 2/5 的比例安排食物量；有条件采用少量多餐制者，更有利于减轻每次进餐的糖负荷。中型和重型病人在药疗的同时，也要注意饮食节制。每日主食和副食的摄入量应按医生的规定，并要相对固定，以免引起血糖波动太大使尿糖不易控制，甚至出现低血糖反应。

(2) 禁止食用含糖量高的甜食：糖和甜食应列为不吃之列。水果要视病情而定，病情不稳定时或严重时不吃，控制得较好时可少量吃，且要观察对血糖的影响，血糖明显增高时最好不吃。烟、酒等辛辣刺激之品也应停用。

(3) 坚持低糖、低脂、正常蛋白质的饮食原则：饮食控制，应通过合理计算。一般分粗算、细算两种。细算法适用于医院；粗算法适用于家庭。普通糖尿病患者每日主食供应量 250 ～ 400 克，副食中蛋白质 30 ～ 40 克，脂肪 50 克。肥胖型糖尿病患者每日主食控制在 150 ～ 250 克，脂肪 25 克，蛋白质 30 ～ 60 克；此为低糖、低脂、正常蛋白饮食。高蛋白饮食适于长期患消耗性疾病的糖尿病患者，每日主、副食蛋白质总量不低于 100 克。注射胰岛素的病人，主食可放宽到 450 ～ 500 克，其他副食酌情供应。

(4) 摸索出进餐与血、尿糖变化的规律：摸索自己进餐与血糖，尤其是尿糖变化之间的规律，对于稳定病情、指导用药有着十分重要的意义，这一点主要是靠患者在病变过程中自己留心观察。饮食还要与体力活动相适应，与药物治疗相配合。血糖、尿糖增多，饮食要适当减少，增加活动量。胰岛素用量较大的，两餐间或晚睡前应加餐，以防止低血糖发生。

更年期老爸患糖尿病时如何口服降糖药物

（1）**磺脲类药物**：此类药物的主要作用是刺激胰腺的 B 细胞，促进胰岛素分泌，增加周围组织对胰岛素的敏感性和减少肝糖原的释放，使血糖下降。由于第一代磺脲类药物几乎完全由肾脏排出。现在，第二代的中短效磺脲类药物已相继问世并在临床上得到广泛使用，如格列本脲、格列齐特、达美康和糖适平等。男性更年期患者宜首选第二代磺脲类降糖药。

（2）**双胍类药物**：它能减少肠道内葡萄糖的吸收，并能促进葡萄糖在外周组织中的利用从而起到降糖作用。现常用的代表药物为二甲双胍和格华止。口服此类药物时应勤查肾功能，监测血乳酸。肾功能不佳者不用或停用。

（3）**α-葡萄糖苷酶抑制药**：包括拜糖平和卡博平。该类药物通过抑制肠上皮细胞刷状缘外的 α-糖苷酶而达到延缓碳水化合物的吸收，使餐后的血糖水平降低。它可以单独服用，也可与磺脲类或双胍类降糖药或胰岛素联合使用。不良反应有腹部不适、胀气等。一般以小剂量开始，以后逐渐加量，这样可以减轻胃肠道反应，在每次就餐时与第一口饭一起咀嚼。

（4）**胰岛素增敏药**：有罗格列酮和吡格列酮。这是近几年逐步在临床上使用的噻唑烷二酮类药物。它能明显降低胰岛素水平，改善胰岛素抵抗；控制糖化血红蛋白，延缓病变进展，同时预防大血管病变。本类药物可单服，亦可与磺脲类或双胍类联合应用。在合用其他降糖药物时，有发生低血糖的可能。

更年期肥胖对性功能有影响吗

在正常情况下，男性的性功能包括性欲、阴茎勃起、性交、情欲高潮、射精等几个方面，是一个复杂的条件和非条件反射构成的完整过程。任何原因引起的以上环节发生障碍都可以造成男性的性功能障碍。

在肥胖的更年期老爸中部分伴有性功能减退，但肥胖与性功能减退二者之间的关系至今不太清楚。有些男性体质稍胖性功能正常，而肥胖症者约有半数有性功能低下的表现。肥胖症性功能降低的原因可能为：①过度肥胖，血脂也增高，影响了肝脏的各种代谢功能，对雌激素的灭活能力降低，雄激素转化为雌激素的作用增强，使血中雌激素的水平增高，促使垂体分泌促性腺激素增加，雄激素分泌减少，性功能低下。②肥胖者易合并心血管疾病和代谢性疾病，这些疾病可以影响男性一定程度的性功能。另外，体胖者活动量小，易疲劳，有时出现早泄，可能为性功能降低的另外因素之一。

不论是从男性的性功能，还是从身体健康水平的其他方面来讲，肥胖对健康不利，过度肥胖更是造成一些有关疾病的重要因素。所以，男性一定要适当地控制体重，保持健壮的体格，消除肥胖是有风度的误解。为了保持男性的阳刚之气，让体魄更健美，性功能更旺盛，应注意减肥。

更年期老爸患高脂血症时如何合理安排膳食

年龄是影响血脂水平的一个重要因素。一般来说，血脂含量随年龄的增长有升高趋势，更年期老爸血脂含量常比年轻人高，这可能与内分泌腺尤其是性腺功能减退有关。

总热能的控制标准以维持理想体重为目标。糖、蛋白质、脂肪均给人体提供热能，所以在计算食物的总热能时要全面考虑，即使总热能不超过标准，又使它们比例适当。

鱼、瘦肉、蛋、乳制品、豆制品都含有丰富的蛋白质，哪种食物含的蛋白质较高，每天吃多少为宜，不仅要看食物中蛋白质含量的高低，而且要看它是否容易被人体消化吸收和利用。正常人每天应摄入 50 ~ 100 克禽畜瘦肉或鱼肉，50 ~ 100 克豆制品，1 ~ 2 个鸡蛋及 1 杯牛奶。

油脂有很多重要的生理功能，如给机体提供热能，促进脂溶性维生素的吸收，提供不饱和脂肪酸等等。油脂中的不饱和脂肪酸对改善血脂构成，防止动脉硬化有益。植物油中不饱和脂肪酸含量较高，陆生动物脂肪主要含饱和脂肪酸，所以要适当多吃植物油，少吃动物油。油脂每天摄入量按每千克体重 1 克为宜。

面食主要为谷物，是热能的主要来源，应占食物热能的 60% 左右。由于各种谷物中所含营养成分不尽相同，而且经过精加工的食品虽然口味较好，但营养素损失很多，因而对于粮食的摄入原则应该是粗细搭配，并尽可能吃新鲜粮食。每天进食多少，可根据活动量而有所不同，一般以 100 ～ 600 克为宜。

人体所需的维生素、矿物质、微量元素和膳食纤维主要来自蔬菜和水果。新鲜蔬菜含有大量人体必需的营养成分。水果除含丰富的有机酸、维生素、微量元素外，还含有果胶、膳食纤维等成分。每天摄入的新鲜蔬菜量应大于 400 克，水果量应大于 200 克。

饮食中的膳食纤维可与胆汁酸结合，增加粪便中胆盐的排泄，有降低血清胆固醇浓度的作用。膳食纤维含量丰富的食物主要是粗杂粮、米糠、麦麸、干豆类、海带、蔬菜、水果等，每日摄入纤维量 35 ～ 45 克为宜。若每日食用含纤维丰富的燕麦麸 50 克即可起到良好的降脂作用。

更年期老爸患痛风时如何保健

(1) 饮食方面究竟要不要"忌口"。无节制的饮食可使血尿酸浓度迅速达到随时发作状态，因此，控制含嘌呤高的食物，减少关节炎的急性发作次数仍然是必需的。尽量少吃火锅中的肉类、海鲜和蔬菜等混合涮食，由于嘌呤具有很高的亲水性，汤汁内含有极高的嘌呤，亦应少吃。严格忌酒，尤其不能酗酒。酒中所含的乙醇能使血乳酸浓度升高，后者可抑制肾小管对尿酸的分泌，可降低尿酸的排出。啤酒中含有大量的嘌呤，更不宜饮用。还应注意避免暴饮暴食或饥饿。

(2) 妥善处理诱发因素，禁用或少用影响尿酸排泄的药物，如青霉素、四环素、大剂量噻嗪类及三氨蝶啶等利尿药、维生素 B_1 和维生素 B_2、胰岛素和小剂量阿司匹林（每天小于 2 克）等。

(3) 积极治疗与痛风相关的疾病，如高血压、高血脂、糖尿病和冠心病等，防止体重超重。肥胖者要积极减肥，减少热能摄入，以降低体重，糖量占总热能的 60%以下，蛋白质每千克标准体重 1 克左右。

(4) 常见到痛风性关节炎的发作往往与病人长途步行、关节扭伤、穿鞋不适及过度活动等因素有关，这可能与局部组织损伤后，尿酸盐的脱落所致。因此，痛风病人应注意劳逸结合，避免过劳、精神紧张、感染、手术，穿鞋要舒适，勿使关节损伤等。一般不主张痛风病人参加跑步等较强的体育锻炼，或进行长途步行旅游。

(5) 痛风性关节炎患者急性发作时应卧床休息，抬高患肢，以减轻疼痛。

更年期老爸为何要防胆囊炎、胆结石

胆石症是更年期常见的疾病，高发地区 40 岁以上人群发病率高达 24.7%。近年胆石症有增多的趋势，发病率大约以每 10 年增加 2 倍的速度在增长。

形成胆石症的原因很多，更年期为什么易患胆石症？这与更年期各系统功能减退、饮食和运动等生活习惯改变，以及免疫力下降等有关。

(1) **更年期身体新陈代谢速度相应减慢**：通过基础代谢率测定发现，30 岁以后的男女性基础代谢率平均每年以 0.5% 的速度下降，进入更年期降低 10%～15%，从而使更年期的胃肠蠕动力、胆囊胆管收缩力均相应减弱，势必导致胆汁淤滞和胆汁高度浓缩。

(2) **更年期后机体中形成胆石的主要"原料"增多**：此期运动量明显减少，有的人还有静坐的习惯，但饮食习惯和食量没有改变，且由于子女成人，经济负担减轻，吃得也较好。这样不但易使人发胖和引起脂类代谢紊乱，而且使许多脂类物质进入体内，直接影响胆汁化学成分，使胆固醇、胆色素增高。

(3) **更年期易患胆系感染**：进入更年期机体的免疫力下降，浓缩的胆汁或反流的胰液对胆囊黏膜的化学刺激可产生炎症，在此基础上易招致继发性细菌感染。尤其是肠道寄生虫感染，特别容易形成胆石症。

更年期老爸为何会患脂肪肝

更年期肥胖老爸易患脂肪肝，一是因为肥胖可使肝脏脂肪变成脂肪肝。肥胖者由于肥大的脂肪细胞对胰岛素不敏感，使得机体对糖和脂肪的分解利用减少，大量脂肪堆积并使过多脂肪转移至肝，造成脂肪肝。二是因为更年期老爸肥胖同样是糖尿病的独立危险因素，如果同时有糖尿病，则由于胰岛素分泌不足、脂代谢紊乱，大量脂肪同样会进入肝脏，形成脂肪肝。三是因为更年期老爸的应酬较多，易于造成饮酒量和脂肪摄入易于积聚，导致脂肪肝的发生。四是因为中年人整天忙于事务，缺乏锻炼、运动量减少，也会使得体内脂肪转化热能减少，脂肪堆积而使脂肪肝发病率增高。

一般来说，脂肪肝并不代表真正的疾病，只是一种病理变化。因此，一旦查出脂肪肝后要综合分析，如果仅为轻中度脂肪肝则无须特殊药物治疗，采取饮食、运动疗法，以及戒酒、控制糖尿病、减肥等综合措施便可达到治疗目的。如果系脂肪含量已占肝重40% ~ 50%的重度脂肪肝，则需配合降脂或调脂药物，同时给予适当的保肝药物。在上述防治措施中，戒酒是很关键的，因为酒精性脂肪肝患者的肝功能异常明显，且易转化为肝硬化；而非酒精性脂肪肝则相反，很少出现肝硬化，相对预后较好。

脂肪肝患者可适当多吃水果和蔬菜，尽量少吃含动物脂肪的高胆固醇食物，如蛋黄、奶油、动物内脏（特别是脑、肝、肠等），以及水产品中的甲鱼、乌贼、鱿鱼、虾和蟹黄、蚬子、蚶肉等。

肥胖相关性脂肪肝要减重，这可改善肥胖伴同的高胰岛素血症、胰岛素抵抗、糖尿病、高脂血症，并使脂肪肝消退。饮食疗法和锻炼是减重的基础。

有的人做菜时喜欢多放油。他们认为油重菜吃起来香，实际上这样做对身体并无好处。植物油如豆油、花生油、菜籽油、棉籽油等虽属于不饱和脂肪酸，但吃得过多，体内消耗不了，便会合成饱和脂肪酸在组织内沉积，如在肝内沉积过多会形成脂肪肝或加重症状。

如果能够正常进食，体内并不缺乏热能，再过多地补充糖类就会带来害处。因为过多的糖在体内会发生转化，如果肝病患者有脂肪代谢障碍就会发生脂肪肝，肝炎后脂肪肝的预后是很差的。

适当的运动锻炼，增加体力消耗，避免养成久坐少动的习惯，控制体重增加，肥胖者可用各种方法减肥。肥胖又是脂肪肝的一个重要信号，所以预防脂肪肝一定要控制体重，切莫发胖，最好能定期测量体重。

定期体检可以早期发现肥胖症、糖尿病等疾病，阻止病情发展。

更年期老爸为什么容易便秘

人到更年期，由于自主神经功能紊乱而肠蠕动缓慢。此外，由于精神心理变化，患者多忧愁、思虑、抑郁、失眠更影响食欲，甚至厌食而饮食过少，造成肠内容物容积小，难以达到引起肠蠕动的刺激量；或因偏食，不吃或很少吃蔬菜水果等，过少摄入富含膳食纤维的食物是促成便秘的常见因素。还有一些患者由于焦虑、恐惧不敢活动，甚至卧床不起，更易促使肠蠕动迟缓而便秘。更年期老爸便秘比青壮年要高2倍。

更年期老爸开始喜静不动，缺乏锻炼，更使腹肌、膈肌、肛提肌及肠壁平滑肌等张力减退、松弛无力，因此造成排便动力缺乏及肠蠕动功能减弱，是更年期老爸发生排便困难和便秘的重要原因之一。

更年期老爸牙齿功能开始不够健全，或不愿吃蔬菜、水果等含膳食纤维的食物；或偏食过于精细少渣食物；或食谱过于单调影响食欲，进食过少；或饮水过少等，均易导致便秘。

更年期老爸多有脑动脉硬化，易发生精神抑郁、焦虑等，或因患痔疮、肛裂或脱肛，因排便疼痛而畏惧排便、精神紧张等，均能抑制排便反射和便意，拖延排便时间，使粪便在肠道内滞留过久而干燥，出现便秘。

有些更年期老爸由于活动减少等易于发胖，如过于肥胖则影响腹肌、膈肌等的收缩功能及肠道蠕动功能；而过于消瘦的更年期老爸则腹肌、膈肌、肛提肌无力等，亦可因排便动力缺乏而便秘。

更年期老爸常患一些慢性病，若服用一些影响肠蠕动的药物或抑制胃肠腺体分泌功能的药物，如降压药、解痉药、含铝或铋的制酸药等，可引起便秘。

更年期老爸患便秘后要注意保健：

（1）**生活规律，餐前饮水**：中老年便秘患者在饮食上应养成有规律的习惯，清晨应当吃早餐，养成餐后大便习惯。餐前饮凉开水能促进排便，清晨起床后喝杯冷开水或牛奶则效果更好。

（2）**多吃果菜，润肠通便**：充分的纤维素含量能使粪便排出时间加速1倍。水果和青菜不仅含纤维素和维生素，同样还因为水分充足使排便通畅。

（3）**常吃粗粮，喝奶饮蜜**：日常生活中人们吃粗粮已比较少，粗粮是 B 族维生素含量丰富的食品，如豆类、酵母、粗粮等，可增强肠道的紧张力。此外，还应经常食用酸奶、蜂蜜等利便食物。

（4）**少食香料，避免刺激**：更年期后由于代谢功能衰退，结肠直肠开始萎缩，肠道黏液分泌减少，如膳食中香料太多，纤维素太多，可引起痉挛性便秘。对此类患者，膳食中应避免刺激性食物，如酒、浓茶、咖啡、辛辣的调味品和各种香料等，少吃含植物纤维素多的食物，如生水果及干果类食品，慎用易使腹部胀气的物质如蔗糖、萝卜等，而应给以少渣的半流质饮食。

（5）**多渣膳食，多用食油**：若纤维素过少，膳食中蔬菜和水果缺乏，饮水不足，脂肪量不够，又可导致无力性便秘。对此类患者则应采用多渣膳食，以增进肠蠕动，如加青菜、水果、糙粮、生拌凉菜类；也可在膳食中增加含琼脂的菜肴，以利粪便软化；多食用含维生素 B_1 丰富的食品，如麦麸水、果汁、豆制品等，每日晨起空腹喝 1～2 杯淡盐水，可促进排便；适当多用些植物油，可以润肠通便；经常适量吃些产气食品，如蜂蜜、洋葱、黄豆、生黄瓜、生土豆汁等。

更年期老爸如何预防便秘

人到更年期或更年前期，更应注意养生保健和锻炼身体。在安排好生活起居、工作学习基础上，结合自己的实际情况，选择散步、慢跑、骑自行车、练气功、打太极拳、做保健操、腹部按摩、腹肌锻炼或跳中老年迪斯科舞等运动方式，不仅能增强体质，锻炼胃肠，增强胃肠平滑肌张力；而且可增加食欲，防止食欲缺乏等，有利于预防便秘。

人到更年期或更年前期，容易发生精神心理上的改变，要善于自我调节和自我控制。结合自己的情趣与爱好，选择一些适宜活动，陶冶情操，如养花养鱼，习字作画，欣赏音乐等。做到恬淡虚无，遇事不怒，心胸开阔，无忧无虑，情绪平稳，精神愉快。尽量回避不良精神刺激，以免由于精神紧张、焦虑烦恼等引起交感神经兴奋，抑制肠胃运动而发生便秘。

人到更年期消化功能开始减弱、胃肠蠕动迟缓。要防止饮食过于精细和精制，适当增加富含膳食纤维的食物及具有润肠通便作用的食物，并适当多吃些五谷杂粮，以及各种水果等。干果中的核桃仁、花生仁、松子仁、杏仁等，均具有良好润肠通便作用。同时要避免过多食用辛辣刺激性食物，如辣椒、胡椒、浓咖啡、浓茶、烈性酒等，以免辛辣燥热刺激肠胃引起便秘。

更年期老爸患慢性支气管炎时如何保健

新鲜蔬菜如大白菜、大萝卜、胡萝卜、菠菜、油菜、番茄等，与羊肉、牛肉、狗肉等同烧同煮，有温补效益，对寒性体质者较好。蛋白质的质和量对防治慢性支气管炎的作用很大。黄豆及其制品有人体所需要的优质蛋白质，可补充慢性支气管炎给机体组织蛋白造成的损耗。热能以米、面、杂粮为主，按平时进食量充足供给。

患慢性支气管炎的更年期老爸要少食海鱼、虾、蟹及牛奶、肥肉等，一是防止助湿生痰，二可避免过敏反应。刺激性食物很多，如辣椒、生葱、芥末等，患者应避免食用，调味不宜过咸、过甜、冷热亦要适度。不吸烟，不饮酒。饮酒可使支气管扩张，助火生痰；烟的尘雾能破坏气管和肺的生理功能与防御能力。

多吃一些止咳、平喘、祛痰、温肺、健脾的食品，如白果、枇杷、柚子、北瓜、山药、栗子、百合、海带、紫菜等。不吸烟，多喝一些浓茶。

适当进行体育锻炼并尽量选择不太激烈的项目，以利改善呼吸系统的功能，增强对寒冷和疾病的抵抗力。积极消除慢性支气管炎的诱发因素，如过敏源或各种理化刺激等；积极防治其他呼吸道疾病。

更年期老爸如何预防慢性支气管炎

（1）**锻炼身体，提高抗病能力**：提高人体呼吸道抗病能力的措施主要是通过体育锻炼、耐寒锻炼和呼吸锻炼来增强体质，达到少发病或不发病的目的。老年人较为适宜的体育锻炼是打太极拳、体穴按摩和一些简单的保健操，根据体力逐渐增加活动量。老年人的耐寒锻炼可从用冷水擦洗鼻子开始，逐步扩大到用冷水擦洗脸和颈部。呼吸锻炼主要指腹式呼吸的锻炼。

（2）**戒烟**：对于慢支患者来说应该戒绝吸烟，戒烟后一般可使症状减轻或消失，病情缓解，甚或痊愈。

（3）**改善环境及工业卫生**：做好通风防尘工作，消除有害的粉尘、烟雾及刺激性气体等对呼吸道的刺激。

（4）**防寒保暖，预防感冒**：寒冷季节着衣以保暖为度，但也不可穿得太厚实。因为衣服过多不利于耐寒锻炼，而且稍一活动就会出汗，反而容易招致感冒。

（5）**注意饮食营养**：适当增加一些营养丰富，蛋白质和维生素含量较高的食物，如豆类、瘦肉、蛋类。病人的饮食应清淡些，不要吃得太咸或太甜，酸辣等刺激性食物和油腻食物应少吃。

更年期老爸为何要防支气管哮喘

支气管哮喘是由嗜酸性粒细胞、肥大细胞和 T 淋巴细胞等多种炎性细胞参与的气道慢性炎症。支气管哮喘是呼吸系统疾病中的常见病，随着工业化的发展、环境污染的加重，发病率有明显上升趋势。目前 50 岁以上的更年期老年患者逐步增多，可能与免疫功能下降或免疫功能失衡有关，与目前环境污染加重也有直接联系。支气管哮喘急性发作时有以下几种表现：

（1）**呼吸困难**：常紧随先兆症状后出现胸闷、胸部紧迫甚至窒息感，胸部似被重石所压，10～15 分钟后发生以呼气困难为主的呼吸困难，并带有哮鸣音。病人被迫端坐，不能平卧，头向前俯，两肩耸起，两手撑膝，用力喘气。发作可持续几十分钟到数小时，自行缓解或治疗后缓解。

（2）**咳嗽、咳痰**：常在先兆期因支气管黏膜过敏而引起咳嗽，一般表现为干咳，至发作期咳嗽减轻，以喘息为主。待发作接近尾声时，支气管痉挛及黏膜水肿减轻，大量分泌物得以排出，而咳嗽、咳痰症状加重，咳出较多稀薄痰液或黏液性痰。若并发感染时，可咳出脓性痰。少数病人可以咳嗽为惟一的表现。

（3）**其他症状**：支气管哮喘发作较严重、时间较久者可有胸痛，部分病人也可有呕吐甚至大小便失禁。当呈重度持续发作时，有头痛、头昏、焦虑和病态行为，以及神志模糊、嗜睡和昏迷等精神神经症状。若并发感染，则可有发热。发作过后多有疲乏、无力等全身症状。

更年期老爸如何预防哮喘发作

居室必须空气流通、新鲜，无灰尘、煤气、烟雾、漆气及其他一切刺激性物质。哮喘患者对温度的变化特别敏感，而大多不耐寒。被褥需温暖适度，卧床宜有靠背支撑，以便不能平卧时应用。枕头需有 2 ～ 3 个，枕头内不宜填塞羽毛或陈旧的花絮，以避免吸入该种物质而引起发作。室内避免布置花草如夜来香、玫瑰花等，虽然不一定由该种植物的花粉引起过敏，但可因其香气而激起发作。

诱发哮喘反复发作的因素很多，注意或避免这些因素或用特殊的脱敏方法治疗和预防哮喘的发作有重要意义。对一切过敏源并非都可以脱敏。例如，煤气、油腻气、化学刺激性气体及很多粉尘都不能脱敏。只能在发现某种过敏源后，尽量避免接触、吸入及食入，尽量减少诱发哮喘发作的机会。

病人要择其适宜的锻炼。在各种运动前可少量用些支气管扩张药物，以预防哮喘发作。生活规律无论对健康人及病人都很重要，按时作息加上一定的文化娱乐活动。劳逸结合，保持心情愉快。

哮喘病人有先兆症状时，如过敏性鼻炎、咳嗽及呼吸道感染等，应明确诊断及时给药，减少哮喘的发作。一般常用的抗过敏药物在出现先兆症状时应用效果较好，而在哮喘发作后再用则大多无效或效果较差。用药必须及时，并要恰到好处。

更年期老爸为何要防失眠

更年期失眠者较常见，不少人为失眠而痛苦。不论有无失眠的毛病，都应保持充足、有效的睡眠，这对于进入更年期的人身体健康显得十分重要。统计资料表明，更年期老爸需要 6.49 小时睡眠时间。原因是更年期连续睡觉的节律有所改变。成年人睡得更好的方法是，热牛奶能使人在入睡前安静下来。重要的是尽可能地遵守固定的睡眠时间。

困扰许多更年期老爸的发福现象与失眠有关。美国芝加哥大学的研究人员调查了 149 名健康男子的睡眠状况，他们的年龄从 16 ~ 83 岁不等。结果显示，更年期老爸的深度睡眠时间大幅度减少。男子在深度睡眠中会制造生长激素，深度睡眠时间缩短会导致生长激素分泌减少，这可能导致了大多数男子中年以后开始发福。脂肪堆积、腰围增加和肌肉松弛都与生长激素缺乏有关。研究还表明，男子在 50 岁以后总的睡眠时间大约每 10 年减少 27 分钟，他们在夜间经常醒来，醒来后清醒的时间随年龄的增长而延长。

更年期综合征患者要明确引起失眠的原因，必要时可去医院就诊。切忌自行其是，以免耽误疾病的诊断。如果是偶尔失眠，更不必用安眠药来催眠。尽可能自然入睡，保持睡眠的自然节律。如确有必要服用安眠药时，要在医师的指导下服用，千万不要随意加大剂量或长期服用。催眠药的用药时间也宜短不宜长。可将数种药相互交替使用或间断使用，睡眠情况好转时要逐渐减量，不要突然停药，以免出现戒断反应。

对生活中偶尔遇到失眠不必过分忧虑，相信自己的身体自然会调节适应。人的身心弹性甚大，有的连续 200 小时不睡者仍能保持身心功能正常，一两夜失眠自不会造成任何困难。偶尔失眠之后，如不担心失眠的痛苦，到困倦时自然就会入睡。失眠之后愈担心会再失眠的事，到夜晚就愈难入眠。

避免失眠的最有效方法是使生活起居规律化，养成定时入寝与定时起床的习惯，从而建立自己的生物钟。有时因必要而晚睡，早晨仍然按时起床；遇有周末假期，避免多睡懒觉；睡眠不能储存，睡多了无用。

每天保持半小时至一小时的运动，借以活动身体各部器官。睡前应尽量避免剧烈运动，有人想借睡前剧烈运动使身体疲倦而后易睡是错误的。

睡前半小时内避免过分劳心或劳力的工作。即使明天要参加考试，也绝不带着思考中的难题上床。临睡前听听轻音乐有助于睡眠。

尽量使卧房隔离噪声，而且养成关灯睡觉的习惯。

养成睡床只供睡眠用的习惯；不在床上看书，不在床上打电话，不在床上看电视。因为在床上进行其他活动时，常常破坏了自己定时睡眠的习惯。

　　睡前如有需要，可适度进食；牛奶、面包、饼干之类食物，有助于睡眠。过饱对睡眠不利；而咖啡、可乐等刺激性的饮料则不利于睡眠。

　　失眠者切忌未经医师处方，即自行购用安眠药物。即使明天要大考，一夜失眠也不一定影响成绩。而安眠药虽能使人入眠，但第二天用药后的不良反应反倒对人身心不利。

更年期老爸为何脑卒中发病率高

　　脑卒中乃急性脑血管意外，系脑部或支配脑的颈部动脉病变引起的脑局灶性血液循环障碍，导致急性或亚急性脑损害症状，以偏瘫、失语、昏迷等为常见。脑卒中多见于更年期前后，40 岁以内发病率较低，50 岁后发病率显著增加，50 ～ 65 岁的患病者最多。脑出血多见于中年以上年龄组，以后随着年龄的上升而逐渐下降；脑血栓常见于老年，尤以男性较多。65 岁前男性脑血管意外的发病率高于女性。脑卒中是危害老年人致死、致残率相当高的疾病，后果严重，约 1/4 患者在发病 24 小时内死亡，约半数于 3 星期内死亡。缺血性脑卒中患者经过急性期存活者约半数在 5 年内死亡，死亡原因分别为脑卒中复发、心肌梗死、充血性心力衰竭、肺炎等。此病的特点为起病急剧，往往在一瞬间、数分钟、数小时，至多 1 ～ 2 日内脑部损害症状达到高峰。如患者幸存，常可在短时间，一般在数分钟至 1 ～ 2 日内见到症状部分或完全好转，大多数在数星期内可有明显好转，病情稳定，但功能恢复缓慢，难以估计。

更年期老爸为何要防骨关节炎

　　骨关节炎是中年以后发生的一种慢性关节炎。年过 50 岁的人身体各部分的组织、器官都进入衰老退化阶段，骨和关节也不例外，常常发生关节软骨变性、软化、脱落，骨与骨之间的碰击、摩擦和挤压，以及关节周围的肌肉、韧带因萎缩、老化而失去弹性，肌肉力量明显减弱等，使关节失去了保护，稳定性受到影响。在日常生活和劳动中，关节经常受到牵拉、摩擦、挤压等刺激，沿关节面边缘便形成唇样突起的骨质增生，如脱离即变成关节内游离物。负重关节和活动范围较大的关节如颈椎、腰椎、膝关节、髋关节，其退行性变发生较其他部位更为突出，故也是"骨刺"最常见的部位。中年以后，其发病率随着年龄的增长而激增，但这是一种生理现象。

骨关节炎起病缓慢，主要症状为关节酸痛，多发生在晨起或久坐之后，经适当活动后能缓解，活动过多则酸痛又出现。病情较重者休息时也感关节疼痛，病变关节常感到僵硬、活动不便。还可因关节积液、骨质增生出现肿胀，活动时病变部位出现摩擦感。发生在颈、腰椎时，有反射性或放射性臂痛或坐骨神经痛，伴有麻木感，严重者出现运动功能障碍，颈椎骨质增生较严重者还可引起脑部症状，表现有眩晕、头痛、视物模糊。

骨关节炎对每个人的影响都不同，有的人病情进展很快，有的人症状更重。目前骨关节炎的病因尚不清楚，可能是环境和体内因素共同作用的结果。此外，患者饮食情况、体重多少、某些活动中关节承受的压力多大和患者对这种压力的反应如何等都可能会影响疾病的发生。

骨关节炎虽然可引起关节畸形，关节间隙变窄，但不会造成关节强直。尽管如此，患病后也不能放任不治，还应积极进行治疗。大多数有效的治疗方案都是根据病人的需求、生活方式和健康状况制定的联合治疗。骨关节炎的总体质量目标有4个：一是通过药物和其他方法控制疼痛，二是通过休息和锻炼加强关节护理，三是保持适宜的体重，四是保持健康的生活方式。

锻炼是对骨关节炎最好的治疗方法之一。这样的活动可以改善病人的情绪和生活态度，减轻疼痛，增加灵活性，改善心功能和血供，保持适当的体重，促进身体健康。锻炼花费不多，如果方法正确也没什么不良反应。锻炼的方式和运动量得看要锻炼哪个关节，其稳定性如何，以前是否做过关节置换术。有规律的锻炼身体对于自我护理和恢复健康起着关键的作用。要根据个人的实际情况，参加一些力所能及的体力活动和运动锻炼，以加强关节肌肉锻炼。例如，太极拳、保健操、慢跑、散步等户外运动有利于保持关节较大的活动范围，使关节得到较多的营养，韧带、肌肉能维持一定的韧性、弹性，防止骨骼及关节发生退行性病变，这无论从生理上及心理上来说，对骨关节的保健都能起有益的作用。

大多数病人最好在疼痛很轻时进行锻炼。要先做好准备活动，然后再慢慢开始。经常休息可以使锻炼效果更好，还能减少损伤的发生。骨关节炎病人在开始一项锻炼方案之前应先请医生给自己做个全面体检。

更年期老爸为何要防肩周炎

肩周炎是更年期老爸的常见病之一，因发病年龄多在 50 岁左右，故又有"五十肩"之称。它是以肩部酸痛和运动功能障碍为主要特征的常见病。其发生多见于肩部有扭伤、挫伤史，以及慢性肩部损伤者，或因肩部常受风寒者。肩周炎患者早期以肩部酸楚疼痛为主，夜间或冬季尤甚；静止时疼痛剧烈，肩活动不灵活，有僵硬感，局部怕冷，然后疼痛逐渐影响到颈部及上肢，肩活动受限，甚至肩部耸起抬臂上举困难，也不能外展，不能做梳头、脱衣、叉腰等动作；掏衣裤口袋也感困难，有人甚至根本不敢活动。病初时肩部肌肉常较紧张，后期则有萎缩现象。后期肩部的各种活动受到限制，肌肉萎缩明显，而疼痛反而不明显。肩周炎患者应注意肩部要保暖，不要受凉。经常适当地运动，最重要的是及早进行患侧主动的和被动的肩关节功能锻炼，如弯腰垂臂摆动、旋转、正身爬墙、侧身爬墙、拉滑车等。

肩周炎患者在日常生活中应注意下列事项：

(1) 要加强身体各关节的活动和户外锻炼，注意安全，防止意外损伤。

(2) 老年人要加强营养，补充钙质，如喝牛奶、骨头汤，吃鸡蛋、豆制品、黑木耳等，或口服钙剂。

(3) 各种训练的方法，采用项目的多少，重量的大小，重复次数的多少，应因人而宜。一般患者可自行掌握这样的原则，即进行的项目可以胜任，不致引起过分劳累和产生疼痛，运动量在开始时不可过大，但也不可不足，要适当掌握。

(4) 热敷和理疗时要注意水温和热度不要太高，以防止烫伤。

(5) 锻炼要认真，不要因怕疼痛而中止，要持之以恒，循序渐进，以患肩有一定疼痛感为宜，并逐渐加量，不可强行牵引以免造成新的损伤。

(6) 功能锻炼一定要根据不同病程选用相应手段，冻结期宜选用徒手练习为主，稳定期可选用器械练习为主。

(7) 器械练习时应事先做好准备，在身体有发热感后才能开始练习，而且一定要控制好运动强度，以免产生新的损伤。

更年期老爸为何要防颈椎病

颈椎病也称颈椎综合征，是指颈部扭伤或椎间盘退化、椎骨退行性改变引起神经、血管压迫而出现的一系列症状，男性在更年期骨质退化较快，肌肉萎缩无力，加之平时的劳伤，极易发生颈椎病。颈椎病早期仅感颈部活动不适，伴有上肢酸软乏力，或睡后颈部僵直固定在某一部位，不能活动，颈部肌肉紧张、发酸、旋转不利，不能低头过久。日后逐渐感颈肩部酸痛，伴有上肢的某一区域发麻、疼痛、酸软无力，按压颈部压痛点时，有向上肢放射性窜麻、疼痛，或向肩胛内侧放射。椎动脉型则不能转侧头颈，头晕头昏，神疲脑涨，视物模糊或眼睛发花，不思饮食。交感型则有恶心、呃逆、不欲食，失眠多梦，胸腹痞闷，颈肩部发热或局部出汗发麻，手指无力，手心出汗，急躁易怒，或闷闷不乐，口苦咽干等。脊髓型的症状，早期不易同前几型区别，其典型症状为上肢进行性无力，不能活动或持物，下肢跛行，诸症均呈进行性加重，无间歇期。一般有颈椎病数年乃至几十年的病史；X 光片造影可见椎管内脊髓受压，CT 片可确诊。混合型颈椎病则症状不拘哪一型，均可出现。

颈椎病病程比较长，椎间盘的退变、骨刺的生长、韧带钙化等与年龄增长、机体老化有关。病情常有反复，发作时症状可能比较重，影响日常生活和休息。因此，一方面要消除恐惧悲观心理，另一方面要防止得过且过的心态而放弃积极治疗。

颈椎病急性发作期或初次发作的患者要适当注意休息，病情严重者更要卧床休息 2 ~ 3 周。卧床休息在颈部肌肉放松，减轻肌肉痉挛和头部重量对椎间盘的压力，组织受压水肿的消退方面具有重要的作用。但卧床时间不宜过长，以免发生肌肉萎缩、组织粘连、关节粘连等变化，阻碍颈椎病的恢复。所以，颈椎病的间歇期和慢性期还应适当参加工作，不需长期休息。

人体犹如一部复杂的机器，时常需要加以保养。尤其是颈椎病，本身就是一种退行性病变，更要对颈部加以保护，尽量避免不必要的损伤。无论是睡眠、休息，还是学习工作，甚至日常一些动作，都要保持良好的习惯，时刻不忘颈椎的保护，同时加强颈肌的锻炼。

绝大多数颈椎病患者经非手术治疗能够缓解症状甚至治愈不发。但是，每一种治疗方法均有其独特的操作、作用和适应证，需要有专科医师指导，而且有一定的疗程。切忌病急乱投医，朝三暮四，频繁更换治疗方法或多种方法杂乱并用，这样不但得不到治疗效果，反而加重病情。

更年期老爸也骨质疏松吗

骨质疏松是更年期老爸的一种常见疾病。骨质疏松是指骨质密度下降、骨皮质变薄、骨应力强度减小，X 线片上骨密度变小的疾病。由于中老年性激素水平下降，钙磷代谢发生改变，引起骨质成分变化，骨质逐渐变得疏松，X 线片可发现骨密度变化时，说明骨骼中的矿物质比正常时减少30%以上，骨密度检查 T 值 -2.5 可诊断为骨质疏松症。

一般男性更年期时骨骼变化较大，都有不同程度的骨强度减退，随着退休，工作繁忙程度的下降，体力活动也明显减少，骨骼疏松以四肢为快。正常情况下，大多数人不会出现较严重的症状，仅40%～50%的老年人才有轻重不同的感觉。

骨质疏松病人由于失去了骨骼的坚硬性，支持作用减弱，所以感到全身乏力和酸痛。疼痛以脊椎和骨盆为主，并可延伸至腰及下肢，活动时疼痛加剧，卧床休息时减轻。骨质疏松患者骨强度下降则极易骨折，在外力或不当姿势时也会发生，更年期如饮食调摄不当，维生素和人体必需物质摄入减少，骨质疏松程度会加快加重。早期无明显症状，仅觉得神疲乏力，以运动或体力劳动后尤为严重，腰膝酸软在休息后则缓解。以后逐渐加重，并发展到行走不久后即出现全身乏力和酸痛，疼痛以腰骶部为重，常易误认为是腰肌劳损，伴有下肢沉重感。活动时疼痛加重，卧床休息时减轻，再下床时又会加重。甚则坐、立时间较长，弯腰、上楼，以及咳嗽、喷嚏时都会加重疼痛。与天气变化有关。年龄在 50 岁以上的男性只要存在以上情况，则应及早去医院进行检查，以获得早期防范治疗。

骨质疏松的防治特别强调年龄段，宜越早越好。中年以后应每年检查一次骨密度，以了解自己的骨峰值，防患于未然。长期循序渐进的运动不仅可减缓骨量的丢失，还可明显提高骨盐含量。运动还能促进骨细胞的活性，有报道说，60 岁以上的更年期老爸每天坚持长跑，可使骨龄年轻 20 年。

补肾方药能抑制破骨细胞的骨吸收活动，同时还能增生成骨细胞，促进骨形成。补肾方药在一定程度上还能稳定和提高人的性激素水平。所以，人至中年，应根据体质的阴阳偏颇，常服补肾之品。若肾阳虚，则"形不足者，温之以气"，服用肾气丸、右归丸等；如肾阴虚，则"精不足者，补之以味"，服用六味地黄丸、大补阴丸等。

在骨组织的代谢过程中需要适量的钙、磷及维生素 D。某些胃肠道疾病引起消化吸收不良时，则影响钙及维生素 D 的吸收，造成骨质疏松症。还有更年期老爸肠黏膜对钙的吸收功能减低，也属脾虚之列。临床应用健脾调脾法治疗胃肠道病症和改善更年期老爸的消化吸收功能行之有效，可用人参归脾丸、参苓白术丸等。

骨质疏松症突出的症状是腰背疼痛，或伴四肢放射痛、带状痛，肢体麻木、无力，或伴肌肉疼痛、下肢腓肠肌痉挛等。通则不痛，血滞必用通法，但宜养血活血以通之，可用当归、川芎、白芍、怀牛膝、鸡血藤等。

更年期老爸为何要防白内障

50 岁以后的男性容易发生白内障。白内障有先天性和后天性之分，更年期白内障是后天性白内障最常见的一种。白内障发生原因尚不完全明了。更年期白内障的突出表现为视物时眼前有固定不变的黑点或云雾感，有的原有老视，突然不需戴眼镜也能看清近物，但不久即有视力减退，有的单眼复视或多视现象，即在看一个物体时会出现两个或多个。这都是早期表现。随着白内障的发展，晶状体的浑浊度逐渐加重，最后呈均匀一致的浑浊，挡住瞳孔，严重影响视力以至于失明。

患白内障后，在白内障早期，可口服维生素 C 片，每次 100 毫克，每日 3 次；

胱氨酸片,每次50毫克,每日3次;同时,可用卡他灵等眼药水滴眼,每次1～2滴,每日3次。据研究发现,阿司匹林具有延缓白内障进展的作用。因此,早期可试服阿司匹林,每次2片(每片0.3克),每日2次,为减少对胃的刺激,可在吃饭中间吃。如果采用手术治疗的话,必须在白内障成熟期进行,将不透明的晶状体全部取去出。手术摘除白内障,使眼屈光系统中失去一块凸透镜,病人裸眼视力很差,在一米处只能看清手指数。要提高视力,须戴镜片很厚的眼镜,1100～1400度,很不方便。现在采用人工晶体植入术,可以在白内障成熟期之前进行,且手术后不必佩戴凸透镜即可获得正常或接近正常的视力。其手术条件要求较高。

为了避免白内障的发生和控制白内障加重,以下几点需注意做到:

(1)注意精神调摄,遇事泰然处之,心胸应宽广,保持情绪舒畅,要制怒。培养对养花、养鸟、养金鱼的兴趣来陶冶情操,多与年轻人交谈,能分散对不愉快事情的注意力,激起旺盛的生活热情,能起到阻止和延缓病情进展的作用。

(2)加强用眼卫生,平时不用手揉眼,不用不洁手帕、毛巾擦眼、洗眼。用眼过度后应适当放松,久坐工作者应间隔1～2小时起身活动10～15分钟,举目远眺,或做眼保健操。要有充足的睡眠,及时消除疲劳。

(3)积极防治慢性病,包括眼部的疾患及全身性疾病。尤其是糖尿病最易并发白内障,要及时有效地控制血糖,防止病情的进一步发展。

(4)饮食宜含丰富的蛋白质、钙、微量元素,多食含维生素A、B族维生素、维生素C、维生素D的食物。平时多食鱼类,能保持正常的视力,阻缓病情的进展。

(5)吸烟易患白内障已被实践所证实,应及早戒烟。

十、爸爸必知的家庭急救知识

心绞痛时如何家庭急救

安静休息可使病人的心率减慢，血压达正常范围的较低水平，心脏负荷（心率 × 收缩血压）减轻，心肌耗氧量减少，达到节能目的。一般劳力型心绞痛病人在心绞痛发作时立即停止活动后症状常可减轻或消除。

应选用作用迅速、疗效确切的短效硝酸酯类药，以迅速扩张冠状动脉及其侧支循环，增加冠脉循环的血流量，同时扩张周围静脉血管，减少静脉回心血量，从而减低心脏前负荷和降低心肌耗氧量，达到缓解心绞痛的效果。在使用硝酸酯类药物时，患者应采取靠坐或半卧位姿势，效果较好。直立位时由于药物使血管扩张，脑部血液供应减少，可导致体位性晕厥。

心绞痛发作时，病人往往因胸闷、气短、疼痛等症状而情绪紧张、焦虑不安，此时服用地西泮 1 ～ 2 片可稳定病人的情绪。吸氧可增加血液中的氧含量，增加冠状动脉和心肌氧供，达到开源的目的。有条件时吸氧，可显著增加心肌供氧量。

对于频发心绞痛和上述药物疗效不佳的顽固性心绞痛病人来说，应与急性心肌梗死进行鉴别，需及时到医院请心血管专科医师诊治。通常的原因有：①冠状动脉狭窄病变严重或多支冠状动脉病变，药物不能使严重病变的冠状血管扩张，使药物治疗失败。②预防心绞痛发作的治疗药物选择不妥当，需调整治疗方案或药物。③长期服用硝酸酯类药物出现耐药反应，当再用上述短效硝酸酯类药物时疗效差或无效，但此种情况少见。④硝酸酯类药物使用时间过长或保存不当而失效。以上这些问题均需请心血管专科医师认真分析和帮助解决。

心肌梗死如何家庭急救

(1) 就地休息，千万不要随意搬动病人，以防止因搬动加重心脏负担而引起意外。

(2) 让患者取便于呼吸的舒适姿势，如半卧位靠在被子上，足稍抬起，注意不要平卧。

(3) 不要惊慌，要保持镇静，必要时可给病人服用镇静药，如地西泮 5 ～ 10 毫克。

(4) 如备有哌替啶或吗啡，对疼痛剧烈者可肌内注射 50 ～ 100 毫克哌替啶或 5 ～ 10 毫克吗啡止痛。

(5) 如病人出现呼吸、心搏停止，立即对病人进行口对口人工呼吸和心脏按压。并尽快将病人送至医院急救。

发现脑卒中时如何家庭急救

脑卒中都是突然发生的，尤其是脑出血发病更快。此时，家人不要惊慌失措，不要急于从地上把病人扶起，正确搬动病人的方法是 2 ～ 3 人同时把病人平托到床上，头部略抬高，以避免震动。松开病人衣领，取出假牙，呕吐病人应将头部偏向一侧，以免呕吐物堵塞气管而窒息。如果病人有抽搐发作，可用筷子或小木条裹上纱布垫在上下牙间，以防咬破舌头。如果呕吐分泌物阻塞咽喉部，病人出现气急、咽部痰声重等症状时，可用细塑料管或橡皮管插到病人咽喉部，另一端用口吸出分泌物。

同时，应赶快拨打 120 电话呼叫救护车，要讲清楚详细地址，最好提供有明显特征的标志物，并且简单地告知病情，以便医生采取相应的抢救措施，还要告知呼救者的姓名、联系电话，以便在救护车没有找到地点时，可由呼叫器通知调度员与病人家属取得联系。打完呼救电话后应派人到住所附近或路口明显处等候，以便引导救护车。

在送病人去医院前尽量减少患者的移动。转送病人时，不要用椅子搬运，也不能四人抬四肢，而头部任其摆动，这样无形中会加重病情。应将病人放在门板、铺板或牢度较强的被褥床单上，提起四角将病人搬运，有担架就更理想。如果从楼上抬下病人，要头部朝上脚朝下，这样可以减少脑部充血。在送医院途中，家属可双手轻轻托住患者头部，避免头部颠簸。

脑血管病人的家庭急救和最初症状观察非常重要，它可为医生提供抢救治疗的机会和依据。

出现休克时该如何急救

(1) 发现病人出现休克时，应该立即想办法尽快将病人送至医院抢救。因为在家完全纠正病人的休克是不可能的。

(2) 保暖对休克病人非常重要。可用毛毯、棉衣之类包住身体，令机体温暖，减少耗氧量。

(3) 针对休克的原因确定具体的处理方法，如创伤引起的休克，要固定伤肢，避免过多搬动；出血引起的休克，要立即想办法止血等。

(4) 令病人取平卧位，下肢抬高。如有心衰、肺水肿等情况出现，病人可取半卧位。

(5) 对于昏迷的病人，注意呼吸道是否通畅，并随时清除病人口内异物。

(6) 有条件者应给病人吸氧。

心搏骤停时如何家庭急救

心搏骤停的抢救方法称为心肺复苏术，掌握正确的心肺复苏方法对于抢救成功十分重要。首先应立即将病人置于平地或硬板上，取仰卧位，头后仰，清除口中异物并松开衣领。

(1) **拳击复律**：心搏骤停最常见的原因为心室纤颤，这种情况如果发生在医院内，医务人员通常是采用电除颤来使心脏复跳。但是，在发病现场急救显然不具备这种条件，此时抢救者可以用自己的拳头在病人的心前区胸骨体下段急速叩击 2 ~ 3 次，有时亦可获得电除颤同样效果而使心脏复跳。

（2）**胸外按压**：如拳击复律无效，应立即开始胸外按压。抢救者位于病人一侧或两膝骑跨于病人腰的两侧。以左手掌根部置于病人胸骨体下半部（中下 1/3 段交界处），右手掌根交叉压在左手背上，按压时注意两肩、肘、臂与病人垂直，不要弯曲，垂直下压，借助肩、臂及掌根的力量，每次将胸骨下压 3～4 厘米，按压与放松时间基本相等。按压频率每分钟 80～100 次，注意下压时手指不能压触肋骨，以免造成肋骨骨折，放松时手掌也要紧贴胸骨，不可离开。胸外按压的目的是通过按压胸部使胸腔内压增高，而使心脏和大血管内的血液向胸腔外的血管流动，维持血液循环。有效而连续的胸外心脏按压是心脏复苏的关键。

（3）**人工呼吸**：心脏复苏的同时，还应及时进行呼吸复苏，即行口对口或口对鼻人工呼吸。施救者首先抬起病人颏部，使头后仰以保持呼吸道通畅，用一手捏住病人的鼻孔，防止吹入的气体逸出，用另一手撑开病人的口，深吸一口气后，将自己的口唇与病人的口唇外缘密合并用力向患者口内吹气，以能看到病人的胸壁抬起为有效。若病人牙关紧闭则可施行口对鼻呼吸法，将病人口唇封闭，施救者口对准病人鼻孔吹气。施救时人工呼吸应与胸外心脏按压协调配合，若一人在场抢救时，每胸外按压 15 次行人工呼吸 2 次；两人抢救时，每胸外按压 5 次行人工呼吸 1 次，人工呼吸应在胸外按压间歇期进行。

在进行上述急救的同时，应立即组织人员将病人送往邻近医院，以便得到更有效及进一步的救治。

低血糖时如何家庭急救

（1）绝对卧床休息，迅速补充葡萄糖是决定预后的关键。及时补糖将使症状完全缓解，而延误治疗则出现不可逆的脑损害。因此，应强调在低血糖发作的当时，立即给予任何含糖较高的物质，如饼干、果汁等。重症者应注意勿使食物吸入肺中呛入气管，以至于引起吸入性肺炎或肺不张。

（2）能自己进食的低血糖患者，饮食应低糖，高蛋白，高脂肪，少食多餐，必要时午夜加饮含糖饮料一次。

(3) 低血糖昏迷时，如有可能应测血糖。病人尚有意识者可饮糖水。病人已昏迷，亲友可以在病人口腔黏膜、牙龈上涂抹蜂蜜等。同时与医生取得联系，送医院静脉滴注 5%～ 10% 葡萄糖液。

出现咯血如何家庭急救

(1) 当病人出现中等量或大量咯血时，立即令病人卧床休息，或采取半卧位及病人认为较舒适的位置。

(2) 将病人头偏向一侧，保持呼吸道通畅，避免较大的血凝块堵住气管，引起窒息死亡。

(3) 用冰袋冷敷胸部。

(4) 咯血时不可强硬屏气忍住咳嗽，可轻轻咳嗽，将肺内的血液咳出来。

(5) 咯血病人出现窒息时，立即改换体位，取头低臀高位。拉出病人舌头，迅速掏尽口内和喉部血块，并拍击病人背部，以利血块排出。

(6) 可口服止血药，如三七粉、紫草液等。

呕血时如何家庭急救

(1) 大量呕血者应绝对卧床休息，并将头偏向一侧，注意防止血液逆流吞入。

(2) 用冰袋放在胃部冷敷，以利止血。

(3) 消除病人紧张情绪，最好不要让病人看见吐出的血液，以免加重病人的恐惧。必要时，可给予病人镇静药。

(4) 当病人呕血量较大，出现面色苍白、出冷汗、脉搏细弱、肢冷等失血性休克症状时，应尽快将病人送至医院抢救，并注意途中病人的保暖。

(5) 有条件者，可用云南白药 0.3 ～ 0.6 克，每日 3 次，口服。

突然晕厥如何家庭急救

(1) 令病人平卧，使足部略抬高，头部稍低。

(2) 如病人平素患有心脏病，并怀疑是心脏病变引起的晕厥时，则应令病人采取半卧位，以利其呼吸。

(3) 救护人员可用双手自病人小腿向大腿方向做重推摩和揉捏，以促使下肢血液回流。

(4) 若病人仍未苏醒，可针刺或用手指掐病人的人中、内关、合谷等穴，或给以氨水嗅闻。

(5) 病人经上述处理，神志仍未能清醒者，应及时送往医院抢救。

高热时如何护理

(1) 对高热原因不明的患者不要随便给服退热药，以防掩盖疾病的真相。

(2) 采用物理降温法，用接近体温的温水给病人擦浴。

(3) 体温较高的患者，可用冰袋、冷水袋或冷水毛巾置于头部，可减轻头痛。

(4) 针刺合谷、曲池、太冲等穴位，也有退热作用。

(5) 如果确诊患者发热是由感冒所引起，可服用抗感冒药及适量的解热镇痛药。

糖尿病昏迷如何家庭急救

(1) 最好先辨别昏迷的性质，区别出高血糖性昏迷还是低血糖性昏迷。

(2) 如果患者意识清醒，并能吞咽的话，那么对于低血糖性昏迷最有效的办法是让患者喝糖水或吃糖块、甜糕点之类；而对高血糖性昏迷患者的有效方法是喝加点食盐的茶或低盐番茄汁等。

(3) 若患者意识已经丧失，应将病人放平，解开衣领，保证呼吸道通畅。

(4) 当一时很难判断出糖尿病患者昏迷的原因时，不要轻易采用任何措施，因为高血糖与低血糖两种原因引起昏迷的治法是完全相反的。

(5) 患者如果不能迅速恢复知觉仍不省人事，则必须立即将病人送至医院抢救。

甲状腺危象如何家庭急救

(1) 尽快联系将病人送至医院抢救。

(2) 使用物理降温法或服用药物退热，如用酒精或温水擦浴、敷冰袋于头部等方法。

(3) 一般来说，患有甲状腺功能亢进的病人大多自备有抗甲状腺药物。当发生危象时，可加量服用甲巯咪唑、卡比马唑或丙硫氧嘧啶等，同时还可并用复方碘溶液、普萘洛尔。

(4) 对于昏迷的患者，注意保持病人呼吸道通畅。有条件者应吸氧。

(5) 经抢救脱离了危险期的患者仍须继续治疗甲状腺功能亢进，切不可中断治疗。

支气管哮喘如何家庭急救

(1) 首先判断一下引起哮喘的原因，最好能从病人的环境中清除已知的过敏源。

(2) 可让患者吸入凉的或热的蒸气，以便稀释呼吸道的黏稠分泌物，使痰液顺利咳出，如用离子喷雾器、电热杯，也可用一消毒的湿纱布块放在患者的嘴上。

(3) 出现轻度或中度哮喘发作症状，可给患者口服氨茶碱或用异丙肾上腺素（喘息宁）喷雾吸入。

(4) 对于严重的哮喘，特别是哮喘持续状态的患者应及时送医院治疗，以防发生呼吸衰竭。

(5) 不要轻易给患者服用强烈的镇静药，以防患者的咳嗽及吞咽等反射消失或迟钝，使痰不能顺利咳出，阻塞在支气管内，进一步加重哮喘。

癫痫发作如何家庭急救

(1) 如果可能，可将发病者翻转侧身而卧，松解衣领，头部稍垫高，以防唾液吸入气管阻塞呼吸道。

(2) 用毛巾、手帕或裹以纱布的压舌板垫在上下牙之间，以保护牙齿、舌、颊不受损伤。病人若牙关紧闭，不可强将牙齿撬开。

(3) 患者不自觉乱动时，要把靠近的家具或其他物体移开，以免碰伤患者。

(4) 救护人员千万不要紧张，不要摇晃或按压患者抽搐的四肢，更不要给患者喂药，尽量减少对患者不必要的刺激。

(5) 病人发作如呈持续状态，在发作间歇期意识也不清醒则很危险，应尽快将病人送到医院肌内注射苯巴比妥或静脉滴注地西泮等。

癔症发作如何家庭急救

(1) 当确诊患者属癔症发作时，在场的人都不应过于紧张，不可随意说话。因为病人容易接受暗示影响，在其面前惊慌失措，大惊小怪，会使病人症状加重。

(2) 将病人劝至安静的房间内，使之与喧嚷声隔绝。

(3) 暗示疗法是消除患者症状的主要手段。语言暗示包括对病人表示同情、安慰、劝说及耐心地听取病人的倾诉。

(4) 语言暗示无效的精神症状，可服用镇静药治疗，如地西泮、氯氮平等。

(5) 针刺治疗或皮下注射蒸馏水也是暗示疗法的一种，如针刺人中、合谷、足三里、涌泉等穴，手法采用强刺激，留针 3 ~ 10 分钟，适合于患者的痉挛性发作。若发作中一时找不到针，也可用手指用力按压人中穴。

(6) 经上述方法均不能控制发作的患者，应到医院采用静脉注射葡萄糖酸钙或电刺激治疗等方法。

牙痛如何处理

(1)龋齿痛，可用新鲜大蒜头去皮、捣烂如泥，填塞于龋齿洞内；也可取云南白药适量，用温开水调成糊状，涂于牙周及牙龈部位；另可用风油精、十滴水搽于患处，或连续用较大量的防酸牙膏刷牙等，均会使疼痛迅速缓解，继而消失。对于牙齿过敏而发生酸痛者，可用小苏打 2 ～ 3 片研碎，溶解于 1 杯冷开水中，每日漱口多次；或用大蒜的黄酒浸泡液涂搽，均奏效。

(2)牙神经痛时，可采用冷敷法应急缓解疼痛；也可用棉球蘸取 75% 的酒精涂于牙痛处 2 ～ 3 分钟，再用酒精棉球压在痛处；或取鲜生姜 1 片含于痛处。

(3)牙周炎与厌氧菌感染密切相关，可服甲硝唑（灭滴灵），每次 2 片（每片 200 毫克），每日 3 次，口服，但应忌酒。也可服用复方新诺明，每次 2 片（每片 500 毫克），每日 2 次，口服，首次加倍，但过敏者忌用。

(4)对于龋齿合并感染，牙周炎、牙龈炎、牙髓炎等引起的牙痛，可取六神丸 6 粒加少许黄酒研细，置于龋齿洞内，或将其研细置于牙龈上与唾液混合，可使疼痛迅速缓解至消失。

凡有牙痛史者，均可酌情选用上述药物应急止痛。但此毕竟只是权宜之计，待过渡时间结束，仍应去医院治疗。

鼻出血如何处理

(1)将患侧鼻翼向鼻中隔紧压持续 5 分钟左右，或捏紧鼻腔，前伸下颌，用嘴呼吸数分钟，均有止血作用。

(2)用冷毛巾在鼻背部及额头部进行冷敷，减慢血液循环。

(3)上述方法不能止血时，可用消毒纱布塞入鼻腔，同时用拇指和食指紧捏鼻翼，予以加压止血。

(4)针刺合谷、尺泽穴，也有止血的作用。

(5)如果用以上方法均未能止血或经常发生流鼻血现象时，应及时到医院做详细检查，查明出血原因后，针对病因进行根本性治疗。

呼吸道异物如何家庭急救

(1) 如果异物梗于喉中，救护者可从患者后面将患者抱起，令头部深深地屈下，然后用手大力地拍后背，很可能令异物吐出。

(2) 如果发现病人已嘴唇发绀或呼吸停止，应马上对患者进行口对口的人工呼吸。

(3) 如果是幼儿或婴儿，即可抱着患儿腹部，用 1 个手指探入喉内刺激咽喉，使异物吐出，同时可以轻轻地拍打患儿背部，更容易使异物咳吐出来。

(4) 如果是成年人，可以自己将手伸入口腔内刺激咽喉，令咳嗽，使异物吐出。用力拍打背部有利于异物的排出。

(5) 如果用以上方法均不能取出异物，应尽快将病人送至就近的医院，在喉镜下或支气管镜下取出。

(6) 在缺乏直接喉镜、支气管镜设备和技术条件，病人又呼吸困难非常严重，病情紧急时，可先给氧，并切开气管进行抢救。

一氧化碳中毒如何家庭急救

(1) 立即将患者移至空气新鲜处。因一氧化碳比空气轻，故救护者应匍匐入室，立即打开门窗，解开患者领口，保持呼吸道通畅，注意保暖。一般轻度中毒者经吸入新鲜空气后即可好转。

(2) 必要时吸入高压氧或进高压氧舱治疗，促使碳氧血红蛋白离解。

(3) 有呼吸困难或停止呼吸者，应立即进行人工呼吸，并坚持在 2 小时以上。同时可做针刺治疗，并注射呼吸兴奋药。

(4) 发生严重中毒时，应立即急送医院抢救，可行输血换血，以迅速改善组织缺氧。血压稳定者可放血 300 ~ 400 毫升，放出的血液经充氧后再输入。在输血、输液过程中要防止肺水肿发生。

(5) 及时补液。以高渗葡萄糖液静脉滴注为宜，补液速度宜慢，量不宜过多。

氰化物中毒如何家庭急救

(1) 口服中毒者，可用 1：2 000 高锰酸钾溶液洗胃，并刺激咽后壁诱导催吐、洗胃。

(2) 吸入中毒者，应立即撤离现场，移至空气新鲜、通风良好的地方休息。

(3) 用亚硝酸异戊酯 1 ~ 2 支击碎后倒入手帕，放在中毒者的口鼻前吸入，每 2 分钟 1 次，连用 5 ~ 6 次。

(4) 对症抢救。发生循环、呼吸衰竭者要急送医院，给予强心药、升压药、呼吸兴奋剂，吸氧，人工呼吸等。

(5) 在医院可用亚硝酸钠、硫代硫酸钠或美蓝等进行抢救。近来认为，依地酸二钴、组氨酸钴等有机钴盐类是治疗氰化物中毒较为有效的解毒药。

有机磷农药中毒如何家庭急救

(1) 迅速将患者脱离中毒现场，立即脱去被污染的衣服、鞋帽等。

(2) 用大量生理盐水或清水或肥皂水（敌百虫中毒者禁用）清洗被污染的头发、皮肤、手、脚等处。

(3) 口服中毒者应尽早催吐及洗胃。用清水或 1：5 000 高锰酸钾溶液（对硫磷中毒者禁用）或者 2% 碳酸氢钠（敌百虫中毒时禁用）溶液洗胃。直至洗出液清澈无农药气味为止。如无洗胃设备，病人又处于清醒状态时可用一般温水让中毒患者进行大量饮服，然后轻轻刺激咽喉致使呕吐，如此反复多次进行，直至呕吐出的水达到要求为止。此法简便快速易行有效。

(4) 眼和外耳道污染时，亦可用生理盐水冲洗至少 10 分钟，然后滴入 1% 阿托品 1 ~ 2 滴。

(5) 发生呼吸困难时，有条件者应立即吸氧。

(6) 应用解毒药。

(7) 对于中毒严重者要分秒必争，送往附近医院进行急救。

有机氮农药中毒如何家庭急救

(1) 应立即使中毒者脱离中毒现场至空气新鲜流通的地方。脱去衣服、鞋、帽。

(2) 神志清醒者可自己喝大量的淡盐水或2%小苏打水，然后用筷子或牙刷等轻轻刺激咽喉部引起呕吐，如此反复进行，直至呕吐液清亮为止。

(3) 严重者速送至医院抢救，及时进行紧急的综合治疗。根据病情给予吸氧、补液、输血，以及使用中枢兴奋、升压药物、利尿药、能量合剂等。

有机氯农药中毒如何家庭急救

(1) 误食六六六、滴滴涕后，要立即进行催吐、洗胃。给中毒者喝下大量清水或小苏打等碱性溶液，然后用手指或筷子刺激咽喉壁，诱导催吐，将胃内有毒物质吐出，这样可以加速体内的毒物排出，减少人体对毒素的吸收，减轻症状，控制病情。

(2) 如果是因衣服和皮肤污染而中毒，应立即将所污染的衣服脱掉，先用清水冲洗；再用小苏打或碱性肥皂水冲洗，以阻断毒源；注意保暖，防止感冒。

(3) 为了尽快排出体内毒物，还应采取导泻的办法，服用泻药，但切记不能用油类泻药，因为油剂能促使身体对有机氯的吸收，加重中毒。

(4) 重度中毒者若出现呼吸、心跳停止，应立即进行胸外心脏按压术和人工呼吸，并急送医院抢救。有抽搐者于口腔内放置开口器。呼吸困难者应立即吸氧。呼吸衰竭者注射呼吸兴奋药，必要时机械通气。忌用肾上腺素，以免诱发室颤。

有机硫农药中毒如何家庭急救

(1) 皮肤受毒物污染时，可用温水清洗，并换掉污染的衣服、鞋帽。

（2）口服中毒者应及时催吐，用 1：5 000 高锰酸钾溶液或清水洗胃，并给予硫酸镁或硫酸钠 20 ～ 30 克导泻。忌用油类泻剂。

（3）接触本品期间禁止饮酒。

（4）急性中毒要送医院治疗，给予补液、葡醛内酯、维生素 C 等对症治疗，以加速毒物的代谢。必要时加用利尿药。如有呼吸、循环功能衰竭时，应予以积极处理，并注意水电解质平衡等。

氨基甲酸酯类农药中毒如何家庭急救

（1）立即使中毒者离开中毒现场，移至空气新鲜处，脱掉衣裤，用肥皂水彻底冲洗。

（2）对经口中毒者立即引吐洗胃。

（3）尽快送中毒去医院救治。轻度中毒可以服用或肌内注射 1 毫克阿托品，重度中毒肌内或静脉注射 2 ～ 3 毫克，每隔 15 分钟重复 1 次，直至中毒症状消失。不能应用解磷定等胆碱酯酶复能剂。出现肺水肿以阿托品治疗为主，病情严重者加用肾上腺素。失水过多要输液治疗。对出现呼吸困难的重度中毒者，要进行人工呼吸和输氧，发绀现象消失后，用阿托品静脉注射。

拟除虫菊酯类农药中毒如何家庭急救

（1）清水冲洗或洗胃，去除污染的衣物，并用清水或 1% ～ 3% 碳酸氢钠液彻底清洗被污染的皮肤、指甲和头发等。

（2）口服中毒者用清水或 1 ～ 3% 碳酸氢钠液洗胃。

（3）拟除虫菊酯类农药中毒缺乏特效解毒药。可送医院救治，但可以在医生的指导下试用葛根素或复方丹参液来缓解肌肉痉挛。有抽搐、惊厥者，可用地西泮 5 ～ 10 毫克肌注或静注；流涎、恶心者，可皮下注射阿托品 0.1 ～ 1 毫克。静脉输液，利尿以加速毒物排出，糖皮质激素、维生素 C、维生素 B_6 等可选用，维持重要脏器功能及水电解质平衡。重症患者可考虑血液透析或血液灌流治疗。禁用肟类胆碱酯酶复能剂和肾上腺素。

沙门菌属食物中毒如何家庭急救

(1) 重症病患者给予补液，液中加入维生素 C 1 ~ 3 克，B 族维生素口服或肌内注射。

(2) 轻症患者，可给予黄连素 0.3 ~ 0.5 克，每日 3 ~ 4 次，口服。

(3) 剧烈腹痛腹泻者，可复方樟脑酊，每次 2 毫升，每日 3 次，口服，症状好转即停药。

(4) 伤寒、副伤寒为急性传染病，患者应予隔离，用氯霉素、复方抗甲氧咔啶或呋喃唑酮等治疗，并须注意护理和饮食。

副溶血性弧菌食物中毒如何家庭急救

(1) 对发病者要给予支持及对症治疗，腹痛者给予颠茄或阿托品，纠正水与电解质，酸碱平衡失调，及时补液，有人认为口服补液对治疗急性感染性腹泻造成的脱水是一种经济、安全、方便、有效的治疗措施。治愈率在 95% 以上。

(2) 血压下降者，应进行扩容、纠酸、扩血管、抗休克治疗。

(3) 抗生素可给诺氟沙星等。

河豚中毒如何家庭急救

(1) 用筷子或压舌板刺激咽部催吐，或口服 1% 硫酸铜溶液 50 ~ 100 毫升催吐。

(2) 用 1 : 5000 高锰酸钾或 0.5% 活性炭悬液反复洗胃，口服 50% 硫酸镁 40 ~ 50 毫升导泻。

(3) 应吸氧，或施行人工呼吸。

(4) 送医院救治。静脉滴注 5% 葡萄糖生理盐水 1500 ~ 2500 毫升，促进毒物排出。可试用 1% 盐酸士的宁 2 毫升，肌内注射，每日 3 次，对症处理。

或试用山莨菪碱注射液 40 ~ 60 毫克／次，静脉注入，每次间隔 15 ~ 30 分钟，根据病情逐步减量，目的在于保护细胞和改善微循环。

鱼胆中毒如何家庭急救

(1) 鱼胆在胃内可存留较长时间，故不论治疗时间早晚均应予以彻底洗胃。

(2) 对早期因腹泻而致的失水，不宜补液过多，以免致肺水肿、脑水肿等。

(3) 必要时使用糖皮质激素，可降低机体对毒素的敏感性，并有利于肾功能的恢复。

(4) 抽搐者可用水合氯醛做保留灌肠，同时，防治水电解质紊乱。

(5) 送医院急救时，医生会催吐、洗胃、导泻，以促进排毒。防治肾衰竭是抢救鱼胆中毒的重点，早期可应用糖皮质激素类药，以减轻肾小管对毒素的反应，尽早使用利尿药、脱水药；尽早进行血液透析或腹膜透析，对保护肝肾功能有积极防治作用。抗体克不宜用去甲肾上腺素，以免加重肾脏损害。

白果中毒如何家庭急救

(1) 立即催吐、洗胃、导泻。洗胃用温开水，导泻可用硫酸镁或番泻叶。

(2) 口服鸡蛋清或 0.5% 活性炭混悬液，可保护胃黏膜，减少对毒物的继续吸收。

(3) 保持室内安静，避免光线、音响刺激，酌情使用镇静药。

(4) 多饮糖开水、茶水、以促进利尿，加速毒物排出。

(5) 用甘草 15 ~ 30 克煎服，或频饮绿豆汤，可解白果中毒。严重者应尽快转送医院救治。

毒蕈中毒如何家庭急救

(1) 首先应判断是否为毒蕈中毒，是哪种毒蕈所致，保留样品供专业人员救治参考。立即叫救护车赶往现场，急救时最重要的是让中毒者大量饮用温开水或稀盐水，然后把手指伸进咽部催吐，以减少毒素的吸收。

（2）在等待救护车期间，为防止反复呕吐发生的脱水，最好让患者饮用加入少量食盐和食用糖的"糖盐水"，补充体液的丢失，防止休克的发生。

（3）在对已发生昏迷的患者不要强行向其口内灌水，防止窒息。为患者加盖毛毯保温。

（4）如为速发型毒蕈，会出现流涎、腹痛及瞳孔缩小等症状。可皮下注射或肌内注射阿托品 0.5 ～ 1 毫克。

（5）中毒型肝炎患者在假愈期仍应采取保肝等一系列措施。

（6）取甘草 100 克，绿豆 200 克，水煎服，可帮助解毒。

亚硝酸盐中毒如何家庭急救

（1）使患者处于空气新鲜，通风良好的环境中，注意保暖。

（2）中毒时间短者可催吐。用筷子或其他相似物品轻轻刺激咽喉部，诱发呕吐。或大量饮温水也能产生反射性的呕吐。

（3）病情严重，且中毒时间较长者，应速送到医院进行抢救。到医院后，可根据病情进行洗胃和导泻。美蓝溶液以 25% 葡萄糖溶液稀释后缓慢静脉注射（每千克体重用量为 1 ～ 2 毫克），必要时可重复应用。维生素 B_{12}、辅酶 A 等也可应用。大剂量维生素 C，也可收到好的疗效。必要时，应予以吸氧，使用呼吸兴奋剂，输新鲜血或换血等治疗。

巴比妥类药物中毒如何家庭急救

（1）如病人清醒在中毒 6 小时以内时，可用手指、筷子刺激咽喉催吐，用水或 1∶2000 ～ 1∶5000 高锰酸钾溶液洗胃。如超过 6 小时，药物被吸收，洗胃作用不大，可用硫酸钠 20 克导泻（忌用硫酸镁）。

（2）昏迷者可手掐或针刺人中等穴。

（3）及时清除口、鼻内的分泌物，保持呼吸通畅。呼吸困难者立即予以吸氧。

(4) 速将病人送医院，医生会给病人静脉滴注 5 ～ 10% 葡萄糖溶液及生理盐水，促进巴比妥类药物的排泄。亦可快速滴注渗透性利尿药 20% 甘露醇及其他利尿药。严重者可采用血液或腹膜透析。亦应给予保肝药和抗生素以防治继发感染。

安定类药物中毒如何家庭急救

(1) 神志清楚者可催吐、洗胃。

(2) 神志不清者，应保持呼吸道通畅，使头部充分后仰，以防舌后坠造成窒息。

(3) 注意保暖。

(4) 吸氧。

(5) 尽快向急救中心呼救。迅速到医院进行血液透析或血液灌流治疗。

洋地黄中毒如何家庭急救

(1) 如果遇到下列症状应该停止用洋地黄类药。有剧烈的恶心呕吐；心率降至每分钟 60 次以下，或心率突然减少；心搏节律不规则，或快或慢；头痛、眩晕或视觉障碍（如看东西变成黄色、绿色等）。

(2) 严重中毒而服药中毒不久者，立即予以 1 : 2000 高锰酸钾液洗胃，并予以鞣酸蛋白 3 ～ 5 克以沉淀洋地黄，同时予以硫酸镁 30 克导泻。

(3) 内服通用解毒药或鞣酸蛋白 3 ～ 5 克。

(4) 送医院急救。

乙醇中毒如何家庭急救

(1) 对轻度乙醇中毒者，首先要制止患者再继续饮酒。

(2) 找些梨、马蹄、西瓜等水果给他解酒。

(3) 用刺激咽喉的办法（如用筷子等）引起呕吐反射，将酒等胃内容物尽快呕吐出来（对于已出现昏睡的患者不适宜用此方法），然后要安排患者卧床休息，注意保暖，注意避免呕吐物阻塞呼吸道。

(4) 观察呼吸和脉搏的情况，如无特别，一觉醒来即可自行康复。

(5) 如果卧床休息后，还有脉搏加快、呼吸减慢、皮肤湿冷、烦躁的现象，则应马上送医院救治。

(6) 严重的急性酒精中毒，会出现烦躁、昏睡、脱水、抽搐、休克、呼吸微弱等症状，应该从速送入医院急救。

汽油、煤油中毒如何家庭急救

(1) 发现中毒后，迅速将中毒者抬到空气流通新鲜的地方，脱掉患者身上污染的衣服，盖上干净衣服或被褥，保暖防寒。

(2) 呼吸困难时可给予吸氧。必要时行人工呼吸及给予呼吸兴奋剂。

(3) 口服中毒者应用植物油（如橄榄油）或温水洗胃并灌入牛奶或豆浆。洗胃时应避免吸入肺内，防止发生肺炎。

(4) 对抽搐及精神不安者，可给予镇静药；血压下降应给予升压药。忌用肾上腺素。

(5) 有肺水肿、脑水肿时，应送医院由医生进行脱水及对症治疗。

马铃薯中毒如何家庭急救

(1) 中毒后立即用浓茶或 1：5000 高锰酸钾溶液催吐洗胃。

(2) 轻度中毒者可多饮糖盐水补充水分，并适当饮用食醋水中和茄碱。

(3) 严重者速送医院抢救。剧烈呕吐、腹痛者，医生会给予阿托品 0.3～0.5 毫克，肌内注射。

霉变甘蔗中毒如何家庭急救

(1) 发现家人有中毒症状后，应当立即送医院急诊治疗。

(2) 霉变甘蔗中毒目前尚无特殊治疗，在发生中毒后尽快洗胃、灌肠以排除毒物，并对症治疗。

强酸中毒如何家庭急救

(1) 可用弱碱性液及牛奶、豆浆、蛋清内服中和。

(2) 发生强酸中毒要及早送医院抢救。

(3) 对口服中毒者的治疗：①仰卧位，必要时垫高下肢，以防休克。禁用洗胃或催吐剂。可先饮水 300 ~ 500 毫升，再插入细软管抽净胃内容物。②选用镁乳、氢氧化铝胶、石灰水、蛋清水或牛奶口服。禁用碳酸钠、碳酸氢钠，以免胃肠胀气。③及时输液，应用乳酸钠、葡萄糖酸钙等药物，纠正酸中毒，抗休克治疗。④疼痛剧烈者给予镇痛药。⑤呼吸困难、喉头水肿，应做气管切开并吸氧。注意防止肺水肿。⑥使用抗生素防治继发感染。⑦吞服强酸 2 日后，给予糖皮质激素治疗 2 ~ 3 周，以预防消化道瘢痕狭窄。

(4) 对吸入中毒治疗：①立即中断酸雾来源，给予吸氧。②给予碳酸氢钠雾化吸入；症状严重者，给予异丙肾上腺素及地塞米松雾化吸入。③呼吸困难、喉头水肿，应做气管切开并吸氧。注意防止肺水肿。④使用抗生素防治继发感染。⑤及时输液，应用乳酸钠、葡萄糖酸钙等药物，纠正酸中毒，抗休克治疗。⑥疼痛剧烈者给予镇痛药。

(5) 对其他部位损伤的治疗：①眼部及五官损伤的治疗，立即用清水或温开水冲洗 10 分钟以上，然后请专科医师协助治疗。②皮肤被强酸灼伤后，立即用清水、石灰水冲洗，最后用生理盐水洗净，然后按照皮肤局部烧伤处理。

强碱中毒如何家庭急救

(1) 口服强碱后应立即服用弱酸溶液如食用醋、1%～3%醋酸、1%稀盐酸、橘汁或柠檬汁等。如碳酸盐中毒，则用清水稀释，忌用酸类，以免产生二氧化碳而引起胃肠穿孔，然后给植物油、蛋清、牛奶等，同时纠正脱水、碱中毒及休克等。适当应用激素和抗生素，有利于预防消化道狭窄。其他为对症治疗。

(2) 发生强碱中毒要及早送医院急救处理。

灭鼠药中毒如何家庭急救

(1) 磷化锌中毒：要脱离中毒环境，脱去污染衣服，用流动清水冲洗受污皮肤。口服中毒者要急送医院，立即用 1% 硫酸铜溶液催吐，每 5～15 分钟内服 15 毫升，连续 3～5 次。然后用 0.5% 硫酸铜或 1:2000 高锰酸钾溶液洗胃，直至洗出液无蒜味为止。洗胃后，用 30 克硫酸钠口服导泻。呼吸困难时，给予吸氧、注射氨茶碱等对症治疗。

(2) 氟乙酰胺和氟乙酸钠中毒：口服者用 1:5000 高锰酸钾溶液或 0.5%～2% 氯化钙溶液洗胃，口服氢氧化铝凝胶或蛋清保护消化道黏膜。并急送医院救治。

(3) 毒鼠磷和除鼠磷中毒：要立即催吐、洗胃。保持呼吸道通畅，给氧。防止肺水肿，掌握输液量。及早应用阿托品：轻度中毒者，皮下注射阿托品 1～2 毫克／小时，直至症状明显改善，然后减量维持 2 天左右。对较重者应立即静脉注射阿托品，每半小时 2～5 毫克，直至症状缓解或阿托品化，然后减量维持。选用胆碱酯酶复能剂。

(4) 抗凝血灭鼠剂：及早催吐、洗胃及导泻。用 1:5000 高锰酸钾溶液或清水彻底洗胃，然后用硫酸镁导泻。再送医院急救。

(5) 安妥：用 1:5000 高锰酸钾溶液洗胃，硫酸镁 25～30 克导泻。静卧，保持安静，呼吸困难者给予吸氧。

（6）**毒鼠强中毒**：要彻底洗胃，减少毒物吸收。

（7）**鼠立死**：要催吐、洗胃及导泻等，以排毒减少吸收。维生素 B_6、烟酰胺或苯巴比妥均有解毒作用，以维生素 B_6 效果最好。

沼气中毒如何家庭急救

（1）发生沼气中毒时，应立即将中毒病人转移到空气流通的地方，解开衣扣和裤带，保持呼吸道畅通。同时注意保暖，以防发生受凉和继发感染。

（2）对轻度中毒病人一般不需特殊处理，可根据情况服用索米痛片、氯氮平等药。

（3）中度中毒病人，应给刺激刺激手法，针刺人中、涌泉等穴位，及时向 120 呼救。有条件可吸氧，或人工呼吸。并尽快送医院。医生在必要时会做气管插管，给予呼吸兴奋药洛贝林；并防治脑水肿，20% 甘露醇 250 毫升静脉滴注，并予以呋塞米 20 毫克，静脉滴注；地塞米松 20 ～ 40 毫克加入 10% 葡萄糖注射液 500 毫升中静脉滴注，并予以 ATP、辅酶 A、细胞色素 C 等。

误服清洁剂如何家庭急救

（1）**洗衣粉**：一旦服食，应尽快给予催吐，可用筷子、勺把等刺激咽喉部引起恶心呕吐。吐后立即饮牛奶、鸡蛋清、豆浆、稠米汤等以保护胃黏膜，并急送医院进一步救治。

（2）**洗涤剂**：误饮后应立即给予家庭自救，可立即口服 200 ～ 300 毫升冷牛奶或酸奶、水果汁等。同时可给予少量食用油，以缓解对食管、胃黏膜的刺激（但应禁忌催吐），并送医院急救。

（3）**洁厕剂**：应立即口服牛奶、豆浆、蛋清和花生油等，并尽快送医院急救，切忌催吐、洗胃和灌肠，以免发生胃肠道出血或穿孔等严重后果。

（4）**漂白粉**：应立即将病人转移至空气新鲜处，并解开领扣、腰带以保持呼吸道通畅，有条件时给予氧气吸入，但不主张催吐，可立即饮牛奶、鸡蛋清、豆浆、稠米汤等以保护胃黏膜，同时急送医院；眼睛溅入漂白粉液可出现疼痛、畏光、流泪等刺激症状，应使用大量清水持续冲洗 15 分钟；有持续疼痛、畏光、流泪等症状，应就近去专科医院就诊。

骨折如何家庭急救

（1）就地检查，注意病人有无头、胸及腹部同时受伤，有无昏迷和休克现象。并首先抢救伤员生命和止血，然后再对骨折进行处理。

（2）遇到皮肤有破口的开放性骨折，由于出血严重，应马上止血。用消毒敷料或清洁的手帕、毛巾等敷于创面，外加棉垫或多层纱布，再用绷带作加压包扎，外用夹板固定。

（3）如骨断端外露，除有血管受压外，不应随意将断端退回伤口内。如已退回，到医院后，一定要告诉骨科医生。

（4）限制受伤肢体的活动。肢体骨折搬运到医院之前必须固定，固定时要将骨折处的上、下各一个关节及骨折处一同固定。固定用具可就地取材，如用小木板、硬纸壳、竹片、树枝等。如无任何固定物时，伤者可利用自身的躯干或健侧肢体做自身固定。

（5）如果是颈、脊柱或腰部发生骨折，应让伤者仰卧在硬的木板上，千万不要乱动，更应禁止将病人弯腰软抬，以防止脊髓的进一步损伤。

（6）运送医院途中，应避免震荡，抬起放下都要轻稳，以减少伤员疼痛，防止重复损伤和增加伤情。

外伤出血如何家庭急救

（1）**一般包扎止血法**：伤口较小的出血，即一般的小血管或毛细血管出血，可用生理盐水或清水冲洗伤口，再涂上常用的消炎止血药，用纱布包扎即可。记住一定不能在伤口上乱涂泥土、香灰、花椒面、烟丝、牙粉之类不洁之物，以免引起感染。

（2）**指压止血法**：用手指压住动脉经过骨骼表面的部位，即压迫出血管的近心端，使血管被压闭，以达到止血目的。此种方法只是一种应急措施，压迫时间不宜过长。四肢动脉伤，有时先用指压法止血，再根据情况改用其他止血法。

（3）**屈肢止血法**：此方法适用于肘或膝关节以下的肢体出血。当前臂或小腿出血时，可在肘窝或腘窝部放一清洁纱布垫，强力屈曲肘或膝关节，再用绷带将屈肢缠紧，使纱布垫压迫窝部的血管，而达到止血的目的。

（4）**直接压迫止血法**：出血量较大时，可急用清洁的纱布块或毛巾等柔软洁净之物用力按压在出血的部位，严重者可再用加压绑扎来止血。

（5）**止血带止血法**：当四肢较大的血管破裂而采用上述方法不能止血，才可以考虑采用止血带止血。止血带宜选用柔软而富于弹性的橡皮管或橡皮带，紧急情况下，可用较宽的布带、裤带、绷带、毛巾等代替。禁用过细的电线或绳子做止血带。扎止血带的部位原则上是选在出血处的稍上方（近心端）。常用的部位为大腿中部和上臂上1/3处，一般在前臂或小腿部不结扎止血带。操作时失将受伤的肢体抬高，使血液尽量流回体内，在欲上止血带处，裹上毛巾或棉布之类，再将止血带绕肢体两周打结，结扎的松紧以使出血停止为度，不宜过紧。

眼球穿破伤如何家庭急救

（1）尽快联系就近医院眼科抢救，及早缝合修补伤口。

（2）穿破性眼外伤常并发有眼球内异物，任何的眼内异物，原则上均应尽早取出，以免因异物的化学作用或物理作用对眼球造成损害。

（3）当遇有眼内容物由伤口脱出者，千万不要在现场随意将脱出的组织送回。因为脱出的色素膜已被外界污染，如果将之送回眼内，就很容易造成眼内感染，引起化脓性眼内炎或全眼球炎而失明。

（4）一般对新鲜脱出的色素膜组织在手术室无菌操作下，根据伤情考虑手术复位。如受伤时间较长，伤口不洁或仅以细蒂与原组织相连者则应将脱出物质切除。

（5）为了防止眼内感染，应在球结膜下注射庆大霉素2万～4万单位，或青霉素5万～10万单位；或全身应用抗生素。根据炎症反应轻重，酌情使用激素类药。

(6) 若伤口较深，又有被泥土等脏物污染时，应给病人注射破伤风抗毒素。

眼球挫伤如何家庭急救

(1) 眼球受到钝性撞击或擦伤后，伤员可出现眼内异物感、畏光、流泪、若损伤角膜还会出现剧痛。此时，如有氯霉素眼药水，可用来点眼以预防感染。而后用干净的纱布或手绢遮盖眼睛后去医院治疗。

(2) 若是有异物直接刺入或划过眼球，导致眼球破裂，伤员自觉有一股"热泪"涌出，随即视物不清并伴有疼痛。此时救助者要让伤员立即躺下，严禁用水冲洗伤眼或涂抹任何药物，只需在伤眼上加盖清洁的敷料，用绷带轻轻缠绕包扎即可，严禁加压。包扎的目的仅在于限制眼部活动和摩擦加重的损伤，并减少光亮对伤眼的刺激。所有眼部外伤均需双眼包扎，以免健眼活动带动伤眼转动而造成摩擦，使伤情加重。然后迅速将伤员送往医院抢救，不得耽误片刻，尽管有时仅为一眼，若得不到及时的治疗处理，另一眼也将会受到影响而失明。

(3) 有时小孩手握竹筷或铅笔奔跑不慎跌倒，竹筷或铅笔扎入眼内，造成眼球贯通伤，对于插入眼球里的异物原则上不应将其硬行拉出。有的伤口会有一团黑色的虹膜或胶冻状的玻璃体等眼内容物冒出，此时绝不可将其推回眼内，以免造成感染，只需让患儿躺下，在伤眼上加盖清洁敷料后即可抬送医院抢救。途中劝阻患儿哭闹，尽量减少颠簸以减少眼内容物的涌出。

(4) 任何外伤性前房积血的病人，都应用绷带包扎双眼数日，以减少眼球活动。

(5) 适当应用止血药及镇静药，如酚磺乙胺、卡巴克洛、维生素 K、三七粉等。

(6) 少量前房积血 1 ~ 2 周后多可自行吸收，大量出血在 48 小时内经药物治疗未见明显吸收者，应考虑行前房切开、放血、冲洗，以免发生角膜感染。

外耳道异物如何家庭急救

（1）一旦外耳道有异物进入时，要镇静，不要慌张。如是小昆虫飞入耳中，可将病人带到黑暗处用手电筒向耳中照射，或将患耳对向灯光，昆虫往往自行向亮处飞出或爬出。

（2）若上法未能使小昆虫退出，可将植物油类灌满外耳道，令小虫窒息死亡。然后把有虫体的耳朵朝下侧卧，虫体可从耳道内掉出。也可用小镊子将虫体取出或用水冲出。

（3）如果耳中塞入的是豆类、珠子、玩具、纽扣之类，用单脚顿跳几次，也可能令异物蹦出来。

（4）如黄豆、植物种子、花生米等可膨胀的异物入耳，可先滴入酒精，使之缩小，再倒出或取出。如属非膨胀异物入耳，也可先向耳内滴入植物油，然后患耳朝下，异物可能掉出。

（5）如系泥块不便取出时，可用温开水或温生理盐水冲洗，如有中耳炎鼓膜穿孔者则不宜冲洗，可用棉花签扫出，或用挖耳匙小心挖出。

（6）扁形和棒形状异物可用耳镊夹出。

（7）圆形质硬异物可用耵聍钩经异物周围空隙绕过异物的深处钩出，切忌将异物推入深处。

（8）异物取出后应消毒换药，直至伤口愈合，同时适当应用抗生素以防感染。不能取出异物时，应尽快到医院请耳鼻喉科医生来取，因异物在耳内存留过久可引起外耳道炎等。

异物入眼如何家庭急救

（1）当灰沙、昆虫、铁屑等进入眼内时，万勿揉眼睛，以免异物擦伤眼角膜。应轻轻将上眼皮向前拉起，使眼皮和眼球之间有一空隙，让泪水向下冲刷，有时几秒钟即可将异物排除，一次不行，可多做几次。如果还在眼内，应当请他人或到医院检查，明确异物的位置、性质。

(2) 有的异物在穹窿结膜上，有的在睑结膜面上，还有的黏在角膜上，最好用消毒棉签轻轻擦去。

(3) 对角膜上的异物不太好取或时间较长，已有铁锈沉着或边缘有浸润的，必须到医院进行取出。因为角膜感觉灵敏，一碰角膜眼球就转动，反而容易擦伤角膜，所以应在医生点丁卡因表面麻醉后再行取出异物。

(4) 如果沙粒嵌入角膜内，可以用一折弯的消毒针头（一般用 4 号针头）将沙粒取出，并点消炎眼药水，必要时还要涂消炎眼膏包扎，次日复查。

(5) 对角膜异物有锈斑且伴有角膜浸润，在异物清除后结膜下应注射抗生素，两天后如仍觉得眼睛有异物感、眼红、畏光、流泪，应再到医院检查，注意有无角膜感染，以便及时治疗。

割伤如何家庭急救

(1) 被刀子或玻璃等锐利物品割破皮肤为割伤。割伤后先确认伤口的深浅，若有出血则先止血消毒。

(2) 止血后要消毒并贴上无菌纱布。伤口深且大时，恐有神经或肌腱断裂，因此除止血外，应尽速送医院治疗，伤口应以杀菌纱布覆盖。

(3) 浅的伤口用温开水或生理盐水冲洗拭干后，以碘酊与酒精消毒、止血，然后包扎，一般多能较快痊愈。

(4) 对较小伤口外用"创可贴"即可。

(5) 对较深的伤口，应立即压迫止血，速到医院行清创术，视伤情而缝合修补。

(6) 刀伤伤口不可涂抹软膏之类的药物，以利伤口愈合。

(7) 割伤很少会严重到需请医生治疗，但是，如果割伤很深，如由钉子、玫瑰花枝上的刺或动物所致，可能引起破伤风，应及时注射破伤风抗毒素。如出血严重可引起休克，应立即就医，不可延误。

切割伤如何家庭急救

皮肤、皮下组织或深层组织受到刀片、铁片、玻璃片等锐器的划割而发生破损裂伤，称切割伤。伤口特点是比较整齐、裂口小、出血多，重的可切断肌肉及肌腱等。

较浅的、长度在 0.5 厘米以内的切割伤，伤口须压迫止血，后用碘酒、酒精消毒，涂上红药水或外贴创可贴，几天即可愈合。较深的切割伤或手指切断，先要镇静，将伤指上举，捏紧指根两侧，压迫止血，用干净纱布、手帕包扎，断下的指头亦用干净纱布包好，急送医院，天热时可低温保存后急送医院。一般切割伤须在医院清洗伤口后缝合，缝针越细、越密，则术后瘢痕越小。断掉的指头可在医院进行断指显微镜下再植，成活率比较高。

如锐器系铁片造成伤口污染严重，均应肌内注射破伤风抗毒素，注射前须做皮肤过敏试验。皮肤的伤口如果愈合好、无明显感染迹象，一般头面部 4 ~ 5 天拆线，胸部、腹部 7 ~ 9 天拆线，四肢及关节处 10 ~ 14 天拆线。

高空坠落如何家庭急救

(1) 去除伤员身上的用具和口袋中的硬物。

(2) 在搬运和转送过程中，颈部和躯干不能前屈或扭转，而应使脊柱伸直，绝对禁止一个抬肩一个抬腿的搬法，以免发生或加重截瘫。

(3) 创伤局部妥善包扎，但对疑有颅底骨折和脑脊液漏患者切忌做填塞，以免导致颅内感染。

(4) 颌面部伤员首先应保持呼吸道畅通，撤除假牙，清除移位的组织碎片、血凝块、口腔分泌物等，同时松解伤员的颈、胸部纽扣。若舌已后坠或口腔内异物无法清除时，可用 12 号粗针穿刺环甲膜，维持呼吸、尽可能早做气管切开。

(5) 复合伤要求平仰卧位，保持呼吸道畅通，解开衣领扣。

(6) 周围血管伤，压迫伤部以上动脉干至骨骼。直接在伤口上放置厚敷料，绷带加压包扎以不出血和不影响肢体血循环为宜，常有效。当上述方法无效时可慎用止血带，原则上尽量缩短使用时间，一般以不超过 1 小时为宜，做好标记，注明上止血带时间。

(7) 快速平稳地送医院救治。

头部外伤如何家庭急救

(1) 头皮伤：①对伤口直接压迫暂时止血，撕脱的头皮应与伤者一起送医院。②若无颈椎损伤，可抬高头部减少出血。③尽快转送医院。

(2) 颅骨伤：①如果伤口边缘有大出血点，应立即用干净棉布压迫，制止大出血。②用一只消毒碗反扣在伤口上包紧。③拨打"120"叫救护车，工医护人员的监护下就近送到专科医院。

(3) 脑外伤：①保持呼吸通畅，确保供氧、颈部制动（用颈托或颈固定），有条件保做气管插管。②检查血压、脉搏、瞳孔（大小、形态、光感）等身体况状。③如有血液、脑脊液经耳鼻外流，可用无菌棉球松松地放在外耳道和鼻孔处吸除，禁止耳鼻内填塞或冲洗，以防感染。切不可擤鼻。④拨打"120"叫救护车，在医生监护下送往医院。

脊椎、脊髓损伤如何家庭急救

(1) 若有伤口应紧急包扎，并不宜轻易翻动伤员，有脑脊液漏要加厚包扎。

(2) 对呼吸困难和昏迷者，要及时清理口腔分泌物，保持呼吸道通畅。

(3) 急救搬运过程中，必须注意保持伤员头颈部和躯干地伸直位，决不可使脊柱屈曲和扭转。尤其是颈椎伤，更应小心搬运，并加以固定。不可抬起头部、躯干或坐起。搬运工具最好用平板担架或门板。

(4) 有伤口或可能发生感染时，应合理应用抗生素。同时，预防和治疗其他部位伤，防止尿路感染及呼吸道并发症。

(5) 高位截瘫者，必要时应早期进行气管切开；途中较长时间搬运，应取出伤员衣袋中硬物等，以防压迫发生压疮。

(6) 立即送医院救治。

化学性眼外伤如何家庭急救

化学性眼外伤的处理必须分秒必争，切勿耽误。采取紧急措施，尽快去除致伤物，防止致伤物损害的扩散。

(1) **冲洗**：伤后立即冲洗是最迫切最有效的急救方法。一旦发生酸碱化学伤，应立即在现场用清水冲洗，尽快去除组织表面的化学物质（如固体伤）。如现场无消毒水，可用自来水、河水或井水。即使在无人协助下，受伤者也应自己进行抢救。可用一盆水，双眼浸入水中，用手分开眼睑或做睁、闭眼动作，一般冲洗 10～20 分钟，务必彻底。有条件时可用 pH 试纸测定结膜囊，如达中性时可结束冲洗。冲洗所用何种水源并不重要，只要水质清洁，水量充足，任何清水都可以用，主要争取时间。

(2) **中和液冲洗**：现场冲洗后应立即送往就近医院，问清楚致伤物性质，或用 pH 试纸确定酸碱性质后（将石蕊试纸放入结膜囊，如呈红色提示为酸性，呈蓝色提示为碱性），立即用中和液反复冲洗，碱性烧伤者可用 3% 硼酸溶液中和冲洗，酸性烧伤者用 2～3% 碳酸氢钠溶液冲洗。对化学性质不明确的烧伤，可用生理盐水或新鲜配制的 1：20 000 过锰酸钾液冲洗。对石灰烧伤者，不宜用酸性液中和，以免钙盐沿着于角膜内而影响视力，应当用 0.5% 依地酸二钠溶液充分冲洗。

耳外伤如何家庭急救

(1) 耳郭挫伤后，24 小时内先行冷敷。血肿较大时，应在严密消毒下穿刺抽血，局部加压包扎。撕裂伤应及早清创缝合。冻伤应保护耳郭，逐步复温，重建血循环。烧伤的治疗原则是控制感染，防止粘连，尽量减轻愈合后的畸形。

(2) 鼓膜外伤后外耳道严禁冲洗和滴药，禁止用力擤鼻，全身使用抗生素预防感染。鼓膜穿孔如长期不愈合可修补。2～3 周后，如病情允许，可用颞肌筋膜修补。全身情况稳定或好转后，如有手术适应证，可行鼓室成形术或面神经手术。

鼻外伤如何家庭急救

鼻挫伤的简易的处理办法是：挫伤后的 24 小时之内，宜以冷敷法治疗为主，禁忌热敷与按摩，24 小时之后，宜以热敷法处理治疗为主。若血肿、肿胀严重，可口服抗生素预防感染。

鼻骨骨折为常见鼻外伤。鼻骨骨折多伴有鼻出血、鼻挫伤的症状，故除了有鼻出血、鼻挫伤及因骨折移位而可见的鼻梁塌陷、斜偏等明显症状外，还有因软组织肿起而掩盖骨折的畸形症状。伤者除了局部疼痛明显外，尚可感到双侧鼻骨不对称，还有摩擦的感觉。因此，在及时处理鼻出血之后，一旦怀疑为鼻部骨折，应当马上去医院治疗，以免贻误医救良机而造成永久性的鼻部畸形或其他严重后遗症。

胸外伤如何家庭急救

（1）**非穿透性的胸壁外伤**：这种外伤，仅是软组织损伤（皮肤裂伤和血肿），先用消毒纱布覆盖创面，然后用三角巾或绷带包扎止血即可。

（2）**胸部挤压伤或撞伤**：这种伤常会导致肋骨骨折，折断端可刺破胸膜、肺组织和肋间血管，导致血胸及气胸并发症。单根、单处肋骨骨折很少有移位，容易愈合，只需止痛和用宽胶布固定即可。

（3）**多根多处肋骨骨折**：会发生胸壁软化，使胸壁发生与胸腔呼吸运动相反的反常呼吸。由于伤处疼痛，咳嗽和排痰困难，加上肺部裂伤，容易发生肺不张、窒息和肺部感染。遇有反常呼吸比较明显的伤员，可以用手掌轻轻控制反常呼吸，使胸壁浮动反还回正常或接近正常呼吸范围；或把沙袋压于患处，或用棉塞加宽胶布固定，以达到纠正反常呼吸的目的。

如果因刀、剪、竹签、子弹弹片等引起外伤，深达胸膜，或肋骨断端刺破肺，可造成气胸。如伤后空气进入胸膜腔的通道闭塞，不再有空气进入胸腔，称为闭合性气胸。伤员常有胸闷和呼吸短促的感觉，这种气胸症状较轻，胸腔内气体可自行吸收，只要包扎止血，严密观察即可，一般不需特殊处理。若进气量大，应由医生行胸壁穿刺抽气。如胸壁伤口大，与外界相通，空气可自由进出形成开放性气胸，会有显著的呼吸困难、发绀和休克；由于胸内负压消失，不仅患侧肺萎缩，健侧肺也部分压缩，纵隔随呼吸会来回摆动。伤口越大对生命威胁就越严重，如能听到胸壁伤口有空气随呼吸进出的嘶嘶声，此时要首先堵住伤口，局部用急救包包扎，防止空气被吸入。可就地取材，就近找来厚纱布掩盖伤口。大伤口难以完全封闭，死亡率很高，因此需用大块、层厚的凡士林纱布和棉垫紧密封闭，就是采用堵的方法。

还有一种肺裂伤，肺组织起活瓣作用，气体由裂口进入胸腔却无法排出，胸腔压力逐渐增高，形成张力性气胸。伤员呼吸困难，全身发绀和休克，甚至颈胸等处有皮下气肿。这时有条件者（指熟悉胸腔穿刺技术）可先进行紧急胸膜腔减压处理，要尽快用 18 号粗针头在锁骨中线第二肋间或第三肋间刺入胸膜腔排气减压，以挽救伤员生命。此法要分秒必争，并速送就近医院进一步救治。在运送伤员时，胸膜腔内的减压可另换一个嵌有橡皮指套的粗针头，以便持续排气。

腹部外伤如何家庭急救

（1）首先把受伤者搬运到安全的地方，让受伤者静卧，在膝下用衣服、毛毯、枕头等垫起来，使腹部肌肉松弛。四肢如有骨折，在搬动前应初步固定。

（2）为了防止受伤者在呕吐时的呕吐物进入喉咙，应让其头偏向一侧。为防止出现面色苍白、脉搏微弱等休克症状的发生，要把受伤者的腿尽量抬高，并和毛毯保温。

（3）当发现腹部有伤口时，应立即予以包扎。对有内脏脱出者，一般不可随便回纳以免污染腹腔。如果内脏脱出，注意不要用手触摸。这时可用干净的纱布把脱出来的内脏覆盖住，如果事故的发生地有水，可先用水将纱布湿一湿，要是没有水，干的也可以用，如果用与人体温度近似的温开水浸湿纱布覆盖内脏更好。然后用胶布轻轻固定。如果脱出的肠管有绞窄可能，可将伤口扩大，将内脏送回腹腔，因此时的主要矛盾是肠坏死而不是感染。

(4) 同时，要快速通知急救中心或呼叫救护车。

关节扭伤如何家庭急救

(1) 固定：固定原则应尽量使被扭伤的关节松弛，以利恢复，但不宜固定过久。

(2) 抬高伤肢，局部做冷敷：常用的冷敷方法是将冷水袋、冰袋敷在扭伤部位；可取水温为 10℃～15℃ 的清洁冷水，将受伤的部位浸泡于水中；或用毛巾沾冷水湿敷于受伤处，每半分钟更换毛巾 1 次。每次冷水浸泡或冷敷时间为 15 分钟，一般在受伤后 24 小时内进行 3～4 次。

(3) 热敷：一般在伤后 3 天以上进行，常用的热敷方法是将热水袋、炒热的盐或湿热毛巾敷在受伤部位，以消肿、止痛。

(4) 外敷药物：常用一枝蒿或天仙子，和水捣烂呈泥状，敷于患处，待干后再和水外敷。

手部外伤如何家庭急救

(1) 手外伤：要采取止血措施，按压创口近端进行止血和局部压迫包扎止血是简便有效的办法。选用消毒敷料或干净的手绢、毛巾或衣服包扎伤口。

(2) 手的主要动脉损伤出现大出血：可采用止血带或弹性胶管束缚上臂 1/3 部位以止血。但在送大医院手术时应每隔 1 小时松开止血带 5～10 分钟，以免手部缺血坏死。其次，要进行消毒，防止感染。可选用红汞、酒精、碘酒进行皮肤消毒，但应避免酒精和碘酒直接刺激固化有创口血管的内膜，影响再接成功。

(3) 断肢：应用干净塑料袋包装好后放置在冰块中，千万不要直接把断肢放在冰中，以免冻伤和感染。一般降温到 4℃ 为宜，这样可使组织延长存活 2～4 小时。在常温下，断肢应在 6 小时内进行手术，天冷时也应在 8 小时内进行手术再植，这样手术效果较好。

(4) 断指：手指完全断裂或血运完全中断的手指均称为手指离断伤。手指离断后要立即掐住伤指两侧防止出血过多，然后包扎手指残端，注意不要用绳索、布条捆扎手指，以免加重手指缺血坏死，不利于进一步治疗。离断的手指要用洁净物品如手帕、毛巾等包好，外套塑料袋或装入小瓶中，迅速运送医院。可将装有离断手指的塑料袋或小瓶放入装有冰块的容器中，无冰块可用冰棍代替。不要将离断手指放入水中，这样会影响手指再植的成活率。

阴茎外伤如何家庭急救

（1）**挫伤**：多因阴茎勃起时受到钝性外力直接作用，轻者形成青紫色瘀斑，重者形成皮下、海绵体或龟头血肿，疼痛难忍。新婚之夜阴茎过猛插入时可使包皮或包皮系带产生裂伤，或出现包皮龟头擦伤或水肿。轻者一般仅需休息，用丁字带兜起阴囊和阴茎。急性期仍有渗血时，可冷敷，出血停止后，用热敷促进血肿吸收。必要时给予抗生素，以预防感染。重者可穿刺或切开皮肤，放出积血，必要时结扎出血点。并轻轻挤压阴茎海绵体，以防止血肿机化。如就诊较晚，血肿液化或继发感染形成脓肿或气肿时，可切开引流或穿刺放脓。由于有些患者羞于就医，病情多严重或呈晚期病理改变。

（2）**脱位**：阴茎在勃起时扭曲，或在疲软时受钝性暴力打击、过度牵拉或骑跨伤等，造成阴茎脱离其皮肤，脱位到大腿根部或阴囊会阴部。治疗时除止血、手法复位外，须用缝线固定阴茎于正常位置。

（3）**嵌顿**：嵌顿伤多因好奇，性欲异常和怪癖，将金属环、塑料带，甚至大号螺母等套于阴茎上没有及时取下，或阴茎包皮上翻后没有及时复位，引起缩窄部末梢血液循环障碍，静脉回流受限，故出现水肿，严重时甚至阻断动脉血液供应，发生组织坏死。处理方法的关键是尽快去除绞窄物（如锯断金属环、螺母等），或手术解除包皮嵌顿。包皮过长过紧也可在性交时造成嵌顿，应及时就诊。

（4）**折断**：阴茎在勃起时被很强的外力冲击，会导致阴茎坚硬勃起的海绵体周围白膜及海绵体肌破裂，白膜平时的厚度可达 2 毫米，但勃起后只有 0.25～0.5 毫米厚，所以容易破裂。一旦破裂，血液由海绵体喷出至阴茎皮下，而且伴有剧痛。多须立即手术，不然会肿胀得相当厉害，首先固定和抬高阴茎，冷敷止血，缝合破裂的白膜，但往往遗留阴茎向折断缝合处相反方向的弯曲。拖延越久，越难恢复原状。更严重的后果是可能造成阴茎不能勃起的悲剧。

(5) **断离伤**：锐器伤、牲畜咬伤等，都可造成阴茎断离伤。若断离时间短，边缘整齐，可及时施行再植手术，往往还能保持一定的勃起能力和功能。

(6) **开放性裂伤**：多见于工矿区，需要及时扩创与缝合。

(7) **撕脱伤**：是由于阴茎皮肤薄，皮下组织疏松，可被机器绞住、纠缠而撕脱，而阴茎深筋膜下层组织则完整无损。若撕脱皮肤与正常组织仍连接，色泽也好时，可在清创时尽量保留，缝合后成活的机会大。若完全撕脱，则可采用其他部位皮肤植皮。

脚外伤如何家庭急救

(1) 脚被扎伤以后，首先应将铁钉拔出，然后用双手大拇指将伤口内的血挤出来，或用干净的较硬的木条抽打伤口，让伤口内带菌的脏东西随血排出。

(2) 去除伤口上的污泥、铁锈等物，用碘酒或酒精局部消毒，再用消毒纱布对伤口进行包扎。伤口处理完毕，再到医院治疗。

(3) 踩到细铁钉或铁针，如铁钉或铁针是断钉、断针，切勿丢弃，可将相同的钉针一起带到医院，供医生判断伤口深度做参考。

(4) 被铁钉扎伤者一定要在 12 小时以内注射破伤风抗毒素，因为一旦感染破伤风，治疗是非常困难的。据临床统计，破伤风患者的死亡率在70% ~ 80%。

性爱意外伤害如何家庭急救

(1) **夹痛伤**：干洗衣物的拉链最易卡住阴茎。万一夹住了它，适当涂抹些蜡烛或橄榄油（当然是涂在拉链上）可以起到润滑作用，帮助你解脱。

(2) **臂扭伤**：在冰箱里取一两块冰块，用布包好，将其覆盖在伤处并固定。然后去医院。

(3) **颈扭伤**：发生这样的扭伤，即刚感到颈部不适时应马上局部冷敷（冰袋最好），以减轻疼痛和水肿；用一条毛巾围在脖子周围，并将两端系紧（以不影响呼吸为限），来支撑头部减轻肌肉的负担。

(4) **背扭伤**：处理方法是立即屈膝侧卧，两膝之间放一个枕头，并局部冷敷。

(5) **头碰伤**：秘方是用一条毛巾裹住伤处，冰敷大约20分钟，这样促进血管收缩，减少血清渗出，利于止血。吃一片消炎药，然后便可以继续了。

(6) **压迫伤**：若对方出现呼吸急促，颜面泛红，短时间不省人事。先别惊慌，将其扶起置于通风处，让其深呼吸或口对口人工呼吸，一会儿就好。

(7) **耳环伤**：这时应赶紧用卫生棉或软布压按出血处，一般一两分钟就会好。如果还是出血，赶紧去医院处理伤口。

(8) **臀筋伤**：这时可请性伴侣协助俯卧，自脊椎骨盘交接处，用力推按或敲打，循尾椎骨两侧，尤其向站着时臀部凹陷的地方（环跳穴）用力按摩。

狗咬伤如何家庭急救

(1) 一旦肯定被咬伤的犬是狂犬，就应立即将伤口上、下方用止血带紧紧勒住，再将伤口稍作扩大，并用拔火罐的方法吸吮出血液，或及时针刺伤口，把血挤出来。

(2) 用1∶2 000高锰酸钾溶液或过氧化氢冲洗伤口，也可用肥皂水、米醋等冲洗。

(3) 冲洗后，可用碘酒、浓硝酸或碳酸烧的伤口，以杀死病毒。切记伤口严禁缝合及包扎。

(4) 立即送医院注射狂犬疫苗。方法是每日于腹部及肩胛间皮下注射疫苗2毫升，将注射部分成四区，交替进行接种，接种期14～21天。

(5) 如果肯定是疯狗或怀疑是疯狗咬伤，48小时内注射精制抗狂犬病血清，用量是每千克体重0.5毫升，特别严重者可适当增加用量。在咬伤后3天内分数次肌内注射完。

毒蛇咬伤如何家庭急救

(1) 被毒蛇咬伤后要镇定，尽可能减少活动，就地进行处理。

(2) 立即用布带或止血带等，在毒蛇咬伤肢体的近心端（即靠近心脏的一端）约 5 厘米处进行绑扎，以减少毒素的吸收和扩散。绑扎的时间越早越好，绑扎的松紧以阻断淋巴或静脉回流为度（不影响动脉血液供应），待局部伤口得到应有的处理后及时解除绑扎，以免循环障碍。

(3) 因地制宜，可选用泉水、清水、冷开水冲洗伤口，甚至用自己的服液反复冲洗伤口，冲洗皮肤黏附的毒液，减少毒素的吸收，尽可能及早排除蛇毒。

(4) 寻找并拔除其毒牙后，可用干净的锐器、瓷片或玻璃划破伤口或以毒蛇牙痕为中心做十字形切开，深达皮下，再施以挤压。也可用拔火罐、器械负压吸出等排毒方法。及时送医院。

(5) 在无菌操作下，用结晶胰蛋白酶 2000 单位加 0.25%～0.5% 普鲁卡因 5～10 毫升做局部浸润注射，并在伤口的近心端部位做环状封闭。

(6) 根据不同的毒蛇咬伤尽早应用抗蛇毒血清治疗，使用相应的抗蛇毒血清以静脉滴注效果为佳，但必须在医师观察下进行，以免过敏而出现意外。目前，在蛇伤的治疗药物中还没有一种药物的疗效超过抗蛇毒血清。

(7) 中医根据"治蛇不泄，蛇毒内结，二便不通，蛇毒内攻"的实践经验，用中药治疗重点在解毒排毒上，应用解毒、利尿、通便的方法。常用的药物有白芷、蝉蜕、薄荷、细辛、野菊花、大青叶、犁头草、麦冬、蜈蚣、全蝎、黄连、黄芩、黄柏、蒲公英、金银花、龙胆草等。辨证论治，随症加减。也可用南通蛇药（季德胜蛇药）、上海蛇药片、广州蛇伤解毒片等捣碎，用冷开水调成糊状外敷，同时按说明内服。七叶一枝花、半边莲、半枝莲、八角莲、紫花地丁、紫珠草等中草药鲜品捣汁内服，外敷伤口，也有一定效果。

毒虫叮咬如何家庭急救

(1) 迅速检查有无蜂的毒刺折断在伤口内，如果有即用镊子小心地把毒刺拔出；如果毒刺还附有毒腺囊，应用细刀尖挑出毒腺囊及毒刺。

(2) 最好分清是黄蜂蜇伤还是蜜蜂蜇伤。若被黄蜂蜇伤，伤口处可以涂些弱酸性液体，如米醋或稀盐酸等；若被蜜蜂蜇伤，可在伤处涂些氨水、苏打水或肥皂水等，均可中和蜂毒。

(3) 被蜂蜇伤后出现全身症状时，可口服抗组胺制剂或外用抗组胺软膏及糖皮质激素类软膏。

(4) 如果病人发生头晕、面色苍白、出冷汗、脉搏细弱、血压下降等症状时，应立即去医院抢救，给予肾上腺素和氢化可的松等。

(5) 在农村遇到蜂蜇时，可急用鲜马齿苋或夏枯草捣烂，敷于被蜇处。

烧伤如何家庭急救

(1) 若属火焰烧伤，必须迅速脱离现场，将被烧伤者移至安全处。

(2) 帮助伤员脱去着火的衣服，如来不及脱掉，应迅速卧倒，就地滚动，压灭火焰。或用棉被、毛毯等物覆盖灭火。若附近有水源，用水将火浇灭或跳入水池、河内灭火则更好。

(3) 伤员不要在火场内惊慌乱跑，因火借风力燃烧更旺；也不要在火场内大声呼喊，以免引起严重的呼吸道灼伤。

(4) 若被沸水或蒸气烫伤，应立即将湿衣服脱去，肢体可浸入冷水中以减轻疼痛。

(5) 如烧伤较重，应保护烧伤创面，最好用消毒敷料包扎（家庭可急用熨斗熨过的手帕等物代替）。如无敷料可用清洁被单、床单、衣服等包裹后，争取在伤员发生休克之前，转移到就近医院处置。

(6) 及时处理并发症，有大量出血者，应予以止血，有骨折脱位应简单固定。有呼吸道烧伤并出现呼吸困难者，有可能的话要及时做气管切开，无气管套管对，可用大小合适的硬胶管暂时代替。

化学药品烧伤如何家庭急救

（1）强酸烧伤：①立即用大量清水冲洗，有温水更好。一定要把强酸彻底冲洗干净，否则只要有一点药品留在皮肤，烧伤就会越来越重。如果有条件的话，最好的冲洗方法是采用温水淋浴或跳到盛满水的浴池里。②用强碱性液体予以中和，如用碳酸氢钠溶液（小苏打水）或肥皂水中和。③如误服酸入胃，可立即服用保护胃黏膜的食物，如蛋清、牛奶、面糊、淀粉、稠米汤等，以保护口腔、食管、胃黏膜。

（2）强碱烧伤：①立即用大量清水冲洗，方法同强酸烧伤。②用 1% ~ 2% 的醋酸或家庭用的食醋中和。③强碱若误从口腔入胃，也应该立即服用保护胃黏膜的食物，如上述。

（3）磷烧伤：①磷烧伤后最好浸泡在流水中冲洗，尽量除去磷颗粒。②清水冲洗后再以 5% 的硫酸氢钠溶液中和磷酸，中和后以 1% 硫酸铜溶液涂抹创面，使残留磷颗粒变成黑色硫化磷，容易识别，便于彻底清除硫化磷颗粒。③现场如果没有条件找到上述药品，可将磷烧伤创面用湿毛巾或湿纱布包扎，立即送医院处置。④转送途中一定要注意磷颗粒与外界空气隔绝，防止磷粒自燃，加重烧伤。⑤切忌用凡士林纱布等油质敷料包扎，因磷易溶于油，促进吸收，从而容易导致磷中毒。

冻伤如何家庭急救

（1）局部冻伤者迅速脱离寒冷环境，尽快复温。可把人浸泡在 40℃ ~ 42℃ 的水中，浸泡期间要不断加水，以使水温保持。待身体复温后停止浸泡。局部用水或者肥皂水清洁后用冻伤膏。2 度以上冻伤，需敷料包扎好。皮肤较大面积冻伤或坏死时，注射破伤风抗毒素或类毒素。在野外无温水的条件下，也可把伤者放在未冻伤人的腋下或腹股沟等地方复温。严禁火烤、雪搓、冷水浸泡或猛力捶打伤者患部。

（2）全身性冻伤时要注意全身保暖，迅速妥善将伤者移至温暖环境，脱掉衣服，盖被子。用布或衣物裹热水袋，水壶等，放在腋下，腹股沟处迅速升温。或浸泡在 34℃ ～ 35℃ 水中 5 ～ 10 分钟，然后将浸泡水温提高到 40℃ ～ 42℃，待伤者出现有规律的呼吸后停止加温。伤者意识存在后可饮用热饮料或少量酒。猝死时立即心肺复苏。

地震时如何家庭避险

（1）住平房的居民遇到级别较大地震时，如室外空旷，应迅速跑到屋外躲避，尽量避开高大建筑物、立交桥，远离高压线及化学、煤气等工厂或设施；来不及跑时可躲在桌下、床下及坚固的家具旁，并用毛巾或衣物捂住口鼻防尘、防烟。

（2）住在楼房的居民，应选择厨房、卫生间等开间小的空间避震；也可以躲在内墙根、墙角、坚固的家具旁等容易于形成三角空间的地方；要远离外墙、门窗和阳台；不要使用电梯，更不能跳楼。

（3）尽快关闭电源、火源。

（4）正在教室上课、工作场所工作、公共场所活动时，应迅速抱头、闭眼，在讲台、课桌、工作台和办公家具下边等地方躲避。

（5）正在野外活动时，应尽量避开山脚、陡崖，以防滚石和滑坡；如遇山崩，要向远离滚石前进方向的两侧方向跑。

（6）正在海边游玩时，应迅速远离海边，以防地震引起海啸。

（7）驾车行驶时，应迅速躲开立交桥、陡崖、电线杆等，并尽快选择空旷处立即停车。

（8）身体遭到地震伤害时，应设法清除压在身上的物体，尽可能用湿毛巾等捂住口鼻防尘、防烟；用石块或铁器等敲击物体与外界联系，不要大声呼救，注意保存体力；设法用砖石等支撑上方不稳的重物，保护自己的生存空间。

火灾时如何自救

(1) 当发生火灾时，如果发现火势并不大，且尚未对人造成很大威胁时，应果断使用灭火器、消防栓等消防器材进行灭火，千万不要惊慌失措地乱叫乱窜，置小火于不顾而酿成大灾。

(2) 突遇火灾，面对浓烟和烈火，首先要保持镇静，迅速判断危险地点和安全地点，千万不要盲目地跟从人流和相互拥挤、乱冲乱窜。若通道已被烟火封阻，则应背向烟火方向离开。

(3) 人的生命是最重要的，身处险境应尽快撤离，不要因害羞或顾及贵重物品，而把宝贵的逃生时间浪费在穿衣或寻找、搬离贵重物品上。

(4) 逃生时经过充满烟雾的路线，要防止烟雾中毒窒息。为防止火场浓烟呛入，可采用毛巾、口罩蒙鼻，匍匐撤离的办法。因烟气较空气轻而飘于上部，贴近地面撤离是避免毒烟伤害的最佳方法。另外，可以向头部、身上浇冷水或用湿毛巾、湿棉被、湿毯子等将头、身裹好，再冲出去。

(5) 高层公共建筑内一般都设有高空缓降器或救生绳，人员可以通过这些设施安全地离开危险的楼层。如果没有这些专门设施，而安全通道又已被堵，救援人员不能及时赶到的情况下，你可以迅速利用身边的绳索或床单、窗帘、衣服等自制简易救生绳，并用水打湿从窗台或阳台沿绳缓滑到下面楼层或地面，安全逃生。

(6) 被烟火围困暂时无法逃离的人员，应尽量待在阳台、窗口等易于被人发现和能避免烟火近身的地方。在白天，可以向窗外晃动鲜艳衣物，或外抛轻型晃眼的东西；在晚上即可以用手电筒不停地在窗口闪动或者敲击东西，及时发出有效的求救信号，引起救援者的注意。

(7) 火场上的人如果发现身上着了火，千万不可惊跑或用手拍打，因为奔跑或拍打时会形成风势，加速氧气的补充，促旺火势。当身上衣服着火时，应赶紧设法脱掉衣服或就地打滚，压灭火苗。

中暑如何急救

(1) 首先应将患者迅速搬离高温环境，到通风良好而阴凉的地方，解开患者衣服，用冷水擦拭其面部和全身，尤其是分布有大血管的部位，如颈部、腋下及腹股沟，可以加置冰袋。

(2) 给患者补充淡盐水或含盐的清凉饮料，或用电风扇向患者吹风，或将患者放置在空调房间（温度不宜太低，保持在 22℃ ~ 25℃ ）。

(3) 给病人降温的同时，应按摩其四肢、躯干，以促进血流，防止血液循环停滞。

(4) 当患者清醒后，给患者喝些凉开水，同时服用人丹、十滴水或藿香正气水等防暑药品。

(5) 对于重度中暑者，除立即把其从高温环境中转移到阴凉通风处外，可按压或针刺人中、十宣、水沟等穴位，并及时将患者迅速送往医院进行抢救，以免发生生命危险。

溺水如何急救

(1) 当将溺水者救至岸上后，应迅速检查溺水者身体情况。由于溺水者多有严重的呼吸道阻塞，要立即清除口鼻内淤泥杂草、呕吐物，然后再控水处理。

(2) 所谓控水（倒水）处理，是利用头低、脚高的体位，将吸入水分控倒出来。最简便的方法是，救护人一腿跪地，另一腿出膝，将溺者的腹部放在膝盖上，使其头下垂，然后再按压其腹、背部。也可利用地面上的自然余坡，将头置于下坡处的位置，以及小木凳、大石头、倒扣的铁锅等做垫高物来控水均可。

(3) 对呼吸已停止的溺水者，应立即进行人工呼吸，一般以口对口吹气为最佳。急救者位于伤员一侧，托起伤员下颌，捏住伤员鼻孔，深吸一口气后，往伤员嘴里缓缓吹气，待其胸廓稍有抬起时，放松其鼻孔，并用一手压其胸部以助呼气。反复并有节律地（每分钟吹 16 ～ 20 次）进行，直至恢复呼吸为止。

（4）心跳停止者应先进行胸外心脏按压。让伤员仰卧，背部垫一块硬板，头低稍后仰，急救者位于伤员一侧，面对伤员，右手掌平放在其胸骨下段，左手放在右手背上，借急救者身体重量缓缓用力，不能用力太猛，以防骨折，将胸骨压下 4 厘米左右，然后松手腕（手不离开胸骨）使胸骨复原，反复有节律地（每分钟 60 ～ 80 次）进行，直到心跳恢复为止。

（5）溺水者经现场急救处理，在呼吸心跳恢复后，立即送往附近医院。

（6）在送医院途中，仍需不停地对溺水者做人工呼吸和心脏按压，以便于医生抢救。

（7）如果溺水时间过长，其呼吸好像已经停止了时，应抓紧清理呼吸道，然后进行抢救性呼吸。不要试图在复苏前把他吞下的水弄出来，否则宝贵的时间就会浪费掉。

触电如何急救

（1）轻症：即神志清醒，呼吸心跳均自主者，伤员就地平卧，严密观察，暂时不要站立或走动，防止继发休克或心衰。

（2）呼吸停止，心搏存在者，就地平卧解松衣扣，通畅气道，立即口对口人工呼吸，有条件的可气管插管，加压氧气人工呼吸。亦可针刺人中、十宣、涌泉等穴，或给予呼吸兴奋剂（如山梗菜碱、咖啡因、尼可刹米）。

（3）心搏停止，呼吸存在者，应立即做胸外心脏按压。

（4）呼吸心跳均停止者，则应在人工呼吸的同时施行胸外心脏按压，以建立呼吸和循环，恢复全身器官的氧供应。现场抢救最好能两人分别施行口对口人工呼吸及胸外心脏按压，以 1：5 的比例进行，即人工呼吸 1 次，心脏按压 5 次。如现场抢救仅有 1 人，用 15：2 的比例进行胸外心脏按压和人工呼吸，即先作胸外心脏按压 15 次，再口对口人工呼吸 2 次，如此交替进行，抢救一定要坚持到底。

（5）处理电击伤时，应注意有无其他损伤。如触电后弹离电源或自高空跌下，常并发颅脑外伤、血气胸、内脏破裂、四肢和骨盆骨折等。如有外伤、灼伤均需同时处理。

（6）现场抢救中，不要随意移动伤员，若确需移动时，抢救中断时间不应超过 30 秒。移动伤员或将其送医院，除应使伤员平躺在担架上并在背部垫以平硬阔木板外，应继续抢救，心跳呼吸停止者要继续人工呼吸和胸外心脏按压，在医院医务人员未接替前救治不能中止。

旅途突发疾病如何家庭急救

（1）**突然晕倒**：一旦发生这种情况，应该让患者躺下平卧，头部偏向一侧并稍放低。然后解开领口、衣服，使其呼吸畅通。可以采取人工呼吸和心脏按压的方法进行急救，也可以用指甲掐或用针刺其人中、涌泉、少商等穴位，促使其苏醒。若有心脏病史，可口服硝酸甘油、麝香保心丸。

（2）**关节扭伤**：关节不慎扭伤后，切忌立即搓揉按摩，应立即用冷水或冰块冷敷受伤部位 15～20 分钟，以减轻肿胀。外擦松节油或涂三七粉、云南白药，或用活血、散淤、消肿的中草药如蒲公英、马齿苋捣烂，外敷包扎。然后用手帕或绷带扎紧扭伤部位，尽量减少活动。

（3）**心绞痛**：有心绞痛病史者，外出旅游时应随身携带急救药物。如发生心绞痛，首先让病人坐起，不可搬动，迅速给予硝酸甘油片或救心丹等对症药片于舌下含服，以缓解病情。

（4）**心源性哮喘**：病人首先应采取半卧位，并用布带轮流扎紧四肢中的三肢，每隔 5 分钟更换一次，可有效减少回心血量，减轻心脏负担，缓解症状。

（5）**支气管哮喘**：有哮喘病史的人，外出旅游时应备有特布他林等药物，因为旅游景点的花草可能会诱发哮喘。哮喘一旦发作，应立即在咽喉部喷以特布他林，一般均可奏效。

（6）**胆绞痛**：发病时患者应平卧，迅速用热水袋敷于右上腹部，也可用大拇指压迫刺激足三里穴，以缓解疼痛。

（7）**急性肠胃炎**：如出现呕吐、腹泻、和剧烈腹痛，可口服呋喃唑酮、黄连素或诺氟沙星等药物，或将大蒜压碎后服下。

(8) 腹泻：一般选用黄连素片治疗肠道细菌感染引起的胃肠炎、腹泻，或选择保济丸、藿香正气软胶囊、整肠丸等中药类丸剂治疗。

(9) 感冒：中药制剂可以应付一般的感冒症状而少不良反应，如感冒清热冲剂、羚羊感冒片、银黄口服液等。解热镇痛药可以退热和缓解头痛、关节痛等症状，如阿司匹林、布洛芬等。组胺拮抗药可减少打喷嚏和流鼻涕，并有轻微的镇静作用，如苯海拉明等。

(10) 急性胰腺炎：发病后应严格禁止饮水和饮食。用拇指或食指压迫足三里、合谷穴位等，并积极联系送医院救治。

(11) 中暑：发生中暑后，应将患者抬到荫凉通风处躺下，松解衣扣，用冷水或冰水敷在头部降温。适当喝一点凉茶、冷盐水。服用人丹、解暑片等药物。在病人太阳穴上擦些清凉油、风油精。

以上应急措施如果仍然不能使急病缓解，应立即送医院或就近找医生诊视治疗。

晕车晕船如何处理

怎样防治晕车晕船呢？首先要加强身体的锻炼，使体质健壮；睡眠要充足，饮食宜清淡易消化，不要过饥或过饱，不要喝酒；保持良好的精神状态也是一个重要的方面。当晕车晕船一旦发生或即将发生，患者最好能平卧休息。如无条件平卧，可将头靠在椅背上，闭目休息，最好能换坐在近窗的位置上，空气清新有利于缓解、减轻症状。口服以下药物对本症有一定作用：

(1) 茶苯海：每次 25 毫克，口服，如无效，30 分钟后可以再服 1 次。

(2) 苯海拉明：每次 25 毫克，每日 3 次，口服。

(3) 布克力嗪：每次 25 毫克，每日 1 ~ 2 次（以上三药可任选一种服用），口服。

(4) 东莨菪碱：每次 0.2 ~ 0.5 毫克，必要时每日服 3 次。

(5) 甲氧氯普胺：每次 10 毫克，每日 3 次，口服。

(6) 维生素 B$_6$：每次 20 毫克，每日 3 次，口服。

(7) 人丹：每次取少许，置口内含服。

(8) **其他**：生姜 1 小片，口中含服，频频咽下唾液。姜味淡后可再换 1 片含。口含或嚼食芒果干、话梅、姜片糖、酸味糖果等食品。